Steven H. Knoblauch

Fluidität, Rhythmus und Gefühl

Steven Knoblauch befasst sich in seiner psychoanalytischen Praxis und Forschung mit dem verkörperlichten Emotionsausdruck von Rhythmus und Tonalität. Er untersucht die kulturellen und individuellen Praktiken der strukturellen und fluiden Einschreibungen von Lebenserfahrungen. Dabei fokussiert er auf die emotionalen Turbulenzen der Beteiligten am psychotherapeutischen Geschehen.

In den klinischen Beispielen zeigt er die unbewussten, verkörperlichten sozialen Ebenen der Emotionsäußerungen auf, die nicht symbolisiert sind und die das »etwas mehr« (Daniel Stern) an Bedeutung beinhalten: fundamental für einen kreativen, psychoanalytischen Prozess.

»Heutzutage muss sich die Psychoanalyse – mit der wachsenden Aufmerksamkeit für kulturelle Verwobenheiten – damit befassen, wie diese Verwobenheiten in uns und in unserer individuellen Entwicklung verkörperlicht sind: eine zeitgemäße und faszinierende Botschaft.« *(Donnel B. Stern)*

Steven H. Knoblauch, Dr., Psychoanalytiker in privater Praxis in New York, Clinical Associate Professor für Psychotherapie und Psychoanalyse an der New York University, Dozent und Supervisor. International anerkannter Experte für verkörperte, subtile Mikrodimensionen menschlicher Interaktionen. Jazzmusiker. Arbeitete von 1975 bis 1981 in der Leitung der psychologischen Beratung von Adoleszenten The Door, die von 1981 bis 1988 als Projekt der UNO unter seiner Leitung mit der NGO The International Center for Integrative Studies in allen fünf Kontinenten verbreitet wurde. Steven Knoblauchs Forschungsschwerpunkt liegt auf der Analyse des Einflusses von verkörpertem Rhythmus und Tonalität in verschiedenen Formen menschlicher Begegnung. Dabei bezieht er die gesellschaftlichen Kontexte von »Rasse«, Klasse, Geschlecht und Kultur mit ein.

Elisabeth Vorspohl lebt und arbeitet als Übersetzerin, Lektorin und Rezensentin in Bonn. Ihre Arbeitsschwerpunkte sind Psychoanalyse und Geschichte. Zu den von ihr übersetzten Autoren zählen u. a. Wilfred R. Bion, Shmuel Erlich, Peter Fonagy, Anna Freud, Patrick Geary, Melanie Klein, Ilany Kogan, Thomas Kohut, Mark Solms und Joel Whitebook.

Steven H. Knoblauch

Fluidität, Rhythmus und Gefühl

Unbewusste Verletzlichkeit erspüren und behandeln

Aus dem Amerikanischen übersetzt
von Elisabeth Vorspohl

Brandes & Apsel

Deutsche Originalausgabe des 2021 unter dem Titel *Bodies and Social Rhythms. Navigating Unconscious Vulnerability and Emotional Fluidity*

1. Auflage 2022

Umschlag und DTP: Brandes & Apsel Verlag, unter Verwendung eines Bildes von © Pixabay.
Gedruckt auf einem nach den Richtlinien des Forest Stewardship Council (FSC) zertifizierten, säurefreien, alterungsbeständigen und chlorfrei gebleichten Papier.

Bibliografische Information der Deutschen Nationalbibliothek:
Die Deutsche Nationalbibliothek verzeichnet diese Publikation in der Deutschen Nationalbibliografie; detaillierte bibliografische Daten sind im Internet über www.ddb.de abrufbar.

ISBN 978-3-95558-336-1

Inhalt

Für Lew Aron und meine Mutter Ruth Knoblauch

Diese wunderbaren Menschen, die uns verließen,
während dieses Buch entstand, haben mit ihrer Liebe zur Menschheit
und voller Hingabe anerkannt und gewürdigt, was andere lehren können.

Vorwort

Auch wenn wir als verkörperlichte Subjekte sozial kontextualisiert sind, navigieren wir diese Erfahrungsregister im Allgemeinen unbewusst. Wie ist die Beziehung zwischen solchen unbewussten Erfahrungen beschaffen, und wie identifizieren wir uns und nehmen Beziehungen auf? Wie wird unsere emotionale Vulnerabilität durch den Körper und das Soziale beeinflusst? Welche Prozesse sind dafür verantwortlich, dass emotionale Vulnerabilität Einfluss auf die Identitätsbildung und auf soziale Affiliation(en) ausübt? Wie werden diese Prozesse durch Erfahrungen der konstruierten oder dissoziierten, verworfenen oder wertgeschätzten Intersektionalität geprägt?

Körperliche Register und das Soziale geben die Richtung vor, in die ich die klinische Aufmerksamkeit mit diesem Text erweitern möchte. Gleichzeitig und trotz dieser Absicht erkenne ich an, dass die Diskurskultur, in der ich diese Kapitel konstruiere, mein Schreiben/Denken eingrenzt – häufig durch die Binaritäten von Denken/Fühlen, Verbalem/Nonverbalem, Symbolisiertem/Verkörperlichtem und Individuellem/Kollektivem. In all den folgenden Kapiteln ringe ich mit diesen Begrenzungen. Ich untersuche, wie sie Gelegenheiten zu vitalisierender Bewegung in mir selbst, in meinen Patienten und zwischen uns beeinträchtigen, und zeige, wie wir uns eine erweiterte Erfahrungsökologie erschließen können, indem wir uns bemühen, diese Grenzen zu überwinden – was uns nie vollständig gelingen kann. In den letzten Kapiteln dieses Textes setze ich mich mit der Frage auseinander, wie der Diskurs unserer Zunft geprägt und eingegrenzt wird durch unbewusste Verzerrungen, die in den sozial konsensualisierten Begriffen und Bildern enthalten sind, mit denen wir psychoanalytische Perspektiven und Strategien re-präsentieren.

Ich möchte hier einen Fokus erweitern, der sich einzig auf kategoriale Bedeutungen richtet, d.h. auf die Deutungen, über die sich psychoanalytische Behandler und Patienten austauschen. Diese Erweiterung der

Aufmerksamkeit auf das Spannungsverhältnis zwischen Imagination und sozialer Erfahrung gründet zwar nach wie vor im Behandlungszimmer, rückt aber »etwas mehr« in den Blick. Dieses »Etwas-Mehr« ist nicht identisch mit dem von der Boston Change Process Study Group (2002 [1998]) beschriebenen »Etwas-Mehr als Deutung«, das Emotionsäußerungen auf einer Mikroebene der Interaktion betrifft. Die Autoren der BCPSG konzentrieren sich auf Mikromomente der Gesten, des Tonfalls und der Rhythmen in Mutter-Säugling-Interaktionen als Modell einer Beschreibung der Interaktion zwischen Patienten und Behandlern. Ich gehe ebenfalls von einem »Mikro« aus, indem ich zwischen Bewegung und Struktur unterscheide und es als Raum/Richtung erweitere, aus dem/der Kategorien auftauchen können. Ich lasse die Gelegenheit offen, dass »etwas mehr« in der Fluidität der Spannungen entsteht, aus denen die dichte und wirbelnde Turbulenz unformulierter Emotionen hervorgeht. Diese Emotionen »in motion« scheinen sich in ihrer Komplexität und Opakheit der Kategorisierung/Formulierung zu widersetzen, sind aber in ihrem Widerstand gegen die Grenzen der Kategorisierung gleichzeitig wertvoll. Wie wir sie trotz ihrer Widersetzlichkeit navigieren und als klinische Gelegenheiten nutzen können, ist der Fokus dieses Textes.

Aber damit hat das Etwas-Mehr noch nicht sein Bewenden. Die Aufmerksamkeit für mikromomentane Ausdrucksregister interaktiver Erfahrung rückt die Art und Weise in den Blick, wie unformulierte Erfahrung (D.B. Stern 1997) ihren starken affektiven Einfluss geltend macht. Zudem widmen Psychoanalytiker ihre Aufmerksamkeit mittlerweile vermehrt den Auswirkungen des Sozialen auf innere Repräsentationsvorgänge, auf Affekte wie Schuld- und Schamgefühle, Ohnmacht und auf verschiedene Formen sozial konstruierter und kontextualisierter Abjektion.[1] Diese Auswirkungen hängen oft mit hierarchischen Machtverhältnissen zusammen, die auf Wohlstand und/oder Privilegien beruhen, denen rassische, ethnische, Klassen- und/oder religiöse Unterschiede zugrunde liegen. Und so

1 Einflüsse des Sozialen auf Selbstwert- und Urheberschaftsgefühle wurden in der Vergangenheit u.a. von Fromm (1941, 1947, 1955, 1962) untersucht sowie in der Gegenwart von Guralnik (2011, 2014a, 2014b, 2016), Layton (2006), Philipson (2017) und Rozmarin (2017).

wird »Etwas-Mehr« nicht lediglich durch eine Erweiterung der Mikro-Aufmerksamkeit konstituiert.

Die heutige Zeit ermöglicht es uns, in Lichtgeschwindigkeit zu kommunizieren und mehr oder weniger mühelos immer rascher weite Strecken zurückzulegen. Indem wir einstige kulturelle Barrieren überwinden, können wir vieles lernen und vieles austauschen. Zugleich aber wachsen Furcht, Verwirrung, Missverstehen und Uneinigkeit im Miteinander der unterschiedlichen Sprachen, Überzeugungen und Praktiken, ganz gleich, ob sie eher führend oder eher randständig sind. Dies ist der Bereich des »Makro«, der die subjektiven Erfahrungen von Patienten und Behandlern kontextualisiert und ständig mit ihnen interagiert. Insbesondere die sozial verstärkten Auswirkungen von Interpellation und Dissoziation erhalten für die affektive und kognitive Erfahrung entscheidende Bedeutung, indem sie Subjektivität abjektifizieren oder valorisieren, privilegieren oder auslöschen.

D. N. Stern (1992 [1985]) schreibt: »Gemeinsamkeit [communion] bedeutet, das Erleben des Anderen zu teilen – ohne das, was dieser Mensch tut oder glaubt, verändern zu wollen« (S. 212). Gemeinsamkeit birgt eine emotionale Erfahrung, die Emanuel Ghent (1999) mit dem Begriff »surrender«, Kapitulation, Sich-Ergeben, Sich-einlassen-Auf, beschrieben hat. Gemeint ist keine passive Unterwerfung, sondern eine aktive Verfügbarkeit und Rezeptivität für die Erfahrungen anderer Menschen (Knoblauch 2005). Ein solches Sich-Einlassen auf Andere ermöglicht Gemeinsamkeit. Mithin ist Gemeinsamkeit der Baustein der Gemeinschaft, der sozialen Dimension von Erfahrung, eines fortlaufend vitalisierenden Prozesses im Unterschied zu einer vorab geplanten, vorgeschriebenen Einmaligkeit (Nancy 1986, 2000). Der Grad an Gemeinsamkeit prägt unsere Überzeugungen und Praktiken, unsere inneren Bilder sowie die Polyrhythmik und Polyphonie der fluiden, transmodalen Ausdrucks- und Erfahrungsregister unserer sozialen Rituale. Verkörperlichte Erfahrung findet im Erleben von Gemeinschaft statt – ein Begriff, den zu erforschen die Psychoanalyse erst begonnen hat (vgl. Gonzales 2019a; Rozmarin 2019). In diesem Text illustriere und untersuche ich die klinische Relevanz von Situationen, in denen im Ringen von Patienten und Behandlern um Gemeinsamkeit aus den unbewussten wie auch bewussten Spannungen zwischen dem Verkörperlichten und dem Sozialen Neuheit und Vitalität, aber auch Traumata resultieren können.

Einleitung – prägende Einflüsse

Soziokulturelle Einflüsse

Da ich einer anderen Welt entstamme als Sigmund Freud, ist es keine Überraschung, dass ich mir die Welt ganz anders vorstelle und sie anders empfinde als er. George Atwood und Robert Stolorow haben erläutert, dass die persönliche und soziale Geschichte eines Menschen seine beruflichen Interessen und die Art und Weise, die Erfahrungen zu organisieren, die er im Laufe des Lebens sammelt, unbewusst prägen kann (Atwood & Stolorow 1993). Sie bezeichnen diesen Prozess mit dem Begriff *Organisationsprinzipien* und haben untersucht, wie sich solche Prinzipien auf das Leben und Werk Freuds, Jungs, Ranks und Reichs auswirkten. Unter meinem eigenen Blickwinkel nehme ich wahr, dass Kategorien wie z. B. Organisationsprinzipien für Phänomene, die in Wirklichkeit veränderlich und fluide sind, zu kurz greifen. Wenngleich solche Phänomene auch Struktur und Wiederholung aufweisen können, zeugen die Kapitel dieses Textes von der Bedeutsamkeit, die ich dem Bemühen beilege, beide Erfahrungsweisen in bewusster Spannung zu halten. Ich bin überzeugt, dass eine solche Vision helfen kann, die Kurzsichtigkeit zu überwinden, welche die ausschließliche Aufmerksamkeit für Strukturen der Subjektivität, die sich über mal kürzere, mal längere Zeiträume wiederholen und organisieren, kennzeichnet. Ich bin überzeugt, dass diese Kurzsichtigkeit den Aufmerksamkeitsbereich, der entscheidend ist für jene Art therapeutischer Begegnung, die zu ermöglichen die Psychoanalyse einst geschaffen wurde, erheblich eingrenzt.

Ich trage der erwähnten Einschränkung Rechnung und erkenne zugleich auch an, dass eine Untersuchung der soziokulturellen Einflüsse auf psychoanalytische Theoretiker/Behandler die Bedeutsamkeit ihrer Beiträge kontextualisieren und bereichern kann.[1] Und so beginne ich diesen Text mit einem Versuch, darüber nachzudenken, wie meine persönliche und soziale Geschichte meine Art und Weise beeinflusst hat, innerhalb der Kontexte, in denen ich mich befinde, zu organisieren und zu interagieren. Ich versuche zu verstehen, wie diese Geschichte meinen Zugang zu den theoretischen und klinischen Narrativen, die ich in diesem Text für die psychoanalytische Praxis verfasst habe, prägen mag. Ich hoffe, meinen Leserinnen und Lesern mit diesen Überlegungen zu helfen, die folgenden Kapitel für ihre Auseinandersetzung mit ihrer eigenen Praxis und theoretischen Sicht und deren Weiterentwicklung besser nutzen zu können. Nun also zu meiner kurzen Erzählung dieser Geschichte.

Meine ersten Lernerfahrungen mit der Bedeutsamkeit verkörperlichter Rhythmen habe ich in einem sozialen Kontext gesammelt, der durch die Werte und Praktiken der Arbeiterklasse charakterisiert war. Das Leben, das ich kennenlernte, als ich mich auf den Straßen Jersey Citys zu tummeln begann, war eine Herausforderung. Ich war drei Jahre alt, und mein bester Freund und ich sollten, aufgewiegelt und umringt von den älteren Jungen, als Minigladiatoren in einem Boxkampf gegeneinander antreten. Zunächst haben wir uns beide geweigert, doch schließlich versetzte mir mein bester kleiner Freund, angestachelt von der Schar seiner Brüder, einen Hieb mitten ins Gesicht. Mir flossen die Tränen, die anderen Jungen johlten. Schnell habe ich gelernt, anderen nicht zu trauen, sondern als erster zuzuschlagen. Bei jeder sich bietenden Gelegenheit setzte ich nun meinen linken Haken ein, um meinen besten Freund mit blutiger Lippe zu Boden zu schicken. Und ich verübte weitere Gewalttaten in jenen Tagen kindlicher Unschuld, die zu beschreiben ich mich allzu sehr schäme. Meine Eltern jedenfalls haben sie veranlasst, schon sehr bald in eine andere Wohngegend umzuziehen.

Gleichwohl habe ich schmerzliche Erinnerungen an die beiden Gangs in der Straße, in der ich zuerst gespielt habe, denn weder die eine noch die andere mochte mich in ihre Reihen aufnehmen, sosehr ich mich auch bemühte. Langsam dämmerte mir, dass sich die ethnischen Gruppen – einschließ-

1 Für entsprechende Beispiele siehe Kuchuck (2014).

lich Juden, zu denen auch ich gehörte, Iren, Italiener, Lateinamerikaner und Afroamerikaner – gegeneinander abgrenzten und dass die Unterschiede Sicherheit oder Gefahr bedeuten konnten. In dieser Zeit lernte ich auch, subtile körperliche Signale bewusst wahrzunehmen – den ausweichenden, zu Boden wandernden Blick, das Anstarren, das zwei Sekunden zu lange dauert, einen wütenden Gesichtsausdruck, eine minimale, aber rasche Bewegung mit Hand oder Fuß, ein Innehalten während des Sprechens, ein Lauterwerden der Stimme … In diesen und vielen anderen flüchtigen körperlichen Signalen, die nie in Worte übersetzt oder be-dacht wurden, erkannte ich die Warnzeichen, die mir in einer sozial so komplexen und verwirrenden Welt helfen sollten, mich sicher zu fühlen. Es waren Lektionen, die mir emotionale und körperliche Traumata erteilten; eine Welt, in der ich ebenso wie andere um mich herum von der Rolle des Opfers in die des Täters und wieder zurückschlüpfte. Im Laufe meiner weiteren Entwicklung und vor allem in den Jahren, in denen ich mich selbständig in der Stadt zu bewegen lernte, begriff ich, dass jeder Block eine Minigemeinschaft sozio-ethnischer Identität bildete; mal mehr, mal weniger divers, mit signifikanten Folgen, was Sicherheit bzw. Gefahr betraf.

Quer über die Straße, in der ich im Alter von acht bis 18 lebte, verlief eine klare Trennungslinie nur anderthalb Blocks östlich unseres Wohnhauses. Das war die Monticello Avenue, die Grenze zwischen »weiß« und »schwarz«. Ich musste sie auf meinem Weg zur Lincoln High School, wo 70% der Schüler den Tagesrhythmus sozialer Aktivitäten auf der Grundlage ihrer afroamerikanischen Erfahrung gestalteten, allmorgendlich überqueren. Ich hatte diese Rhythmen gleich nach meiner Geburt kennengelernt, da meine Mutter während meiner ersten Lebenswochen bettlägerig gewesen war und ich zu gleichen Teilen von ihr und Mary Peace versorgt wurde. Mary lebte auf der anderen Seite der Monticello Avenue. Sie und ihre Angehörigen, die damals oft zu uns kamen und ihr bei der Hausarbeit halfen, unterschieden sich von uns durch Hautfarbe und Sprechrhythmen. Für mich wurden sie zu einem Quell der Fürsorge und des Lernens. Später habe ich die Unterschiede und Ähnlichkeiten zwischen den Rhythmen meines Lebens und denen der Menschen von jenseits der Monticello Avenue erneut in der Grundschule erlebt und noch später auf der High

School. Diese Lektionen hatten den Klang des Trommelns auf den zerkratzten Oberflächen der Holzpulte, an denen wir saßen … bestanden in den über Sieg oder Niederlage entscheidenden Rhythmen der Basketballspieler … Ich lernte sie, wenn ich im Dunkeln allein nach Hause ging und darauf bedacht war, durch Körperhaltung und Blick keine unerwünschte Aufmerksamkeit zu wecken, oder bei Tanzveranstaltungen mit Doo Wop und Soul von Little Anthony and the Imperials, Smokey Robinson and the Miracles, The Marcels oder The Shirelles, wo wir den Twist, den Monkey, den Hucklebuck und den Mashed Potato aufs Parkett legten.

Ich beschreibe diese rassifizierte Dimension meiner Erfahrung nicht nur, um zu zeigen, wie sie die körperlichen Rhythmen gestaltet und geprägt hat, die ich damals zu beachten und auszuleben lernte. Darüber hinaus soll deutlich werden, dass die Auswirkungen der Überschneidungen von Rasse, Klasse, Geschlecht und Religion in jener Phase meines Lebens von mir und anderen zwar kaum bewusst zur Kenntnis genommen wurden, aber große Verwirrung stifteten. Tatsächlich nahm ich ebenso wie viele andere die ökonomischen und sozialen Macht- und Kontrollverhältnisse nicht bewusst wahr, die unsere Gedanken, unser Verhalten und die Bilder, die wir uns voneinander machten, prägten.

Mit Beginn der Pubertät wurde ich auf den Jazz aufmerksam, Teil der intellektuellen Leidenschaften der Künstlerwelt auf der anderen Flussseite in den Kreisen der New Yorker Boheme. Bald schon wurde mir auch klar, dass diese einzigartige künstlerische Ausdrucksform ihre Ursprünge im Zusammenfließen musikalischer Praktiken hatte, die aus Teilen Afrikas stammten (insbesondere die Arbeitslieder der Sklaven, ihre Ruf- und Festgesänge) und aus Teilen Großbritanniens (insbesondere die Balladenkunst). Diese Traditionen vermischten sich zum »Blues« in seinen verschiedenen Formen. Ich überredete meine Eltern, mir ein Altsaxophon zu kaufen, nahm ein paar Unterrichtsstunden, und schon ging's los. Meinen ersten Auftritt hatte ich zusammen mit Klassenkameraden in einer schwarzen Kirche auf der Central Avenue in Jersey City. Dann erfasste mich die avantgardistische Jazz-Bewegung, deren Repräsentanten häufig im nahegelegenen East Village in New York City lebten. Auch hier in dieser Welt des Jazz, die ich zu meinem neuen Kontext erkor, prägten unausgesprochene verkörperlichte Rhythmen Erfahrungen von Akzeptanz/Ablehnung und katalysierten einen lebenslangen Prozess der Dekonstruktion und Anerkennung von Klassen- und rassifizierten Stereotypen, die sich mir in der Umgebung meiner frühen Jahre unbewusst eingeschrieben hatten. Hier fand ich auch meine Helden, Rollenvorbilder in Sachen Integrität, Beharrlichkeit und sozial relevanter Kreativität. In meiner Spätadoleszenz in New York und meinen Studienjahren in Philadelphia wurde ich zu einem aktiven, wenngleich nicht gefeierten Mitglied dieser Künstlergemeinschaft, in der ich großartige Gelegenheiten fand, von einigen der einflussreichsten Musiker jener Jazzperiode zu lernen, sie zu beobachten und/oder mit ihnen zusammen zu spielen, insbesondere John Coltrane, Sunny Murray, Archie Shepp, Roswell Rudd, Byard Lancaster und später, in Philadelphia, Carl Grubbs. Meine Sensibilität für verkörperlichte Rhythmen und deren Signifikanz für Erfahrungen von Macht, Sicherheit und Gefahr haben sich im Kontext dieser musikalischen Mentoren weiterentwickelt.

Berufliche Anfänge in der Gemeindepsychiatrie

Ein wesentliches Element der Musik, die ich spielte, war geprägt durch – und prägte – die bewusste Wahrnehmung der Rassen- und Klassenunterschiede sowie der strukturellen rassistisch motivierten Verhältnisse, die der wirtschaftlichen und politischen Benachteiligung von Persons of Color als Grundlage dienten. Mehrere meiner Vorfahren beeinflussten mich dahingehend, Möglichkeiten zu suchen, gesellschaftlich aktiv zu werden, um solche Praktiken zu bekämpfen und zu verändern. Ich wurde als Streetworker aktives Mitglied des Community Involvement Council der University of Pennsylvania und organisierte in Kooperation mit dem Vorstand eines örtlichen Vereins für Jungen und einem Priester Sport- und Musikveranstaltungen, um potenzielle Gang-Mitglieder in konstruktivere Aktivitäten einzubeziehen. Es handelte sich um weiße Jugendliche, die mit vielen meiner Altersgenossen, unter denen ich aufgewachsen war, Ähnlichkeit hatten.

Nach Abschluss meines Studiums zog ich nach New York City, blieb weiterhin in der Musikwelt aktiv, begann aber auch, in einem gemeindepsychiatrischen Team zu arbeiten. Unser Standort war ein städtischer Sozialbau mit Einzimmerapartments, in denen Menschen lebten, die ohne Unterstützung durch unser Team in psychiatrischen Kliniken oder Gefängnissen gelandet wären. Damals lernte ich Neil Atman kennen, der kurz zuvor von einem Einsatz im Peace Corps in Indien zurückgekehrt war und nun in einem ähnlichen Projekt arbeitete. Seine Schriften zur Integration des Unbewussten und des Sozialen haben mich nachhaltig beeinflusst (Altman 1995, 2021). Sowohl bei meiner Arbeit auf den Straßen Philadelphias als auch in New York City half mir meine sich entwickelnde Fähigkeit, subtile körperliche Hinweise auf Leiden und/oder Wünsche anderer Menschen zu entdecken, emotionale Turbulenzen in und zwischen Menschen wahrzunehmen und zu navigieren.

Meine Erfahrungen in der Gemeindepsychiatrie haben meinen weiteren Ausbildungsweg beeinflusst. Nachdem ich außer der Dissertation sämtliche Voraussetzungen für mein Doktorat erfüllt hatte, begann ich, mit einer Gruppe von Spezialisten zusammenzuarbeiten, die sich in New York aus Sorge über den Ende der 1960er und Anfang der 1970er Jahre epidemischen Drogenmissbrauch, über Straßengangs und häusliche Gewalt, Kinderprostitution, Kinderhandel etc. gebildet hatte. Bevor ich zu ihr stieß, hatte diese Gruppe sich schon mehrere Jahre lang getroffen und ein neues Modell entwickelt, das sämtliche Hilfsangebote für Jugendliche unter einem Dach vereinte. Sie hatte einen physischen und psychischen Raum geschaffen, der die zur damaligen Zeit mit Schulen, Kliniken und sogar mit Freizeit- und beruflichen Programmen assoziierten entfremdenden Praktiken und physischen Umwelten nicht reproduzierte. The Door – A Center of Alternatives war vielmehr ein gemeindenahes Modell, das diese Gruppe als Teil eines Projekts des International Center for Integrative Studies, damals eine NGO bei den Vereinten Nationen, entworfen hatte. Die Mission von The Door war die Entwicklung von Denk- und Handlungsweisen, die als Alternative zu den entfremdenden Auswirkungen der für den ersten Teil des 20. Jahrhunderts üblichen Spezialisierung dienen sollte. Diese Spezialisierung hatte einen Siloeffekt erzeugt, d. h. Disziplinen, Programme und Fachbereiche hatten keine Verbindung zueinander, tauschten sich nicht aus, nahmen einander nicht wahr und waren infolgedessen nicht imstande, zu kooperieren und wechselseitig aus den Aktivitäten der anderen zu lernen.

Im Gegensatz dazu war The Door ein Gemeinschaftsmodell, was die räumliche Gestaltung und die Angebote der interdisziplinären Teams betraf. Ärzte, Pfleger, Krankenschwestern, Ernährungsberater, Psychiater, Psychologen, Sozialarbeiter und andere Berater kommunizierten zusammen mit Pädagogen und Künstlern als Team, um jeden Jugendlichen, der The Door besuchte, zu unterstützen. Darüber hinaus befand sich dieses Dienstleistungssystem in einem 5.500m^2 großen Gebäude mit mehr als 18m hohen Decken und farbenfrohen Arbeits- und Aktivitätsbereichen, die eher wie ein offener Versammlungsraum wirkten und rein gar nichts von Büroetagen mit langen Gängen und verschlossenen Türen an sich hatten. Die einzigen abschließbaren Bereiche waren die Räume für ärztliche Untersuchungen und die Büros, in denen vertrauliche Unterlagen aufbewahrt wurden.

Ich schloss mich dieser Gruppe just zu dem Zeitpunkt an, an dem die Schaufensterphase des freiwilligen Pilotprojekts abgeschlossen war. Nun begann die Herausforderung, das geplante Gesamtprogramm in finanzierten und hinreichend großen Räumlichkeiten und mit genügend Personal in die Tat umzusetzen. Ich habe die nächsten 13 Jahre in The Door gearbeitet und dazu beigetragen, diese Mission zu verwirklichen und durch Supervision, Ausbildung, Workshops und Beratungen an andere weiterzugeben. Sechs Jahre lang habe ich als Teil des Psychiatric Counseling Garden bei der Organisation und Supervision der Hilfsangebote mitgewirkt. Weitere sieben Jahre habe ich als Angehöriger der Replication Unit mit internationalen, nationalen und örtlichen Gruppen als Consultant und Ausbilder zusammengearbeitet, um die Prinzipien, Systeme und Strategien, die wir in The Door entwickelt hatten, weiterzugeben. Diese Strategien haben uns erheblich dabei geholfen, tagtäglich 300 Jugendliche zu betreuen, die zu The Door kamen, um die allesamt auf Freiwilligenbasis beruhenden Unterstützungsangebote zu nutzen und an Programmen teilzunehmen. Erst kürzlich habe ich erfahren, dass The Door mittlerweile jeden Tag von 600 Jugendlichen aufgesucht wird.

Die Strategien, die wir in The Door entwickelten, standen im Zentrum der Initiativen, die ich weltweit ins Leben gerufen habe, um Hunderte von

Gruppen und Einrichtungen zu unterstützen. Diese Klienten versuchten und versuchen, die in The Door ausgearbeiteten Prinzipien und Systeme auf die jeweiligen Bedürfnisse ihrer Gemeinden abzustimmen. Mein ältester Klient, mittlerweile selbst ein Modell für die Arbeit in sozialen Brennpunkten, ist El Puente in Williamsburg, einem Stadtteil von Brooklyn, New York. Während ich diesen Text schreibe, entwickelt El Puente sich weiter. Sie passen ihr Angebot nicht nur den Bedürfnissen der vorwiegend lateinamerikanischen Bevölkerung des Viertels an, sondern senden ihre Programme über Satellit sogar in Puerto Rico.

Die Grundstrategie von The Door bestand darin, eine soziale und physische Umgebung zu schaffen, um das emotionale Leid der Jugendlichen zu lindern, die uns täglich in der Hoffnung aufsuchten, sich trotz der ungemein schwierigen Verhältnisse, aus denen sie stammten, ein vitaleres und konstruktiveres Leben aufbauen zu können. Ich fand hier Gelegenheit, mit Door-Mitgliedern (die Bezeichnungen Patient oder Klient wurden nicht benutzt) und Kolleginnen und Kollegen zu arbeiten, um die unbewussten Ursachen emotionalen Leidens als Teil eines umfassenderen sozialen Kontextes zu verstehen, der Vitalität und Urheberschaft beeinträchtigt. Für mich war dies auch eine entscheidende Gelegenheit, zu beobachten, dass verkörperlichte Rhythmen in den mikromomentanen Dimensionen der Interaktion mit anderen Menschen durch strukturelle Verhältnisse, d. h. durch die sozialen und physischen Chancen und Widrigkeiten maßgeblich beeinflusst werden, präziser: beengte Wohnverhältnisse in Sozialbauten und prekäre wirtschaftliche Verhältnisse erzeugten häufig verkörperlichte Gefühle der Scham und des Misstrauens, die durch emotional überstimulierende Frustrationserfahrungen sowie emotional unterstimulierende Isolation und Vermeidung noch verstärkt wurden. Viele der Jugendlichen nahmen das ausführliche persönliche Gespräch, das beim ersten Besuch in The Door durchgeführt wurde, aufgrund ihrer Traumatisierung und ihres Misstrauens als bedrohlich wahr, was es den Mitarbeitern nicht einfach machte, sie zu begutachten und eine angemessene Betreuung in Form von Aktivitäten und Hilfsangeboten, von denen sie würden profitieren können, in die Wege zu leiten. In solchen interaktiven Bereichen sprachen verkörperlichte Rhythmen lauter und deutlicher als Worte; sie weckten ein Gefühl der Verbundenheit und Anerkennung als Voraussetzung dafür, dass die Jugendlichen sich als Mitglieder der Gemeinschaft wahrnehmen und Gelegenheit finden konnten, ihre eigene, unverwechselbare persönliche Stimme und Richtung zu finden.

In The Door schufen die Räumlichkeiten als offener Marktplatz Gelegenheit zu verkörperlichter Aufmerksamkeit und anhaltendem Interesse in Verbindung mit emotional beruhigenden interpersonalen Rhythmen von Paaren und Gruppen, die formell und informell – alle Mitarbeiter und Mitglieder sprachen einander mit Vornamen an – interagierten und ein Klima der Sicherheit und Zugehörigkeit schufen, eine Atmosphäre der Teilnahme, die jeder Isolation entgegenwirkte. Indem ich über ein Jahrzehnt lang als Mitarbeiter zu diesen Erfahrungen beigetragen und mich an ihnen beteiligt habe, lernte ich, die Bedeutsamkeit anzuerkennen, die den gemeinschaftsstiftenden verkörperlichten interaktiven Rhythmen in Verbindung mit verbalem Austausch und mitunter sogar als Ersatz für Worte auch in Bezug auf die klinische Verbundenheit zukommt.

Frühe Ausbildungseinflüsse

Im Anschluss an meine Promotion erweiterte ich während der letzten Jahre meiner Tätigkeit in The Door als Berater und Ausbilder meine beruflichen Aktivitäten, indem ich eine Teilzeitstelle in einer örtlichen Klinik antrat. Dort lernte ich James Fosshage kennen und ging zu ihm in Supervision. Er machte mich mit den postfreudianischen Entwicklungen der Psychoanalyse und insbesondere mit der Selbstpsychologie vertraut, an deren Entwicklung er maßgeblich beteiligt war. In seiner Supervisionsgruppe lernte ich Kohuts (1973 [1971]) Konzept der Empathie kennen, das intersubjektive Interaktionsfeld in der Sicht von Stolorow et al. (1987) und die Bedeutsamkeit der Beobachtung von Mikromomenten in Mutter-Kind-Interaktionen (D.N. Stern 1992 [1985]; Beebe und Stern 1977) für die psychoanalytische Praxis, wie sie von Stern sowie Beebe und Lachmann (2002) beschrieben wurde. Kohuts Beschreibung seiner Aufmerksamkeit für den Tonfall und die Sprechrhythmen seiner Patientin

Ms. F., die in Fallbeispielen von Intersubjektivitätstheorikern veranschaulichte Aufmerksamkeit für das Zusammenspiel der Intersubjektivitäten sowie die Beobachtungen mikromomentaner Rhythmen und Prosodien der Mutter-Kind-Interaktionen weisen Parallelen zu den Erfahrungen auf, die ich als Solist und Begleiter im Jazz gesammelt habe. Diese klinischen Konzepte trugen zur Erklärung meiner eigenen frühen Strategien der Aufmerksamkeit für verkörperlichte Rhythmen bei, die ich oben im Zusammenhang mit dem Navigieren interpersonaler Vulnerabilität, Sicherheit und Gefahr sowie traumatischer Erfahrungen erläutert habe. Schon bald erwiesen sie sich mir als wegweisend für eine Integration der Überlegungen und der Technik, die ich in meiner eigenen klinischen Arbeit und in meinen Schriften entwickelte. Ich habe diese Überlegungen als eine Gruppe miteinander zusammenhängender Strategien in meinem ersten Buch, *The Musical Edge of Therapeutic Dialogue* (Knoblauch 2000), vorgestellt. Seither durchlaufen meine Perspektive und meine Arbeitsweisen einen kontinuierlichen Prozess der Revision und Weiterentwicklung, den der vorliegende Text organisiert und darlegt. Mehrere dieser Kapitel wurden in früheren Fassungen in psychoanalytischen Fachzeitschriften veröffentlicht. Ich habe sie in dieses Buch aufgenommen, weil sie eine sich entfaltende Kohärenz und Fokussierung widerspiegeln, die zu der Sichtweise geführt haben, mit der ich mich auf die Herausforderungen dieses Projekts eingelassen habe.

Kapitelübersicht

Auf vielerlei Weise repräsentieren die Kapitel dieses Buches theoretische und klinische Erweiterungen und Integrationen meiner frühen persönlichen und beruflichen Erfahrungen. In den Kapiteln entfaltet sich eine kontinuierliche Verfeinerung meiner Art und Weise, die Aufmerksamkeit auf die klinische Interaktion zu richten. Im Zentrum meiner erweiterten Aufmerksamkeit steht dabei die Interaktion zwischen auftauchenden Mikrodimensionen verkörperlichter Rhythmen und makrokulturell kontextualisierenden Bedeutungen, die die Fähigkeiten von Patient und Analytiker beeinflussen, das emotionale Erleben solcher Interaktionen zu ertragen und zu navigieren.

Im 1. Kapitel thematisiere ich die Grenzen des Symbolisierungsprozesses bezüglich der Kommunikation in der psychoanalytischen Arbeit als Grundlage einer Erweiterung/Neuformulierung der klinischen Aufmerksamkeit, in die ich das verkörperlichte Erleben als eine Quelle unbewusster Bedeutung einbeziehe. Der Dissoziationseffekt der Sprache und die Vergeblichkeit, mit der sie gelebte Erfahrung zu beschreiben versucht, sind zentrale Aspekte, die Daniel N. Stern und Jacques Lacan in ihren Beiträgen erörtert haben. Ergänzt wird diese Diskussion durch eine Kritik der Annahmen, die Freuds Analysetechnik unterlegten, insbesondere durch Beiträge Irwin Hoffmans, die mir als Ausgangspunkt für ein relationales Verständnis der analytischen Aufmerksamkeit, erweitert um eine Betonung der die symbolisierte Kommunikation ergänzenden mikromomentanen verkörperlichten Kommunikation, dienen. Ein Fallbeispiel beleuchtet die Bewegungsrhythmen zwischen verkörperlichter und sprachlich symbolisierter Kommunikation als Grundlage für die Konstruktion auftauchender, zuvor unbewusster Bedeutungen. Die Implikationen, die diese Erweiterung der analytischen Aufmerksamkeit auf verkörperlichte Kommunikationsregister besitzt, werden abschließend zusammengefasst.

Im 2. Kapitel geht es um die Privilegierung des Schweigens als zentrale Strategie des Psychoanalytikers. Ist das Schweigen die einzige effektive klinische Strategie, um einen psychoanalytischen Fokus zu optimieren? Ich verneine diese Frage und betone, dass Schweigen mannigfaltige affektive Auswirkungen haben kann, die der traditionellen Annahme von Neutralität oder der Öffnung eines Raumes, in dem Bedeutung auftauchen kann, zuwiderlaufen. Ein Beispiel für die Dauer des Schweigens illustriert, dass Aufmerksamkeit für das polyrhythmische Gewebe des Mikrotimings der durch Analysand und Analytiker konstituierten Interaktionen der Bedeutungsstiftung im psychoanalytischen Prozess mindestens ebenso zuträglich ist wie eine Strategie des anhaltenden Schweigens, die den Übertragungsprojektionen des Analysanden oder der Reverie des Analytikers Raum erschließen soll. Der Einfluss kultureller Praktiken und Überzeugungen wird mit Blick auf die Frage untersucht, wie diese den Bereich und den Fokus der analytischen Aufmerksamkeit vorgeben können. Hinterfragt wird insbesondere das Konzept der Abstimmung, um zu zeigen, dass eine bestimmte kulturelle Perspektive, die ein lineares Verständnis von Zeit und Timing privilegiert, womöglich übersieht, wie aus dem polyrhythmischen Gewebe des Timings einschließlich Passung und Nicht-Passung subtile affektive Bedeutungen auftauchen können – ein komplexerer, reicherer Fokus der analytischen Aufmerksamkeit als derjenige, der sich lediglich auf einen Moment der Passung richtet.

Im 3. Kapitel geht es um die Schwierigkeit, Komplexität und Unsicherheit, eine Sprache zur Re-Präsentation der Fluidität mikromomentaner Muster zu finden. Diese Diskussion wurde in einer früheren Fassung als Antwort auf Kommentare von Cornell (2011) und Markman (2011) veröffentlicht und dokumentiert eine umfängliche Untersuchung der Schwierigkeiten sowie möglicher Strategien des Umgangs mit der Spannung und Paradoxie dieser Herausforderung. Die Diskussion steht auch exemplarisch für die Respektierung und Anerkennung von Unterschieden.

Das 4. Kapitel beginnt mit einem Fallbeispiel, das detailliert die in den vorangegangenen Kapiteln erläuterte Aufmerksamkeit für die fluiden Mikromuster des polyrhythmischen Austauschs veranschaulicht. Die Interaktionsdynamik wird in ihrer Komplexität und Schwierigkeit, insbesondere ihrer Prägung durch kulturelle Annahmen, Praktiken und Diskurse, in den Fokus gerückt. Die durch die Grenzen des Denkens, Kategorisierens und der Anerkennung entscheidend beeinflusste Verwundbarkeit des Analytikers wird illustriert, und zwar in Verbindung mit der Einführung eines nichtlinearen dynamischen Modells, das den *Kipppunkt* als einen hilfreichen, temporären kategorialen Bezugsrahmen für diese hochkomplexe, ungewisse und deshalb schwierig zu beschreibende Erfahrung benutzt.

Im 5. Kapitel setze ich die Beschreibung der fluiden Dimensionen verkörperlichter Rhythmen fort und verbinde sie mit einer Neuformulierung der psychoanalytischen Feldtheorie. Ich erläutere, wie wir zusätzlich zu kategorialen und *strukturellen* Re-Präsentationen der Interaktion auch *fluide* Ausdrucksregister erkennen und konzeptuell und klinisch mit ihnen arbeiten können. Ausgehend von einem Rückblick auf Rackers und Reis' Freud-Interpretation, ergänzt um bislang nicht untersuchte Aspekte von

Daniel Sterns Konzepten der Abstimmung und der Repräsentationen generalisierter Interaktionen (RIGs), lege ich dar, weshalb ich dafür plädiere, den Begriff »Affektregulation« durch den Begriff »Affektnavigation« mitsamt seinen verschiedenen Bedeutungen und Anwendungsmöglichkeiten zu ersetzen. Fallbeispiele mehrerer Behandler/Theoretiker (auch aus meinem eigenen ersten Buch), die ich als repräsentativ für relationales sowie bionianisches Denken vorstelle, illustrieren, auf welche Weise verkörperlichte Ausdrucksregister rhythmischer Muster, die wegen ihrer Fluidität nicht symbolisch/kategorial re-präsentiert werden können, die Anerkennung von Selbstzuständen und Selbstzustandsveränderungen erweitern. Die Narration fluider, in ihrer Bedeutung unklarer Ausdrucksregister erweitert in Verbindung mit der Kategorisierung kulturell verorteter Bedeutung die Aufmerksamkeit des Behandlers, indem sie zusätzlich zur emotionalen Erfahrung des Patienten auch die Entwicklung und Schichtung des eigenen emotionalen Erlebens in den Blick rückt. Diese weitere Komplexifizierung der Erfahrung durch die in den vorangegangenen Kapiteln erläuterte Berücksichtigung kultureller Linsen schlägt die Brücke zum nächsten Kapitel.

Zentral für das 6. Kapitel ist eine klinische Begegnung, die das Ringen/die Schwierigkeit von Anerkennung und Arbeit in Bezug auf »Rasse«, *race*, illustriert. Ich verwende Perspektiven und Begriffe Frantz Fanons, um für die psychoanalytische Praxis *race*-relevante Themen zu erörtern, die erst seit Kurzem als solche erkannt und diskutiert werden. Diese Themen konfrontieren unsere Theorie und Praxis mit nie dagewesenen Herausforderungen, zumal sie die Kurzsichtigkeit der Begriffe und des Diskurses entlarven, deren wir uns bedienen, um Bedeutung zu stiften und klinisch zu arbeiten.[2] Ich untersuche mein eigenes Bedürfnis, in der Rolle des Retters aufzutreten, das in einem Spannungsverhältnis zur Akzeptanz der Grenzen des Bemühens um Anerkennung unter den Diskursbedingungen einer rassistischen Gesellschaftsordnung steht. Ich verweise insbesondere auf die Grenzen sprachlicher re-präsentationaler Kategorien/Modelle des

2 Für Darstellungen dieser Neuausrichtung der Aufmerksamkeit siehe Altman (1995), Holmes (1992, 2016), Leary (1997), Powell (2018), Straker (2004), Suchet (2007), White (2002).

heute gebräuchlichen psychoanalytischen Diskurses sowie der Fähigkeit von Patient wie auch Analytiker, komplexe, emotional schwer erträgliche rassifizierte Erfahrung zu re-präsentieren. Ich zeige, weshalb es klinisch hilfreich ist, die analytische Aufmerksamkeit auf verkörperlichte Ausdrucksregister zu richten, um dieser zu kurz greifenden Theorie und den Auswirkungen einer Amnesie und/oder Auslöschung Rechnung zu tragen, die dieser rassistische Diskurs auf Re-Präsentationen der traumatischen Geschichten von Patient wie auch Analytiker haben kann.

Im 7. Kapitel greife ich zentrale Themen aus diesem und meinem ersten Buch wieder auf. Ich beschreibe eine Verschiebung der Perspektive von Kanten oder Rändern, *edges*, auf Schwellen, *thresholds*, um zu zeigen, wie die klinische Aufmerksamkeit über *Zustände* und *Zustandsveränderungen* hinaus auch jene *kontinuierliche Bewegung* erfassen kann, in der emotionale Turbulenz innerhalb des polyrhythmischen Gewebes, das sich als klinische Begegnung herausbildet, navigiert wird. Diese Navigation wird dadurch ermöglicht, dass der Analytiker seine Aufmerksamkeit zwischen strukturellen Überlagerungen und fluiden Mikromustern der verkörperlichten Erfahrung beider interagierender Subjekte schweifen lässt. Diese Sicht nimmt an Komplexität und Ungewissheit zu, wird aber auch gleichzeitig bereichert, wenn man kulturell kontextualisierende Faktoren anerkennt, die für Diskurse prägend sind, die aus unbewussten Annahmen und Praktiken hervorgehen und eine reiche Erfahrung mit der Intersektionalität von »Rasse« als mächtigem Einfluss widerspiegeln. Indem ich das Konzept der Gemeinsamkeit als Baustein von Gemeinschaft wiederaufgreife, behaupte ich, dass die von Jessica Benjamin untersuchten »Fesseln der Liebe« mit dem Navigieren emotionaler Turbulenz innerhalb eines sozialen Kontextes zusammenhängen, der Erfahrungen von Gemeinsamkeit/Gemeinschaft mehr oder weniger zuträglich ist. Möglichkeiten der Gemeinsamkeit werden durch die Diskurskategorien geschaffen oder zerstört, die – häufig auf der Grundlage intersektionaler Schnittpunkte der Andersheit – entweder wertschätzen oder zum Abjekt machen. Vor dem Hintergrund dieser komplexen Dynamik werden die *Fesseln des Diskurses* (d.h. die Kategorien, mit deren Hilfe wir Erfahrung formulieren und strukturieren) durch die Erträglichkeit der emotionalen Spannungen bestimmt, die in Erfahrungen der *Anerkennung* und der *Gemeinsamkeit* hinein- und aus ihnen herausfließen. Die Geschichte der Psychoanalyse entfaltet sich als ein Ringen von Behandlern und Patienten, die Schwierigkeiten und die Ungewissheit dieser Spannungen zu navigieren.

1. Kapitel
Körperrhythmen und Unbewusstes

Das polyrhythmische Gewebe – zu einer Neuformulierung der klinischen Aufmerksamkeit

Dieses Kapitel führt in die Grenzen der Symbolisierung ein, indem es den Dissoziationseffekt der Sprache und die Vergeblichkeit erörtert, mit der sie gelebte Erfahrung zu beschreiben versucht. Wie arbeiten wir als Psychoanalytiker in der »Redekur« mit diesen Grenzen? Wie können wir ihnen zum Trotz eine therapeutische Beziehung mit unseren Patienten aufbauen? Anhand eines Fallbeispiels, das auf den metaphorischen Wert der Jazzimprovisation für die Beobachtung einer psychoanalytischen Interaktion und die Beteiligung an ihr abhebt (Knoblauch 2000), zeige ich eine Strategie und eine theoretische Perspektive auf. Mit anderen Ansätzen[1] hat diese Perspektive gemeinsam, dass sie die nonverbale verkörperlichte Kommunikation auf eine Weise privilegiert, die in der klinischen Praxis bislang nur selten beschrieben worden ist.[2] In der Jazzmusik verlangt der Improvisationsprozess konzentrierte Aufmerksamkeit für die nonverbalen, verkörperlichten Dimensionen der Kommunikation, vor allem Rhythmus, Klangfarbe und Gestik. Nur so lässt sich der Affekt erkennen und ausdrücken. Ein ähnlicher Prozess vollzieht sich im klinischen Austausch. Er enthält ein reiches Erkennungs- und Ausdruckspotenzial, wenn Worte nicht benutzt werden oder wenn sie bedeutsame emotionale Erfahrungen nicht auszudrücken vermögen – eine Situation, die für die Kommunikation unaussprechlicher Traumata charakteristisch ist.

Der Aufmerksamkeit für den *Prozess* (ich benutze den Begriff »Prozess« hier auf spezielle Weise, um die mikro-polyrhythmischen Di-

1 Vgl. Anderson (1998, 2008), La Barre (2001), Gentile (2997), Orbach (1999, 2003, 2004, 2006), Reis (2009), Sonntag (2006), Sletvold (2014).

2 Ich habe Vorläufer unserer Perspektiven an anderer Stelle erläutert; vgl. Knoblauch (2000), 4. Kap., S. 51–76.

mensionen des interaktiven Austauschs zu bezeichnen) haben Fallberichte in der Vergangenheit keine deskriptive Signifikanz beigelegt. Als bevorzugte Metapher dienten der Darstellung und Erklärung vielmehr die *Strukturen* der Erfahrung im subjektiven Erleben von Analysanden und Analytikern. Mein Zugang erweitert die analytische Aufmerksamkeit und rückt insbesondere den Prozess oder die Art und Weise, wie strukturierte Erfahrung »geformt« wird, in den Blick. Dies ist eine Dimension der Bedeutungsstiftung, die mit dem kommunikativen Erleben einhergeht, das wir semantisch mit Begriffen wie Symbolisierung oder Repräsentation kennzeichnen – Information als abgegrenzte Form. Der erweiterte Blickwinkel dient mir als Möglichkeit, mit den eingangs erwähnten schwierigen Grenzen umzugehen und mit Ausdrucksweisen des Traumas zu arbeiten, die Analysanden nicht in Worte fassen, nicht verbal repräsentieren können. Diese Perspektive bezieht über die verbale Symbolisierung hinaus auch das verkörperlichte Erleben als einen Zugang zu unbewusster Bedeutung sowie dessen zentralen Stellenwert für die therapeutische Wirkung ein.

Von Freud über Stern und Lacan zu Hoffmans relationalem Denken und darüber hinaus

In seinem bahnbrechenden Werk zum Verständnis der menschlichen Entwicklung formuliert Daniel Stern (2007 [1985]) eine Beobachtung, die auch der erste Satz dieses Kapitels einfängt. Stern erläutert die Beziehung zwischen Worten und den Erfahrungen, die sie repräsentieren sollen, und erklärt:

> »Tatsächlich [...] ist die Sprache ein zweischneidiges Schwert. Es gibt auch Bereiche unseres Erlebens, die wir mit anderen Menschen weniger leicht teilen können und die uns selbst nicht unmittelbar zugänglich sind, weil die Sprache sich dem entgegenstellt. Sie treibt einen Keil zwischen zwei simultane Formen interpersonalen Erlebens: die Form, wie Interpersonalität gelebt wird, und die Form, wie sie verbal dargestellt wird. [...] Die Sprache bewirkt also eine

Spaltung im Selbsterleben. Überdies verlagert sie die Bezogenheit von der persönlichen, unmittelbaren Ebene [...] auf die ihr selbst inhärente unpersönliche, abstrakte Ebene.« (S. 231f.)

Stern erweiterte diese Position später um die Auffassung, dass Sprache Teil einer Gestalt sein kann, die unmittelbar intuitiv erfasst wird. Das heißt, Sprache kann in ihrer Repräsentationsfähigkeit abstrakt, aber auch verkörperlichte gelebte Erfahrung sowohl für den Sprecher als auch für den Zuhörer sein (Boston Change Process Study Group 2008).

1985 unterstrich Stern, dass das Gelebte durch Worte nur unzulänglich wiedergegeben werden kann. Das ist der Preis, den wir für die Konstituierung eines Modus zu zahlen haben, in dem wir über Erfahrung nachzudenken und sie zumindest zu einem gewissen Grad mit anderen Menschen zu teilen beginnen können.

Sterns Beschreibung impliziert, dass das Repräsentieren von Erfahrung durch verbale Symbolisierung es dem Kind – und, so dürfen wir hinzufügen, auch dem Erwachsenen – ermöglicht, »sein eigenes Erleben narrativ zu konstruieren« (S. 231). Die sprachliche Symbolisierung bewirkt aber auch, dass Erfahrung zwischen unterschiedlichen Modi der Bezogenheit aufgespalten wird. Das Sprechen ist ein anderes Register als das Fühlen. Lacan (1996 [1973]) hat dieses Phänomen pessimistischer als Stern beurteilt und behauptet: »Das Symbol manifestiert sich zunächst als Mord am Ding, und dieser Tod konstituiert im Subjekt die Verewigung seines Begehrens« (S. 166; Übersetzung geändert). Stern geht es um den kognitiven Aspekt der Wirkung symbolischer Repräsentation. Lacans Auslegung der Wirkung der Symbolisierung als abstrakte Repräsentation von etwas Gelebtem, das ohne bedeutsamen Verlust nicht repräsentiert werden kann, besitzt Implikationen, die über die rein kognitive Erfahrung hinausweisen. Lacans Sichtweise erfasst auch die Auswirkungen der symbolischen Repräsentation auf das affektive Erleben. Die von Stern beschriebene Spaltung raubt dem repräsentierten Ding laut Lacan das Leben, ermordet es. Sie reduziert es auf ein Objekt, das durch Externalisierung aus der Unmittelbarkeit des affektiven Eindrucks herausgelöst werden kann. Mithin konstituiert die Repräsentation oder Symbolisierung eine Lücke zwischen dem Erlebten und dem, was re-präsentiert wird, eine Form des Begehrens ebenjener Erfahrung, die verloren ging. Für Lacan heißt dies,

> »daß das Subjekt in diesem Vorgang nicht nur einen Verlust bewältigt, indem es ihn auf sich nimmt, sondern daß es sein Begehren durch ihn zur zweiten Potenz erhebt. Denn sein Handeln[3] zerstört das Objekt, das es in der antizipierenden Provokation seiner Anwesenheit und seiner Abwesenheit erscheinen und verschwinden läßt. Dieses Handeln negativiert damit das Kräftefeld des Begehrens, um sich selbst zum eigenen Objekt zu werden« (S. 165).

Eine andere Möglichkeit, über das, was Lacan sagt, nachzudenken, besteht darin anzuerkennen, dass die Symbolisierungsfunktion der Sprache eine Erfahrung in Erinnerung hält, damit ein Narrativ auftauchen kann. Das Narrativ ist ein Erfordernis des Erinnerns, ein Prozess der Repräsentation einer Erfahrung, die gespeichert wird und später abgerufen werden kann. Aber diese Form der Memorialisierung, dieser Repräsentationsprozess, setzt laut Lacan eine Begrenzung und Abgrenzung der Erfahrung, ihr *Einfrieren in der Zeit*, voraus. Sie wird abgetötet und devitalisiert, indem sie willkürlich aus dem Flow, dem Prozess oder dem polyrhythmischen Gewebe der fortlaufenden Interaktionserfahrung herausgelöst wird. Diese Abspaltung von Erfahrung und ihre Kategorisierung als diskretes, diskontinuierliches, symbolisiertes »Ding« hat zweierlei Folgen: 1. den Verlust und 2. das Begehren dessen, was man erfahren, aber nun verloren hat – wiewohl es *erinnerbar* ist – und nur mittels der durch die Repräsentation ermöglichten Speicher- und Abruffunktionen affektiv wiedererleben kann.

Dieses Verständnis der Art und Weise, wie Narration Bedeutung erhält, ist für Freuds Methode der »Redekur« zentral. Denn die Aufmerksamkeit für Formen der Verdichtung, Verschiebung und Ersetzung in der Konstruktion erzählter Bedeutung bildet die Grundlage der analytischen Methode. Freuds gleichschwebende Aufmerksamkeit ergab sich als eine Strategie, mit deren Hilfe sich die Analytikerin selbst benutzen kann, um diese spezifischen Subjektivitätsstrukturen im Erleben des Patienten zu erkennen, zu

3 Die Symbolisierung oder Objektifizierung einer Erfahrung durch Worte (S. H. K.).

organisieren und darauf zu reagieren und dem Patienten zu helfen, sich seiner Erfahrungen von Verlust und Begehren bewusst zu werden, die »verdrängt« worden waren, als keine Sprache zum Erinnern solcher Erfahrungen zur Verfügung stand. Im 5. Kapitel untersuche ich diesen Prozess noch einmal mit Blick auf seine Grenzen bezüglich der Beziehung zwischen Wiederholen und Erinnern. Hier aber konzentriere ich mich auf Freuds Traumaverständnis, das für seinen Zugang zur Verdrängung von zentraler Bedeutung ist, da die affektive Unerträglichkeit einer bestimmten Erfahrung, verstanden als Unfähigkeit, libidinöse Energie zu handhaben (d. h. sie zu sublimieren statt abzuführen), zur Abspaltung jener Erfahrung in ein unbewusstes Symptom statt in Worte führt. Dieses Verständnis wirft an sich bereits ein interessantes Problem auf, weil Symptome generell inszeniert/agiert oder somatisch ausgedrückt werden. Mithin kann Erfahrung entweder symbolisiert und auf diese Weise sublimiert oder aber symptomatisch agiert/inszeniert werden. In beiden Fällen liegt eine Spaltung vor, entweder in eine »*Re-präsentation*« als Wort oder in eine »*Re-präsentation*« als agiertes oder somatisiertes Symptom.

Freud betrachtete die Redekur, die freie Assoziation, als Möglichkeit, die durch Symbolisierung oder Symptomatisierung verursachten Spaltungen zu heilen. Zentral für seine Vorstellung dieses Prozesses waren aber zwei Voraussetzungen: (1) die Fähigkeit des Analytikers, seine Deutungen aus einer neutralen, objektiven Haltung heraus zu formulieren, und (2) die Fähigkeit des Analysanden, eine Haltung einzunehmen, die ein unzensiertes Assoziieren ermöglicht. Erwies sich dies als problematisch, war die Schwierigkeit des Patienten als Abwehr zu deuten. Hoffman (2006) hat diese zweite Annahme, die Fähigkeit des freien Assoziierens, einer überzeugenden Neubetrachtung unterzogen, die sich auf seine vorausgegangene kritische Erörterung der ersten Annahme, der vermeintlichen Neutralität des Analytikers, stützt (Hoffman 1983). Indem er die subjektive Voreingenommenheit untersuchte, die jeder der für die unterschiedlichen psychoanalytischen Behandlungszugänge charakteristischen theoretischen Einstellungen inhärent ist, konnte er in seinem bahnbrechenden Beitrag von 1983 detailliert belegen, dass es für den Analytiker unmöglich ist, eine neutrale und infolgedessen objektive Haltung zu beziehen. 2003 erweiterte er diese Argumentation auch auf die Subjektivität des Analysanden und legte überzeugend dar, dass eine maßgebliche subjektive Färbung der Erfahrung beider Beteiligter klinisch zentrale relationale Einflüsse nach sich zieht. Auf der Grundlage von Hoffmans Beitrag pflichte ich Mitchells Feststellung bei, dass die Erwartung, dass Analysanden frei assoziieren oder Analytiker Neutralität und Objektivität verkörpern, bestenfalls ein unerreichbares Ideal darstellt – wenn nicht gar eine Illusion, die zu extrem brutalen Selbstbeurteilungen in Übertragung und Gegenübertragung beitragen kann. Hoffmans Perspektive befreit uns von diesen persekutorischen Erwartungen. Ich möchte seine Betonung der relationalen Dimensionen des Feldes von Übertragung-Gegenübertragung hier spezifizieren und zeigen, wie diese Spezifität die analytische Aufmerksamkeit erweitern kann. Betrachten wir zunächst die Implikationen seiner Dekonstruktion der Methode der freien Assoziation.

Freuds Konzipierung der freien Assoziation steht und fällt mit der Annahme eines Ideals der purifizierten Beobachtung, frei von jeglicher Voreingenommenheit, von Gefühlen oder anderen Faktoren, die das, was dem Analysanden in den Sinn kommt, beeinflussen könnten. Hoffman (2006) beschreibt als Grundlagen dieser Annahme: »1. die Verleugnung der Urheberschaft des Patienten, 2. die Verleugnung des von Analytiker und Patient ausgeübten interpersonalen Einflusses und 3. die Verleugnung der Verantwortung, die der Patient für die Ko-Konstruktion der analytischen Beziehung trägt« (S. 44). Hoffman argumentiert, dass die persönliche Beteiligung des Analytikers (die er dem Neutralitätsideal gegenüberstellt) zu erheblich unterschiedlichen Betonungen der Erfahrungen führt, »die gefördert und als wahrscheinliche Basis der therapeutischen Wirkung angesehen werden« (S. 51). Er plädiert nicht dafür, die Einsicht in ihrer zentralen Bedeutung für Veränderung zu verwerfen, sondern befürwortet »ein Klima, das einer imaginativen Konstruktion der Interaktion und kritischen Reflexion über den konstruktiven Prozess an sich zuträglich ist«. Er betont: »Einsicht ist eingebettet in eine facettenreiche Beziehung, deren *Ganzes* eine komplexe korrigierende Erfahrung ermöglicht« (S. 52).

Wenn wir uns, wie von Hoffman befürwortet, in der relationalen Analyse auf die Art und Weise konzentrieren, wie das, was wir mit unseren

Patienten agieren, zum Material für Reflexion und weiterführende imaginative Bedeutungskonstruktion werden kann, ist die Frage, wie wir dies tun, aber noch nicht beantwortet. Was bleibt uns, wenn die Methode der freien Assoziation als zentrale, mutative Methode und als Katalysator der therapeutischen Wirkung in der Psychoanalyse fragwürdig wird, weil sie auf der Annahme beruht, dass Idealzustände, die in Wirklichkeit unerreichbar sind, realisierbar seien?

Die Norm, die sich für eine relationale Methode entwickelt hat, besteht darin, die Aufmerksamkeit auf das zu richten, was in ko-konstruierten Mustern und Bedeutungen nicht allein vom Patienten, sondern vom Patienten und vom Analytiker agiert/inszeniert oder hervorgebracht wird.[4] Hoffmans Arbeit illustriert, dass das nachträgliche Reflektieren über diese Enactments wichtige therapeutische Entwicklungen anstoßen kann. In seinen klinischen Illustrationen sowie in den Fallbeispielen mehrerer anderer relationaler Analytiker[5] ist ein Trend zu beobachten, aus der Aufmerksamkeit nicht allein für symbolische Kommunikation, sondern auch für »nicht-deutende Interaktionen« (Hoffmann 1998, S. xiii–xvi, 182f.) Bedeutung zu entwickeln, die zuvor nicht bewusst artikuliert oder erkannt wurde. Im Gegensatz zu Hoffmans Betonung dieser Art Aufmerksamkeit und Responsivität als »nicht-deutend« hat Ogden (1994) Interaktionen dieser Art als deutend beschrieben und erklärt: »Unter einer deutenden Aktion (oder ›Deutung-in-Aktion‹) verstehe ich, dass der Analytiker dem Patienten sein Verständnis eines Aspekts der Übertragung-Gegenübertragung durch eine Aktivität, die nicht verbale Symbolisierung ist, mitteilt« (S. 108). Ich möchte im Folgenden versuchen, die Implikationen dieses Trends herauszuarbeiten und das Konzept zu spezifizieren, um Möglichkeiten aufzuzeigen, den analytischen Fokus zu schärfen und zu erweitern.

Freud betrachtete die freie Assoziation als eine Art Reparatur oder als Wiedererinnern (re-membering) eines durch Verdrängung zerrissenen Zu-

4 Siehe dazu Aron (1996), Bass (2003, 2007), Black (2003), Cooper (2007), Davies (1998, 2003, 2005), Hoffman (1998), Jacobs (1986, 1991), Ringstrom (2001).

5 Für aufschlussreiche Beispiele siehe Bromberg (1998), Cooper (2003), Davies (1998), Dimen (2003), Harris (1998), Lichtenberg et al. (2002), Mitchell (1977), Ringstrom (2001) und D. B. Stern (1997).

sammenhangs. Die Ursache der Verdrängung sah er in der Unerträglichkeit der mit der verdrängten Erfahrung assoziierten affektiven Bedeutung. Wenn wir heute über diese Theorie nachdenken, stellt sich die Frage, ob die Verdrängung als Erklärung des Traumas womöglich problematisch ist. Ich sage dies, weil unser heutiges Traumaverständnis anerkennt, dass eine wesentliche Folge traumatischer Erfahrungen gerade darin besteht, dass affektive Bedeutung nicht durch Worte repräsentiert, sondern in körperliche Symptome abgespalten wird. Die von Lacan und Stern beschriebene Abspaltung ist die Folge des Traumas, das Wort zum Zweck symbolischer Repräsentation zu benutzen; sie ist nicht die Folge der zu körperlichen Symptomen führenden Wirkung des Traumas. Die Spaltung, auf die Lacan und Stern verweisen, ist für Freuds Methode der freien Assoziation, deren Ziel die Heilung dieser Spaltung ist, von zentralem Stellenwert. Aber diese Methode ist gegen die Folgen des Traumas machtlos, wenn keine Worte geschaffen wurden. Es ist schwierig, ein Wort wieder mit einem Ding zu verbinden, wenn zuvor kein Wort (an-)erkannt und kein Ding symbolisiert worden sind. Entsprechende Versuche führen oft zu einer Retraumatisierung. Die aufmerksame Lektüre von Kohuts Beschreibung seiner Schwierigkeit, Frau F. verbale Deutungen anzubieten, führt uns anschaulich vor Augen, wie diese wiederholte Retraumatisierung erfolgt und schließlich in eine Sackgasse mündet. Die Rede ist also nun von einer anderen Art der Spaltung als derjenigen, auf die Freuds Methode zielt, nämlich von der Spaltung oder Lücke, die durch Dissoziation – von Kohut als vertikale Spaltung bezeichnet – erzeugt wird. Dies ist eine Abspaltung von Erfahrung in einem affektiven Register, in dem der Affekt ohne die Verfügbarkeit von Wortsymbolen kommuniziert und registriert wird. Diese Erkenntnis hat bahnbrechende Arbeiten ermöglicht, welche die analytische Praxis um das analytische Verständnis und die Konzipierung des Affekts erweitert haben.[6]

Im Zuge der Entwicklung einer relationalen »Methode« haben diese innovativen Beiträge zu einer Reihe von Revisionen geführt, die das Ver-

6 Vgl. Spezzano (1993) sowie Stein (1991); zur Erklärung von und Arbeit mit dissoziativen Prozessen siehe Bromberg (1998) sowie Davies und Frawley (1994).

ständnis der Erfahrung des Patienten und die Möglichkeit, Zugang zu ihr zu finden, betreffen. Ein zentraler Aspekt dieser Arbeit bestand darin, Enactments und verbale Assoziationen ins Zentrum der analytischen Aufmerksamkeit zu rücken. Wie Hoffman betont, wird die Einsicht hier nicht verworfen, sondern als Teil der Interaktionserfahrung verstanden, die als Grundlage der therapeutischen Wirkung gefördert wird. Im Einklang mit der Zielrichtung, die Kohut aufgrund seiner Erkenntnisse über seine Arbeit mit Frau F. einschlug, verlagert die relationale Behandlung die Betonung der analytischen Aufmerksamkeit und erweitert sie. Im Rahmen dieser erweiterten Aufmerksamkeit werden Worte nicht lediglich als Symbole verstanden, sondern auch als Formen des Handelns und somit als Enactment. In ähnlicher Weise sind Aktionen nicht immer und nicht nur ein Agieren (Jacobs 1986), sondern dienen dem Patienten auch als Möglichkeit, affektiv zu kommunizieren und Bedeutung in der Interaktion mit dem Analytiker zu konstruieren. Wenn die freie Assoziation also benutzt werden kann, um Zugang zu affektiven Bedeutungen zu finden, die symbolisch kommuniziert werden, wie finden wir dann Zugang zu dem, was durch Enactment kommuniziert, aber nicht mit Worten symbolisiert wird?

Die Schwierigkeit besteht u. a. darin, dass sich ein Großteil dessen, was agiert wird, unter dem Radar der Symbolisierung abspielt, wie Lacan und Stern erläutern. Liest man die fesselnden Fallgeschichten der oben genannten und anderer Autoren, wird jedoch klar, dass wichtige und *andere* Formen der Aufmerksamkeit einer *anderen* Art von Erfahrung gewidmet werden als lediglich der semantischen Bedeutung dessen, was kommuniziert wird, und dass diese Aktivität für die analytische Aufmerksamkeit entscheidend ist.

Wie können wir über diese Unterschiede sprechen? Wie können wir diese andere Form oder diese anderen Formen der Aufmerksamkeit, diese alternativen Fokusse der Symbolisierungsaktivität, beschreiben? Diese Aufgabe enthält zweifellos eine Paradoxie, denn um die nicht-symbolische Aktivität zu beschreiben, der man seine Aufmerksamkeit widmet, ist man auf eine Möglichkeit angewiesen, sie mit Worten zu repräsentieren oder zu symbolisieren. Ginge es nach Stern, so sprächen wir über gelebte versus symbolisierte Erfahrung. Doch natürlich müssten wir weiterhin eine Möglichkeit finden, diese gelebte Erfahrung auf eine Weise zu symbolisieren, die das Problem der Abspaltung wichtiger Register, die durch Symbolisierung gelöscht werden, nicht wiederholt. Mit Lacan, der pessimistischer war als Stern, müssten wir die abtötende Wirkung des Wortes und die Tatsache anerkennen, dass es die Spannung des Begehrens konstituiert – eine Lücke zwischen der Erfahrung und ihrer Repräsentation, die unmöglich zu kommunizieren und vollständig zu »kennen« ist.[7]

Versuche von relationalen Theoretikern und Säuglingsforschern haben diese »Lücke« nicht geschlossen, sondern zu untersuchen begonnen, was in der »Lücke« passiert. Bromberg hat dies als *standing in the spaces* – in den Zwischenräumen stehen – beschrieben. Donnel Stern beschreibt eine Haltung der Neugier; d. h. der Analytiker fokussiert auf das, was zwischen Patient und Analytiker passiert, aber *unformuliert* bleibt. Der Säuglingsforscher Alan Fogel (1993) traf eine Unterscheidung zwischen dem *diskreten Zustand* und dem *kontinuierlichen Prozess*. Die Kognitionswissenschaftlerin Wilma Bucci (1997) unterscheidet zwischen symbolischen und *subsymbolischen* Aktivitätsebenen und erklärt: »Die kategoriale Funktion, durch die kontinuierliche perzeptive Erfahrung zu diskreten prototypischen Bilder gechunkt wird, ist der Kern des Symbolisierungsprozesses« (S. 142). Sie vergleicht zwischen subsymbolischen und symbolischen Ebenen der kognitiven Verarbeitung und schreibt:

> »Zu diesen [Varianten der Informationsverarbeitung] zählen Repräsentationen und Prozesse, in denen die Elemente nicht diskret sind, die Organisation nicht kategorial ist, die Verarbeitung simultan auf zahlreichen parallelen Kanälen erfolgt, hochrangige Einheiten nicht aus diskreten Elementen generiert werden und explizite Verarbeitungsregeln nicht identifiziert werden können.« (S. 194)

7 Auch wenn ich diese Frage hier zu beantworten versuche, erkenne ich die unvermeidlichen Grenzen eines jeden solchen Ansatzes an. Im 3. Kapitel setzte ich diese Untersuchung fort.

Bucci fährt fort:

»Subsymbolische Verarbeitung erfolgt in unendlich feinen Varianten; diese Verarbeitung wird nicht durch standardisierte metrische Systeme oder rechnerische Regeln repräsentiert. Wir erkennen Veränderungen der emotionalen Zustände anderer Menschen, indem wir subtile Veränderungen ihres Gesichtsausdrucks oder ihrer Haltung wahrnehmen, und wir erkennen Veränderungen unseres eigenen Zustands auf der Grundlage somatischen oder kinästhetischen Erlebens.« (S. 194)

Ich möchte Gesichtsausdruck und Körperhaltung um die subtilen Nuancierungen des Tonfalls, des Rhythmus und des Sprecherwechsels ergänzen.

Fivaz-Depeursinge und Corboz-Warnery (1999) haben in ihrer empirischen Studie über Interaktionsmuster in Familien subsymbolische Ebenen der Verarbeitung gefunden, die den von Bucci beschriebenen kognitiven Ebenen ähneln. So setzen Familienangehörige, die miteinander spielen,

»multiple körperliche Modalitäten ein: Becken, Oberkörper, Kopf, Blick, Gesichtsausdruck, stimmliche Intonation und Gestik. Während diese Modalitäten sozusagen zu ›Paketen‹ geschnürt werden (der Oberkörper neigt sich nach vorn, das Gesicht orientiert sich grüßend ›enface‹)[8], konstituieren sie gleichzeitig unterschiedliche Schichten oder Ebenen […]. Die Partner können mit Becken, Oberkörper, Blick und Ausdruck sogar unterschiedliche Interaktionsbereiche abgrenzen.« (S. 58)

Die Boston Change Process Study Group hat gemeinsam geteilte diskrete Zustände als *Begegnungsmomente* und die Aktivität, in die solche Momente eingebettet sind, als einen Kontext des *impliziten Beziehungswissens* bezeichnet. Alexandra Harrison (2003) hat anhand von videografierten Kinderbehandlungen gezeigt, wie symbolisierte und nicht-symbolisierte Vorgänge beobachtet und zueinander in Beziehung gesetzt werden können, um als Grundlage für subjektive Beurteilungen der Ko-Konstruktion

8 Beebe & Stern (1977); Cohn & Tronick (1988); Weinberg & Tronick (1994).

des affektiven Erlebens und seiner Signifikanz für die therapeutische Wirkung zu dienen. Zusammen mit meinen Kolleginnen und Kollegen habe ich acht Modelle der Intersubjektivität, die wir der Literatur über die analytische Behandlung Erwachsener und über die Säuglingsforschung entnommen haben, untersucht (Beebe et al. 2005). Wir haben Unterschiede festgestellt in dem, was als zentral für die therapeutische Veränderung im interaktiven Prozess angesehen wurde. Beebe hat diese unterschiedlichen Zugangsweisen in einer Behandlung zu integrieren versucht und ihre Arbeit mit Videoaufzeichnungen beschrieben, um auf kritische Details des impliziten Beziehungskontextes zu fokussieren und zu zeigen, dass die mutative Aktivität in der Behandlung bisweilen ohne Symbolisierung erfolgte. Ehrenberg (1989) – die eine von ihr als »intimate edge« bezeichnete interpersonale Perspektive einnimmt –, Ogden (1989) – der eine von ihm als »primitive edge« bezeichnete objektbeziehungstheoretische Perspektive einnimmt – und ich mit meiner relationalen Perspektive, die ich als »musical edge« (Knoblauch 2000) bezeichne, haben, indem wir alle innerhalb eines intersubjektiven Rahmens mit unserer eigenen subjektiven, affektiven Beteiligung an der Interaktion in der Behandlung arbeiten, Zugangsweisen beschrieben, wie wir unsere Aufmerksamkeit über den Symbolisierungsprozess der freien Assoziation hinaus erweitern, um nicht-symbolisierte Aktivitätsebenen zu untersuchen, auf denen affektive Kommunikation erfolgt und Bedeutung konstruiert wird. Wie können wir diese neuartige analytische Aufmerksamkeit und ihre Implikationen für nicht-deutende Interaktionen, wie Hoffman und andere sie beschreiben, besser verstehen?

Buccis kognitionswissenschaftliche Beobachtungen sowie Fogels und Fivaz-Depeursinges und Corboz-Warnerys Einblicke in die Interaktionen von Säuglingen und ihren Müttern lassen vermuten, dass es für Kommunikationserfahrungen unterschiedliche Register gibt. Diese Erfahrungsregister verlangen nach neuen, anderen Arten der Aufmerksamkeitsstrategien, die in der psychoanalytischen Praxis nützlich sein können. Ich nehme diese Herausforderung an und schildere ein Fallbeispiel, in dem Veränderungen des Aufmerksamkeitsfokus zu beobachten sind. Sie illustrieren, wie die *Aufmerksamkeitsrhythmen* des Analytikers und seine *Aufmerksamkeit für Rhythmen* zwischen der symbolischen Kommunikation und den Prozessen der Formierung in akustischen und kinästhetischen Registern auftauchen. Diese Aufmerksamkeit kann die Strukturierung der in der analytischen Interaktion konstruierten Bedeutung bereichern. Sie kann Beschreibungen dessen verbessern, was in der »Lücke« zwischen der Erfahrung und ihren verschiedenen Ausdrucksregister und Repräsentationen, die affektive »Lücken« (Dissoziationen) zwischen sowie in interagierenden Subjekten konstituieren können, geschieht. Ich möchte die Beziehung zwischen der Aufmerksamkeit für Strukturen der Formation und Information und der Aufmerksamkeit für einen Prozess-in-Formation genauer erläutern und stütze diese weiteren Beobachtungen auf ein Fallbeispiel. Das Narrativ beschreibt eine spezifische analytische Begegnung zwischen einer Patientin, die ich Denise nenne, und mir selbst.

Denise und ich

Als Denise sich vor mir in den Sessel fläzte, hob sich ihr Brustkorb. Sie atmete so viel Luft ein, wie ihr möglich war. Bei maximal geweitetem Brustkorb ließ sie die Luft dann mit einem tiefen Grunzen, nein – einem Knurren – plötzlich und zügig ausströmen. Der Trompeter Rex Stewart pflegte die schwermütige Klanglandschaft eines Ellington-Dirge aus den Depressionsjahren auf ähnliche Weise zu akzentuieren. Es war ein feuchter Vormittag im Januar, düster, trostlos und wolkenverhangen. Oft und vor allem in letzter Zeit hatte Denise ihre Sitzungen mit einem ganz ähnlichen tiefen Ein- und Ausatmen begonnen, aber die Qualität ihrer Körperresonanz, die komplexe Interaktion von Bauchmuskulatur, Kehlkopfverengung und mimischem Ausdruck hatten gewöhnlich ein verzweifeltes Aufstöhnen produziert. Wenn Ornette Colemans Altsaxophon in den 1960er Jahren mitten in seinen freien Improvisationssoli auf ähnliche Weise seufzte, erlebte ich eine viszerale Resonanz in Hinterkopf, Bauch und Rückgrat: eine Art innerer Abwärtsspirale ins Bodenlose. Interessanterweise hatte Denises Stöhnen bis zu diesem Vormittag nie meine analytische Aufmerksamkeit geweckt. Nun aber war ich durch diese Veränderung vom Stöhnen zum Grunzen spürbar beeindruckt, ja, alarmiert. Ich fühlte mich ebenso berührt wie einst durch Colemans Saxophon. Denise war eindeutig anders als sonst, und ihr Grunzen weckte meine Aufmerksamkeit für ihren Körper und meinen Körper und für die Bedeutungen, die kinästhetisch konstruiert wurden.

Mein Körper? Nun, bevor ich des Unterschiedes zwischen damals und heute auch nur gewahr wurde, machte sich ein unbeschreibliches Gefühl in mir breit, das ich nur als eine leise Traurigkeit bezeichnen kann, eine muskuläre und hormonelle Bewegung in Richtung Tränen. Aber ich begann nicht zu weinen. Stattdessen atmete auch ich sehr tief, bis in den Bauch, ein. Ich spürte, dass das Einatmen meine Traurigkeit regulierte, die Anspannung in den Muskeln löste und den Anstieg der Hauttemperatur, der einen Tränenausbruch begleitet, verlangsamte. Als ich so tief wie möglich eingeatmet hatte, entließ ich die Luft, jedoch mit einer anderen Resonanz, einem tiefen, gleichmäßigen Laut, der aus dem Brustkorb hervorging und wie ein Zwischending zwischen Stöhnen und Seufzen klang. Nun erzeugten unsere Klangformen ganz kurz einen affektiven Raum, einen Raum, in dem (ohne dass uns dies an diesem Punkt bewusst gewesen wäre) etwas Neues auftauchen konnte. Wir hatten gemeinsam eine Pause in der Zeit konstruiert, die allerdings sofort in den Raum abzusinken schien wie ein Fallschirmspringer, der das Flugzeug verlässt.

Ebenso rasch trafen sich nun unsere Blicke. Wir tauschten ein kurzes, nervöses Lächeln aus. Die Anspannung unserer Gesichtsmuskulatur ließ jedoch keinen Zweifel daran, dass dies kein Spaß war. Ich spürte es an meiner eigenen Reaktion und sah es an ihrer. Der Raum schloss sich, während die Zeit sich verschob. Die Rhythmen unseres »Blickdialogs« waren schnell und nervös, setzten ein und brachen ab wie die Drehungen und Wendungen in Bartoks Kompositionen oder explodierten wie in Cecil Taylors Klavierimprovisationen. Diese Synkopierungen erzeugten in Verbindung mit unseren früheren Klangformen Gefühle der Unsicherheit und Überwachsamkeit.

Denise, die in solchen Zuständen der Unsicherheit und extremen Wachsamkeit oft kraft- und hoffnungslos ist, sprach über ihr Gefühl, eine Versagerin und mit allen Verpflichtungen in ihrem beruflichen wie auch privaten Leben überfordert zu sein. Nichts sei wirklich befriedigend, nichts könne ihr Lebensfreude vermitteln – weder die Beziehungen zu ihren Kollegen noch ihre Arbeit noch ihr Liebesleben. Eigentlich sei ihr alles egal. Und dennoch bekomme sie von anderen zu hören, wie gut sie in ihrem Job sei. Auch der Sex sei eigentlich befriedigend, sie und ihr Freund verstünden sich gut und könnten mittlerweile im Vergleich zu früher auch fairer miteinander streiten. Aber all das reiche nicht.

Mir fiel auf, dass Denise zwar ebenso hoffnungslos wirkte wie zuvor, ihre Stimme aber kräftiger klang und ihr rhythmisches Vorwärtsdrängen voller Wut zu sein schien – was unserem Kontext eine andere affektive Struktur verlieh. Wandelte sich die Hoffnungslosigkeit auf irgendeiner unformulierten Ebene des Erlebens in Hoffnung (D. B. Stern 1997)? An diesem Punkt vermochte ich es nicht sicher zu sagen. Ich sprach ihre Unzufriedenheit mit mir und der Behandlung an, ihre Unfähigkeit, irgendetwas Gutes an dem, was wir gemeinsam machten, und an meiner Responsivität in der Vergangenheit und ganz aktuell zu finden. Ich verwies auf die parallelen Bedeutungen der Beschreibungen ihres Lebens und unserer Arbeit, unserer Beziehung. Sie erwiderte – und nun klang ihre Stimme einen Moment lang ein wenig traurig, bevor sich das wütende Vorwärtsdrängen erneut durchsetzte –, dass sie mit dem, was wir machten oder vielleicht auch nicht machten, tatsächlich nicht glücklich sei. Dann erfolgte ein weiterer Umschlag. Ja, wir hätten Fortschritte erzielt. Es habe diese Sitzungen intensiver Nähe und Tiefe gegeben, in denen sie sich momentweise wirklich von mir verstanden gefühlt habe. Wir hatten diese Momente untersucht und erkannt, dass sie von erotischen und destruktiven Gefühlen durchdrungen waren, die eine Art gegenseitiges Verschlingen des emotionalen Erlebens des Anderen darstellten. Unsere Sitzungswochen, so erläuterte Denise, folgten anscheinend einem bestimmten Rhythmus, der durch einen dissoziierten, abtötenden Beginn charakterisiert sei und sich dann – erfüllt von komplexen somatischen und semantischen Begegnungen, die stimulierend, wenn nicht gar überstimulierend, aber nie genug seien – auf einen Höhepunkt in der letzten Sitzung der Woche zu bewege, bevor die folgende Woche dann erneut so beginne, als seien alle Gefühle und Bedeutungen in einen dissoziierten Raum versickert.

Ich hatte in der Vergangenheit gemeinsam mit ihr überlegt, inwieweit sie mich in der Übertragung als eine Version oder als Versionen ihres

Vaters erlebte. Die beiden hatten einander sehr nahegestanden, und sein Tod hatte ihre Essstörung und ihr Selbstverletzungsverhalten – die Erkrankungen waren wiederholt stationär behandelt worden – exponentiell verstärkt. Vielleicht reinszenierten wir in dem wöchentlichen Rhythmus den Verlust ihres Vaters, der im Ersterben meiner affektiven Responsivität nachhallte und eine Wiederholung fand in dem sich herausbildenden affektiven Muster ihres unerträglichen Gefühls, unfähig zu sein, ihn oder mich wiederzubeleben. Für diese Unfähigkeit strafte sie sich entweder selbst, indem sie hungerte oder sich blutende Verletzungen zufügte, oder indem sie dissoziierte.

Während ihre vorangegangenen Behandlungen ein Weg zurück zu relativer Zufriedenheit und Bezogenheit gewesen waren, solange sie einer einigermaßen erfolgreichen Karriere als Sportlerin nachging, dann studierte und schließlich in ihrem Beruf Hervorragendes leistete und sich Status und Anerkennung erwarb, hatte ihr all dies nie wirklich gereicht. Nie konnte sie ein Gefühl der Zufriedenheit und Erfüllung festhalten. Nie war es genug. Nichts konnte genügen. Wir saßen in der Stille der langen verzweifelten Pause, die diese Leere, diese Abwesenheit von Anwesenheit zwischen und in uns erzeugt hatte. Wir konstruierten, wenngleich unter beträchtlichem Schmerz, eine raumerweiternde Zeitschleife, eine Öffnung, in der eine neue Melodie oder Synkopierung auftauchen und beginnen konnte, eine neue Bedeutung zwischen uns hervorzubringen.

Plötzlich kam mir in den Sinn, dass ich entweder nie gefragt hatte, wann ihre Essstörung und die Selbstverletzungen begonnen hatten, oder dass ich die Antwort dissoziiert hatte. Wir hatten uns stets auf ihre Schwierigkeit konzentriert, den Tod ihres Vaters anzuerkennen, und nie versucht, darüber nachzudenken, dass ihre Schwierigkeiten, wie mir nun wieder einfiel, schon viel früher begonnen hatten. Ich formulierte meine Frage vorsichtig, aber eindeutig. Denis reagierte mit einer körperlichen, rhythmischen und stimmlichen Veränderung. Gesicht und Körper entspannten sich. Der strafend-weinerliche Klang adoleszenter Wut wechselte zu einem tieferen Register nachdenklicher Neugier und Kooperation. Sie begann, sich zu erinnern, wie nah sie und ihr Vater sich in ihrer Kindheit waren. Im Grunde war sie fast sein kleiner Junge gewesen. Sie hatten viel Sport miteinander getrieben, hatten Radtouren unternommen, waren zusammen geschwommen, gelaufen und in den Bergen geklettert. Sie war bei all diesen Aktivitäten, von denen sie beide nicht genug bekommen konnten, der beste Kumpel ihres Vaters gewesen.

Doch nun fiel es ihr wieder ein. Als sie Brüste bekam und ihr Körper der hermaphroditischen vorpubertären Phase entwuchs und ihre Menstruation einsetzte, begann sie zu verzweifeln und wurde selbstdestruktiv. Ich überlegte, ob ihre agierten Symptome vielleicht ein lauter Aufschrei des »kleinen Kumpels« waren, den sie für ihren Vater abgegeben hatte und der sie auf ewig hatte bleiben wollen, ein Aufschrei des kleinen »Jungen«, der sich ausgelöscht fühlte. Diese Selbstversion verschwand mehr und mehr und wurde durch den furchtbaren Körper, der ihrem Begehren nicht gehorchte, vernichtet. So blieb ihr nur, den Körper zu bestrafen, und genau das tat sie.

Ihre Augen weiteten sich, und ihre Stimme wurde von einer rhythmischen Vitalität erfüllt, die ich als eine Erfahrung erkannte, die aus der Vergangenheit stammte und von mir wirklich nie so gesehen und so gehört worden war, wie ich sie nun hörte – die Stimme des kleinen Jungen mit der subjektiven Erfahrung, des Vaters bester Kumpel zu sein. Diese Erfahrung war durch den Fluch der genetischen Physiologie in die Geistersphären abgesondert worden, gegen die Denise mit Alkohol, Drogen, mit Essen und mit Messern vergeblich angekämpft hatte. Nun konnten wir beide enge Gefährten sein und zusammenarbeiten.

Denise sprach ausführlicher über ihre Beziehung zu ihrem Vater, über die wunderbaren Tage, die sie miteinander verlebt hatten, und über die Zeit nach Einsetzen ihrer Pubertät, in der sich ihr Vater von ihr zurückgezogen hatte. Es war, als wäre ihre Beziehung gestorben. In meinem Körper breiteten sich plötzlich ganz andere Sensationen aus, als ich sie zuvor von meinen Reaktionen auf Denise kannte. Früher hatte eine solche emotionale Nähe intensives erotisches Begehren oder sonderbare dystone aggressive oder angstvolle Gefühle geweckt. Wir hatten über eine frühe Kindheitserinnerung an ein Spiel mit mehreren Jungen gesprochen: Sie hatten ein Kind mit dem Kopf so lange unter Wasser getaucht, bis es fast ertrank. Erst in letzter Sekunde ließen sie los, damit es nach Luft schnappen konnte.

Ich glaube, ich habe mich manchmal so gefühlt, als drückte sie meinen Kopf unter Wasser und zwänge mich in Verwirrung und Selbstzweifel ob der Frage, ob ich für sie als Analytiker jemals »gut genug« sein würde. Als wir darüber sprachen, sagte sie, dass sie als Patientin ähnliche Gefühle habe, was in Anbetracht ihrer Selbstzweifel und ihrer ständigen Selbstverunglimpfung nicht anders zu erwarten sei. Wir hatten festgestellt, wie sehr sich die Analyse für uns beide mitunter so anfühlen konnte, als würden wir masochistisch unseren Kopf zu lange unter Wasser halten. Nun, während ich diese Fallgeschichte niederschreibe, kann ich erkennen, dass wir ein sadomasochistisches Muster konstruierten, indem wir in unserer Interaktion ein ums andere Mal die Dynamik ihres inneren Ringens mit ihrem abgesonderten »Jungen-Selbst« inszenierten, dem sie unbewusst nur selten erlaubte, Luft zu holen, dessen Gegenwart sich aber in Rhythmus und Stimmklang immer wieder bemerkbar machte, bis ich den Jungen endlich erkennen und benennen und zu spüren beginnen konnte, wie es sich angefühlt haben mochte, er zu sein.

Dieser Umschlag in einen vitalen, lebendigen Rhythmus und Stimmklang wurde plötzlich erneut unterbrochen. Wollte Denise meinen Kopf unter Wasser drücken? Ihr Sprechtempo verlangsamte sich, der jungenhafte Enthusiasmus war aus ihrer Mimik und Stimme verschwunden, aber nun schlich sich etwas berührend Kleinmädchenhaftes und Trauriges in ihren Ausdruck, und ihre Stimme klang infolge der Kehlkopfverengung, die höhere Frequenzen ermöglicht, kindlicher, bewegte sich im tonalen Bereich der Kindheit – eine weitere Version ihres Selbst. Mit staunend und fragend weit geöffneten Augen blickte sie mich direkt an. Dann sagte sie, dass sie, wann immer sie in ihren Tagträumen an ihren Vater denke, nicht den lebendigen Gefährten ihrer »Jungenheit« vor sich sehe, sondern den sterbenden Vater, der in seinem Krankenhausbett den letzten Atemzug tat. Während ich ihr zuhörte, füllte mein Körper sich mit Gefühlen, die weder erotisch noch aggressiv noch furchtsam waren. Vielmehr spürte ich, dass es mir nicht gelang, meine Traurigkeit atmend zu regulieren. Dann wurde ich eines Erinnerungsfragmentes gewahr, einer kurzen Erinnerung an meinen eigenen, aufgebahrten Vater, von dem ich mich vor seinem Begräbnis verabschiedete. Meine Augen füllten sich mit Tränen. Denise nahm diese deutliche Veränderung in mir wahr und fragte: »Was ist los?« Ihre Stimme klang liebevoll, mütterlich und tröstend – die Stimme eines weiteren anderen Selbstzustandes. Ich überlegte laut, inwieweit ihre unbewusste und bis zu diesem Moment dissoziierte innere Bindung an den toten Vater ihre Unfähigkeit beeinflusste, an ihren Gefühlen der Befriedigung über ihre Leistungen, ihre Kollegen, ihren Partner und mich festzuhalten und diese Beziehungen aufrechtzuerhalten. Verblüfft und um Selbstregulation bemüht, richtete sie den Blick zu Boden. Dann schaute sie auf und sagte, dass ihr dieser Gedanke noch nie gekommen sei, sich aber zutreffend anfühle. Diesmal klang ihre Stimme weniger nach sanfter Mütterlichkeit als nach einer tieferen, entschlossenen Stärke. Sollte ich es vielleicht riskieren, von Väterlichkeit zu sprechen? Aber nein, hier ging es nicht um ein Autoritäts- oder Urheberschaftsgefühl, wie Lacan es dem Väterlichen zuschreibt. Diese Stimme ließ gleichzeitig das Staunen eines Kindes, die Fähigkeit einer Mutter, zu halten und aufzunehmen, und die Fähigkeit eines Vaters, Grenzen zu setzen, anklingen. Freilich können diese generationellen und gender-stereotypisierten Unterscheidungen gar nicht erfassen, was in die Gesamtanmutung ihres hermaphroditischen Stimmklangs und Körpers einfloss und sich miteinander mischte, während ich in meinem Sessel saß und noch immer versuchte, meine Gefühle der Ehrfurcht angesichts der zu Tränen rührenden tiefen Verbundenheit und Gefährtenschaft, die unseren gemeinsamen Raum in diesem Moment erfüllte, zu regulieren. Vielleicht waren wir beide einen Augenblick lang verletzliche kleine Jungen. Oder vielleicht waren wir beide vulnerabel in diesem Moment einer fließenden, intensiven Wahrnehmung des Selbst, des Gegenübers und des Verlustes, frei von diskreten kategorialen Unterscheidungen des Geschlechts oder Alters.

Ich beende diese Beschreibung mit der nach wie vor unbeantworteten Frage, wie diese sich entfaltende Strukturierung von Ton und Rhythmus in den kinästhetischen und affektiven Bereichen sich wandelnder Selbstzustände mein eigenes, in der Gegenübertragung dissoziiertes Potenzial für Multiplizität beeinflusste, die Traurigkeit des kleinen Jungen, der zusammen mit dem kleinen Jungen/Mädchen, dessen liebevoller Vater ebenfalls gestorben war und der/die kein kleiner Junge mehr sein konnte, während ich mich an einem liebevollen, sicheren Platz in Zeit und Raum befand, an dem ich die Bedeutsamkeit der inneren Präsenzen eines kleinen Jungen/Mädchens und eines toten Vaters, die zu schwarzen Löchern in Denises Selbsterleben geworden waren, anerkannte und mit Worten reflektierte und beschrieb. In den nachfolgenden Sitzungen begann Denise, ausführlicher darüber zu sprechen, wie »maskulin« sie sich fühlte und wie verwirrend dies insofern war, als sie sich selbst gut dabei fühlte, aber auch wahrzunehmen glaubte, dass andere sich bedroht sahen und verärgert reagierten, wenn sie diesen Aspekt ihrer Selbst nicht verbarg.

Diskussion

Eingangs dieses Kapitels habe ich betont, dass die relationale Behandlung den Bereich der analytischen Aufmerksamkeit verändert und – so füge ich nun hinzu – erweitert. Im Folgenden untersuche ich, wie die unterschiedlichen Aufmerksamkeitsfokusse, die ich in meiner Erzählung der klinischen Sequenz mit Denise gewählt habe, im Prozess der Entstehung von Bedeutung interagierten. Ich werde kurz 31 Fokalpunkte der Aufmerksamkeit in symbolischen und in nicht-symbolischen Registern durchgehen, von denen drei jeweils einen Knotenpunkt (nodal point) markierten, an dem sich die Register mischten und Bedeutung entstehen ließen. Zu beachten ist, dass ich den Begriff »Knotenpunkt« hier zur Bezeichnung eines Moments wähle, in dem die Aufmerksamkeit für nicht-symbolische Kommunikation einer symbolischen Repräsentation affektiver Erfahrung zugutekommt.

Zunächst aber eine Warnung. Diese post hoc konstruierte, hochdiskrete symbolische Analyse ist keinesfalls als Modell der analytischen Aufmerksamkeit oder als Leitfaden zu verstehen. Es handelt sich vielmehr um eine Schreibweise, eine Reflexionsübung, die es uns ermöglichen kann, Prozesse zu betrachten, die häufig ohne jede Reflexion oder Verbalisierung abliefen. Während ein Großteil der Ereignisse, auf die ich die Aufmerksamkeit lenke, seitens des Analytikers oder der Analysandin bewusst und intentional waren, ist der wichtige Aspekt, den ich hier illustrieren möchte, die Art und Weise, wie spontan improvisierte, unbewusst agierte/inszenierte

Phänomene bisweilen in ihrem mutativen Potenzial erkannt und beantwortet werden können, wenn sie sich mit be-dachter Aktivität in psychoanalytischen Interaktionen verflechten.

Punkt #1 tritt auf, als Denise aufstöhnt – ein nicht-symbolisches Ausdrucksregister. Punkt #2 tritt auf, als ich eine leise Traurigkeit im Bauch verspüre – ein nicht-symbolisches Ausdrucksregister. Punkt #3 tritt auf, als ich zwischen einem Stöhnen und Seufzen ausatme – ein nicht-symbolisches Ausdrucksregister. Punkt #4 tritt auf mit unserem Blickaustausch und dem wechselseitigen nervösen Lächeln – ein nicht-symbolisches Ausdrucksregister. Punkt #5 tritt auf, als ich über Denises Muster, ihre Gedanken und Handlungen zu negieren, nachdenke, »nichts war gut genug« – ein nicht-symbolisches Ausdrucksregister. Punkt #6 tritt auf, als Denises Stimmklang und Rhythmus kräftiger werden – ein nicht-symbolisches Ausdrucksregister. Punkt #7 tritt auf, als ich die Parallele zwischen ihrer Hoffnungslosigkeit in Bezug auf sie selbst und auf mich ausspreche – eine Äußerung auf symbolischer Ebene in Reaktion auf ihre nicht-symbolische Äußerung. Dies ist der erste der drei Knotenpunkte.

Punkt #8 tritt auf, als Denise über ihre Wut und über unsere Arbeit nachdenkt – ein symbolisches Ausdrucksregister. Punkt #9 tritt auf, während wir schweigen und Verzweiflung empfinden, weil Denise nie ein Gefühl der Befriedigung erlebt – ein nicht-symbolisches Ausdrucksregister. Punkt #10 tritt auf, als ich in meiner Reverie darüber nachsinne, dass ich mich nie danach erkundigt habe, wann ihre Essstörung begonnen hat – ein symbolisches Ausdrucksregister. Punkt #11 tritt auf, als ich diese Frage ausspreche und an Denis richte – ein symbolisches Ausdrucksregister. Punkt #12 tritt auf, als sich Denises Stimmklang von einer adoleszenten Weinerlichkeit in ein tieferes Register senkt – ein nicht-symbolisches Ausdrucksregister. Punkt #13 tritt auf, als Denise sich an ihre Nähe zum Vater erinnert – ein symbolisches Ausdrucksregister. Punkt #14 tritt auf, als Denises Stimme sich verändert und die rhythmische Lebendigkeit der Stimme eines kleinen Jungen annimmt – ein nicht-symbolisches Ausdrucksregister. Punkt #15 tritt auf, als ich in meiner Reverie überlege, dass wir zwei enge Gefährten sein könnten – ein symbolisches Ausdrucksregister. Punkt #16 tritt auf, als Denise darüber nachdenkt, dass ihr Vater zu Beginn ihrer Pubertät

»gestorben« ist – ein symbolisches Ausdrucksregister. Punkt #17 tritt auf, als ich eine lebendige Reaktion meines Körpers auf Denises Reflexion verspüre – ein nicht-symbolisches Ausdrucksregister. Punkt #18 tritt auf, als wir über ihre frühe Erinnerung sprechen, den Kopf eines anderen Kindes unter Wasser zu drücken – ein symbolisches Ausdrucksregister. Punkt #19 tritt auf, als wir die Ähnlichkeit zwischen dem Gefühl dieses Kindheitserlebnisses und dem, was wir miteinander in der Behandlung machen, in Worte fassen – ein symbolisches Ausdrucksregister. Punkt #20 tritt auf, als ich post hoc über die möglichen Übertragungs- und Gegenübertragungsbedeutungen ihres Kindheitserlebnisses nachdenke, während die sadomasochistische Dynamik jener Erfahrung in der Behandlung reinszeniert wird – ein symbolisches Ausdrucksregister. Dies ist der zweite Knotenpunkt. Er markiert eine Kulmination der Überführung der nicht-symbolischen Äußerungen von Denises Einfluss auf mich und meinem Einfluss auf sie in die Übertragungs- und Gegenübertragungssymbolisierung.

Punkt #21 tritt auf, als Denises Wortfluss sich verlangsamt und ihr Stimmklang sich in höhere Frequenzen verlagert – ein nicht-symbolisches Ausdrucksregister. Punkt #22 tritt auf, als Denise die Veränderung ihrer Reverie von ihrem Vater als dem »Gefährten ihrer Kindheit-als-Junge« zum sterbenden Vater in Worte fasst – ein symbolisches Ausdrucksregister. Punkt #23 tritt auf, als ich merke, dass ich meine Traurigkeit nicht durch meine Atmung regulieren kann – ein nicht-symbolisches Ausdrucksregister. Punkt #24 tritt auf, als ich mich an den Anblick meines Vaters kurz vor seiner Beerdigung erinnere – ein symbolisches Ausdrucksregister. Punkt #25 tritt auf, als meine Augen sich mit Tränen füllen – ein nicht-symbolisches Ausdrucksregister. Punkt #26 tritt auf, als Denise sich nach meinem Zustand erkundigt – ein symbolisches Ausdrucksregister. Punkt #27 tritt gleichzeitig mit #26 auf, als ich den mütterlichen Tonfall von Denises Stimme wahrnehme – ein nicht-symbolisches Ausdrucksregister. Punkt #28 tritt auf, als ich zu bedenken gebe, dass Denises Gefühl, nicht gut genug zu sein, mit einer unbewussten und bis zu diesem Augenblick dissoziierten Bindung an ihren toten Vater zusammenhängen könnte – ein symbolisches Ausdrucksregister. Punkt #29 tritt auf, als Denise verblüfft und eindeutig in einem Versuch der Selbstregulation den Blick zu Boden lenkt – ein nicht-symbolisches Ausdrucksregister. Punkt #30 tritt auf, als Denise meine Deutung bestätigt – ein symbolisches Ausdrucksregister. Punkt #31 tritt gleichzeitig mit #30 auf, als ich aus Denises Stimmklang eine Art hermaphroditischer Synthese in Stimme und Körper heraushöre – ein nicht-symbolisches Ausdrucksregister. Dies ist der dritte Knotenpunkt. Er markiert eine Kulmination sich mischender symbolischer und nicht-symbolischer Ausdrucksregister, eine Erkennung dieses polyrhythmischen Gewebes, eines Prozesses, der sich zu einem strukturierten Deutungspunkt formiert, und eine Veränderung von Denises Fähigkeit, ihr inneres Erleben zu symbolisieren und ihren Schmerz zu regulieren und zu äußern.

Ich habe mit dieser Analyse 16 Punkte der nicht-symbolischen und 15 Punkte der symbolischen Ausdrucksregister aufgezeigt. Es wäre interessant, die Fallgeschichten von Autoren, die den Einfluss symbolischer Assoziationen beschreiben, mit Fallberichten zu vergleichen, die Beschreibungen von Enactments miteinbeziehen. Ich schätze, dass die erste Gruppe den nicht-symbolischen Ausdrucksregistern wenig Aufmerksamkeit widmet und die signifikante, mikromomenthafte, in Entstehung befindliche Bildung von Bedeutung in diesen Ausdrucksregistern übersieht. Ich schätze, dass die zweite Gruppe von nicht-symbolischen Ausdrucksregistern beeinflusst ist, aber selten deren bi-direktionalen Einfluss und ihren maßgeblichen Einfluss auf mutative Behandlungsmomente beschreibt. Ich komme zu dieser Einschätzung, weil Enactments nur selten mit Beschreibungen von Details der Mikromomente geschildert werden, in denen die im Prozess befindliche Bedeutungskonstruktion in affektiv signifikanten Registern der Stimme und Körperbewegung erfolgt.

Wenn Patienten den Analytiker mitunter an den Rand dessen, was mit Worten verstanden oder kommuniziert werden kann, bringen, werden Hinweise auf Bedeutung häufig in verkörperlichten Registern des Erlebens mitgeteilt. An solchen Punkten wird der Analytiker oft von Affekten überflutet, oder er fühlt sich wie betäubt, ist verwirrt oder sogar verunsichert und/oder vor Angst wie erstarrt. Versuche, das psychische Gleichgewicht zurückzuerlangen und die Selbstregulation/-organisation wiederherzustellen, werden durch jene Art des erweiterten Fokus erleichtert, der nicht-symbolische verkörperlichte Ausdrucksregister des Erlebens/der Kommunikation einbezieht. An diesem Punkt der Diskussion möchte ich aber die in dieser Schreibübung verwendete Post-hoc-Perspektive nutzen, um darüber nachzudenken, wie die Aufmerksamkeit des Analytikers jedwede Dimension des klinischen Austauschs, sei sie symbolischer oder anderer Art, einbeziehen kann. Zu diesem Zweck wende ich mich der Theorie oder der Metapher der Psyche zu, die mit dem Aufmerksamkeitsbereich des Analytikers unmittelbar zusammenhängt. Wie ein Analytiker die Psyche konzeptualisiert, ist zentral für die Art und Weise, wie er die subjektive Erfahrung seines Analysanden repräsentiert, d. h. für seinen spezifischen Diskurs. Die Fähigkeit, den Einfluss spezifischer Dimensionen der subjektiven Erfahrung (sowohl in ihren strukturellen als auch in ihren Prozessdimensionen) narrativ zu repräsentieren, kann signifikant zur Absteckung des Horizonts und der Grenze dessen beitragen, was in jedem beliebigen Moment für Analytiker und Analysand kognitiv erkennbar und/oder affektiv erträglich ist. Was nicht repräsentiert wird oder unerträglich ist, wird häufig dissoziiert. Es kann auch unerkannt bleiben, weil die Diskursbedingungen nicht adäquat re-präsentieren können, was spezifische Erfahrungsmomente konstituiert. Dessen eingedenk, habe ich drei Möglichkeiten aufgezeigt, die Psyche zu konzeptualisieren; jede von ihnen ist mit spezifischen klinischen Verständnisweisen assoziiert. Inwieweit sie das Potenzial besitzen, der klinischen Aktivität spezifische Öffnungen zu erschließen, wird in meiner Begegnung mit Denise erkennbar.

Ich möchte zunächst eine Konzeptualisierung betrachten, die ich als das hydraulische Modell der Psyche bezeichnet habe (Knoblauch 2000, S. 91), eine Art algebraischer Metapher, in der sich eine endliche Menge an libidinöser Energie innerhalb eines aus drei Strukturen bestehenden geschlossenen Systems verteilt. Sobald irgendwo in diesem geschlossenen System ein Energieüberschuss entsteht, kann dies als unerträglich erlebt werden und zu einer strukturellen Fragmentierung führen, z. B. zu der von Freud beschriebenen Spaltung des Ichs, die Fairbairn (1958) und Kohut (1971) weiter ausgearbeitet haben.

Diese Konzeptualisierung einer inneren Spaltung erfasst Denises und meine Unfähigkeit, in der jeweils ersten Wochensitzung am Montag an der Intensität unseres erotischen sadomasochistischen Austausches festzuhalten, der für die letzten Wochensitzungen charakteristisch war. Denise bezeichnete die ersten Augenblicke unserer Begegnungen zu Wochenbeginn als leblos, tot. Diese Konzeptualisierung erleichtert es, die Art und Weise zu organisieren, wie die Dissoziation sowohl reflexive als auch affektive Ausdrucksregister der Erfahrung desorganisieren/reorganisieren kann. Wenn sich die Aufmerksamkeit dann nach und nach auf unsere verkörperlichten Erfahrungen zu richten begann, welche die im Laufe der Woche auftauchenden Gegenwartsmomente prägten, fand unsere Begegnung zu Atem und Rhythmus zurück. In den ersten Momenten des wöchentlichen Turnus waren Gefühle der Lebendigkeit und der Verbundenheit mit unserer eigenen verkörperlichten Erfahrung und der des Anderen nicht zugänglich, sondern als Fragmente von der bewussten Wahrnehmung abgespalten.

Eine zweite Konzeptualisierung trägt der Organisation komplementärer und konkordanter Identifizierungen und Gegenidentifizierungen Rechnung (Racker 1968), die zwischen Patient und Analytiker hin- und herwechseln und Enactments der Übertragung/Gegenübertragung auslösen können. Diese Metapher ist eine Weiterentwicklung des hydraulischen Modells der Psyche. Mit einer solchen Repräsentation erweitert sich der Horizont der analytischen Aufmerksamkeit und gibt den Blick frei auf die Interaktion zwischen zwei Subjektivitäten als das Feld, in dem Psyche konstituiert wird.[9] Diese Sichtweise erkennt darüber hinaus an, dass Subjektivitäten immer innerhalb – oft multipler – kultureller Kontexte konstituiert werden, die vielschichtige Einflüsse ausüben, so dass sich die subjektive Erfahrung, eine Psyche zu besitzen, immer innerhalb eines Netzwerkes gemeinsam geteilter Überzeugungen und Praktiken herausbildet und durch dieses Netzwerk zugleich auch begrenzt wird. Auf der Grundlage einer Hierarchie von Machtgradienten des Wertes werden bestimmte Arten von Erfahrung durch diese kontextuelle kulturelle Matrix sichtbar und andere unsichtbar. Die Psyche differenziert sich zu einem immer komplexer werdenden Kaleidoskop möglicher Musterbildungen aus (Davis 1998). Ich habe dies als das plastische Modell der Psyche bezeichnet, eine Art

9 Diese Sichtweise wurde im Laufe der vergangenen zwanzig Jahre von den Intersubjektivitätstheoretikern entwickelt. Siehe dazu Beebe, Knoblauch, Rustin & Sorter (2005), S. 2f.

geometrischer Metapher, in der eine steigende Zahl systemischer Arrangements von Repräsentationen mit affektiver Wertigkeit aus der Erfahrung des Interagierens mit Anderen hervorgeht (Knoblauch 2000, S. 92).

Diese Konzeptualisierung einer kaleidoskopischen Musterbildung, die sich in einem Feld der intersubjektiven Erfahrung herausbildet, deckt ab, auf welche Weise Denise und ich schließlich erkannten, dass wir in der Struktur des Wochenrhythmus unserer Interaktion ein Enactment des mit ihrem Vater erlebten traumatisierenden Verlustes wechselseitiger Anerkennung und wechselseitigen Begehrens konstituierten. Sobald wir dieses Muster erkannt hatten, konnten wir im Zusammenhang mit den in den Rhythmen unserer Interaktion auftauchenden und wiederauftauchenden Bedeutungen beginnen, gründlicher über Muster der Vergangenheit und Gegenwart nachzudenken.

Ebendiese subtile und schwierig zu beschreibende Fluidität der Interaktion, in der Bedeutung entsteht, konstituiert eine dritte Möglichkeit, die Psyche zu konzeptualisieren. Dies ist kein Modell des Raumes oder des Ortes/Platzes, sondern ein Modell der Bewegung und Interaktivität. Es handelt sich um ein »minding« des polyrhythmischen Gewebes auf den verkörperlichten (akustischen und kinästhetischen) Dimensionen der Interaktion, d. h., die Aufmerksamkeit richtet sich auf diese Dimensionen, weil aus ihnen möglicherweise Bedeutungen hervorgehen werden, die vorerst nur vage erspürt und unter Umständen zu einem gewissen Grad repräsentiert, aber noch nicht vollständig symbolisiert werden können. Donnel Stern (1997) hat dies als *unformulierte Erfahrung* beschrieben. Diesem Modell gemäß ist »minding« keine Struktur, sondern ein lebendiger interaktiver Prozess. Ich habe ihn als ein resonantes Modell des »minding« bezeichnet, eine Art Kalkül oder algorithmische Metapher, ein Gefühl der Bewegung in Aufmerksamkeit, das den Konzeptualisierungsprozess prägt, eine Bewegung, die in den Lücken zwischen Zusammenbruch und Koaleszenz der Erfahrung diskreter symbolischer Repräsentationen als Struktur erfolgt und sowohl Zusammenbruch als auch Koaleszenz erklärt (Knoblauch 2000, S. 95).

Diese Konzeptualisierung eines Prozesses des »minding« kann Analytiker und Analysand als Kompass dienen, um einen Weg durch die unsicheren und manchmal furchterregenden Interaktionsströme zu finden, die die Fluidität der noch unstrukturierten, noch in Entstehung begriffenen Bedeutung konstituiert. Es ist eine Resonanzerfahrung, eine verkörperlichte Dimension der Interaktion, in der Hinweise auf Bedeutung vage als Form, Intensität und Timing erspürt werden (Trevarthen 1993, S. 126; Jaffe et al. 2001). Die Aufmerksamkeit für diese Dimensionen – die Bucci als das Subsymbolische bezeichnet, während ich hier vom Nichtsymbolischen spreche – ermöglichte es Denise und mir, bestimmte Selbstzustände unterschiedlicher affektiver Erträglichkeit in Worte zu fassen und unserem Erleben schließlich symbolische Bedeutung zu verleihen. Zum Beispiel kündigte sich das Auftauchen des adoleszenten Selbst, des kindlichen Selbst, des mutterähnlichen Selbst und des vaterähnlichen Selbst jeweils durch ein verändertes Muster des Tonfalls und des Sprechrhythmus, des Gesichtsausdrucks, der Fokussierung des Blicks oder der Körperbewegungen an. Die Aufmerksamkeit für diese Ausdrucksregister ermöglichte es uns, sie zu erkennen und über sie nachzudenken, und bereicherte so unsere bedeutungsstiftenden Austauschvorgänge, die in einem symbolischen Register erfolgten. Man beachte, dass dieses Erkennen der Ausdrucksregister manchmal bidirektional und manchmal selbstreflexiv war, da Denise und ich auf unterschiedliche Ausdrucksregister in uns selbst und im Gegenüber achteten.

Das polyrhythmische Gewebe des Oszillierens zwischen symbolischen und nicht-symbolischen Registern (wie auch in verkörperlichten Modalitäten und transmodal) ermöglichte die Konstruktion präziser abgestimmter und komplexer verflochtener Bedeutungen für unterschiedliche, subjektiv von Analytiker und Analysandin erlebte diskrete Zustände, die anfangs als eine erkennbare und repräsentierbare Form aus dem Fluss der intersubjektiv erzeugten Affektströme auftauchten oder sich zu einer solchen Form bildeten. So entstand Knotenpunkt 1, an dem ich die Resonanz zwischen Denises Muster wiederkehrender Hoffnungslosigkeit in ihrer gesamten Lebenserfahrung und nun innerhalb unseres Beziehungsmusters deuten konnte. An Knotenpunkt 2 konnte ich unser zuvor agiertes sadomasochistisches Übertragungs-Gegenübertragungsmuster in Worte fassen, so dass die Hoffnungslosigkeit in unserer Beziehung weitere Beachtung finden und in ihrer Bedeutung erkannt werden konnte. Und an Knotenpunkt 3 konnten Denise und ich die Abspaltung einer liebevollen Vater-Kind-Bindung symbolisieren und affektiv erleben, die vor der schmerzvollen Trauer schützen sollte, die Denise nun zu fühlen und auszudrücken begann; schließlich erkannten wir auch, wie viel die Bedeutung dieses Verlustes mit dem Genderspektrum von Denises Selbsterleben zu tun hatte, das – wie sich in den Rhythmen und Bedeutungen des Gewebes der Sitzung zeigte – durch Konflikt und Ambivalenz bezüglich der Äußerung bestimmter Formen von Stärke beeinträchtigt wurde.

Knotenpunkt 3 demonstriert den entscheidenden Vorteil eines resonanten, verkörperlichte Interaktionsdimensionen einbeziehenden Aufmerksamkeitsbereichs. Die Arbeit mit dieser spezifischen konzeptuellen Linse kann dem Analytiker helfen, auf die Art der Ungewissheit, Multiplizität und Vulnerabilität vorbereitet zu sein, die ihn zu selbstschützenden Schritten veranlassen könnte, auf Erfahrungen der Viktimisierung, die zu einem Rückzug und/oder zu Vergeltung oder in den unerträglichsten Momenten zur Dissoziation führen könnten. Die Aufmerksamkeit für verkörperlichte eigene Erfahrung oder für das Erleben des Gegenübers dient dem Analytiker nicht nur als Rettungsring, sondern auch als erweiterte Navigationsstrategie, um die Komplexität und die blinden Flecken der psychoanalytischen Interaktion zu meistern. Eine solche Strategie verlangt Aufmerksamkeit für häufig subtil geäußerte Signale, agierte Kommunikationen im analytischen Austausch, und hilft dem Analytiker, sein Gleichgewicht und seine Konzentrationsfähigkeit angesichts einer erschütternden Erfahrung und eines Verlustes der kognitiven Organisationsfähigkeit zurückzuerlangen. Bauchgefühle, Muskelverspannung oder Muskelversagen, Mimik, melodische oder synkopierte Dimensionen des Redeflusses und/oder Hand- und Fußbewegungen, d. h. Pausen, Punktierungen oder transmodale »Phrasierungen« in Verbindung mit anderen verkörperlichten Signalen, spannen intuitive Brücken über die Abgründe in und zwischen Subjektivitäten. Für den Analytiker werden diese intuitiven Brücken zu wichtigen Ausdrucksregistern des Erlebens angesichts der Verletzlichkeit, der Schwierigkeiten und der affektiven Bürde des Nicht-Wissens. In meinem Bemühen, die Hoffnungslosigkeit auszuhalten, mit der Denise mich häufig in Berührung brachte – eine Hoffnungslosigkeit, die sowohl ihr Lebensgefühl als auch unsere Erfahrungen in der Analyse betraf –, half mir die Aufmerksamkeit für Ausdrucksregister in Denises Körper, angefangen von ihrem Stöhnen und Grunzen über ihren Blickverlauf bis zu den tonalen/rhythmischen Veränderungen ihrer Stimme, sowie für Ausdrucksregister in meinem eigenen Körper einschließlich verspannter Muskeln, des Rhythmus meiner visuellen und stimmlichen Aktivität in der Interaktion sowie der Tränen, die mir in die Augen stiegen, die Orientierung zu behalten und mit Denise zu arbeiten, um nuancenreichere Bedeutungen aus dem durch uns konstituierten starken symbolischen und subsymbolischen Gewebe zu erzeugen.

Diese Gesichtspunkte tragen zu einer Betonung der Signifikanz erweiterter Formen der Aufmerksamkeit als Möglichkeit bei, unsere Narrationen dessen, was in den »Lücken« geschieht, die in unserer Arbeit auftauchen, weiter auszuarbeiten. Auch wenn diese Lücken letztlich nicht geschlossen werden können, unterstreicht der hier erläuterte Zugang die Aufmerksamkeit für subtile verkörperlichte Mikroaustauschvorgänge, die in jeder analytischen Interaktion ablaufen. Diese Aufmerksamkeit ermöglicht es, unsere Beteiligung und Reflexion zu erweitern. Eine solche Erweiterung der analytischen Aufmerksamkeit kann Analytikern ebenso wie Analysanden dabei helfen, eine größere und reichere Bandbreite an Bedeutung und Affekt zu konstruieren und darin zu leben.

2. Kapitel
Konzeptualisierung der Abstimmung innerhalb des polyrhythmischen Gewebes
Der psychoanalytische Samba

Zentral für die von Freud konzipierte Psychoanalyse war die Nutzung des Schweigens. Im Rahmen seiner Theorie betrachtet, erzeugt das Schweigen eine Öffnung, die der Analysand mit symbolischen Bildern aus Träumen, mit Versprechern oder Assoziationen füllen kann, die jeweils wichtige unbewusste Bedeutungen enthalten können. Das Schweigen dient als Strategie, um eine Atmosphäre objektiver Neutralität zu schaffen, metaphorisch ausgedrückt: eine leere Leinwand, auf die der Analysand Bedeutungen in dieser oder jener symbolischen Form projizieren wird. Die Stille des Analytikers ist für den Analysanden eine einzigartige Gelegenheit, diese Übertragungserfahrungen mit dem Analytiker zu machen. Der Theorie zufolge werfen sie Licht auf die Art und Weise, wie der Analysand andere Menschen erlebt und seine Beziehungen zu ihnen gestaltet. Man hat das Schweigen des Analytikers auch mit Blick auf die Frage untersucht, wie es seine Aufmerksamkeit für einen Reverie-Prozess unterstützen kann, der potenziell reich an Bedeutungen, erzeugt in der Interaktion, ist (siehe Cooper 2008, S. 1045–1973; Freud 1912, S. 112; Ogden 1997, S. 588).

In dieser Tradition wird gefragt (Glover 1931), zu welchem Zeitpunkt der Analytiker sein Schweigen in Reaktion auf die verbalen Produktionen des Analysanden brechen und eine verbale Deutung formulieren sollte – die Frage des Timings. Andere Fragen, welche die Auswirkungen des Schweigens betreffen, etwa nach der Dauer und den potenziellen kontextuellen Bedeutungen des Schweigens – insbesondere nach der Wirkung des Schweigens als nicht-neutrale Affektkommunikation – liegen außerhalb des Horizonts einer solchen Konzeptualisierung. Mit anderen Worten: Diese betont das Timing und die Form der verbalen Deutungen des Analytikers als Möglichkeit, die Intensität und Fokussierung mit Blick auf eine mutative Wirkung zu optimieren. Die physische Präsenz des Analytikers in Raum und Zeit zwischen solchen optimalen verbalen Interventionen soll der Theorie zufolge Neutralitätsstrategien entsprechen, die jede Beeinflussung des Analysanden reduzieren oder sogar ausschalten.

Andererseits haben Forscher, die sich für die Psychoanalyse interessieren und Interaktionen zwischen Säuglingen und ihren Müttern untersucht haben, die Komplexität des Timings sowie die zahlreichen Bedeutungen erforscht, die durch seine Variationen konstruiert werden können, während im Fluss der klinischen Interaktion Erfahrung organisiert wird. Diese Wissenschaftler haben mit videografierten Interaktionen gearbeitet (siehe z.B. Beebe 2005; Downing 2004, 2008; D.N. Stern 1985, 2004) und die Aufmerksamkeit auf die Signifikanz gelenkt, die Mikroaustauschvorgänge für die Bedeutungskonstruktion in der klinischen Beobachtung und Intervention besitzen. Innerhalb des polyrhythmischen Gewebes können wir beobachten, dass Pausen im Sprachfluss nicht bloß Abwesenheit des Sprechens sind, sondern auch mannigfaltige Bedeutungen besitzen können. Zudem können rhythmische Akzentuierungen des Sprachflusses oder andere verkörperlichte Dimensionen des kommunikativen Austauschs affektiv eindringliche Bedeutungen vermitteln. La Barre (2001, 2005) und ich (Knoblauch 2000, 2005, 2008) haben Beispiele beschrieben, welche die Rolle der verkörperlichten rhythmischen Musterbildung für die Erzeugung affektiv signifikanter Bedeutung in der klinischen Interaktion herausstreichen.[1]

Hier knüpfe ich an meine Überlegungen bezüglich der zwei ineinander verwobenen Register der Bedeutungserzeugung, einem polyrhythmisch verkörperlichten und einem symbolischen, an, um zu zeigen, dass diese unterschiedlichen Ausdrucksregister in der Subjektivität des Zuhörers oder Sprechers oft auch durch kulturelle Überzeugungen und Praktiken geprägt sind, die für Analytiker und Analysand ähnlich oder unterschiedlich sein können. Diese Überzeugungen und Praktiken werden als Teil des psychoanalytischen Prozesses häufig nicht berücksichtigt, kontextualisieren die

1 Siehe auch die einschlägigen Studien über Mutter-Baby-Interaktionen, z.B. von Feldman et al. 1996; Jaffe et al. 2001; Lewis & Goldberg 1969; D.N. Stern et al. 1977; Stern & Gibbon 1979).

subjektive Erfahrung aber – ebenso wie die intersubjektive Dynamik der Dyade – in jedem einzelnen Moment. Zum Beispiel kann eine Pause zusätzlich zu der Möglichkeit, ein Verlassenheitsgefühl zu wecken oder aber einen Raum für die Reflexion zu schaffen, nicht nur als etwas Nicht-Vorhandenes verstanden werden. Zentral für diese Überlegung ist die Erkenntnis, dass Abwesenheit erlebt oder dissoziiert werden kann, während sie in einer Interaktion zwischen einem Subjekt und seinem dyadischen und kulturellen Kontext konstituiert wird. Kulturelle Linsen können die für das Nachdenken über solche Bedeutung und für deren Organisation verfügbaren Möglichkeiten fokussieren oder verschließen. Sie kommen durch die Diskursregeln des Austausches zum Tragen, d. h. durch das, was Wortdefinitionen sichtbar machen oder verbergen; aber Kognition (Reflexion und Bedeutungsstiftung) und Affekt werden auch durch nicht in Worte gefasste verkörperlichte Ausdrucksregister beeinflusst. Diese Überlegungen sind für ein kritisches Nachdenken über die Pragmatik theoretischer Bezugsrahmen, die der Analytiker für sein klinisches Urteilen und Handeln benutzt, von zentraler Bedeutung. Ich untersuche hier speziell die Frage, was das Intervall in einem bestimmten klinischen Moment füllen könnte, indem ich die nicht-symbolischen Dimensionen der interaktiven Aktivität und ihre Signifikanz für die Bedeutungsstiftung beobachte. Darüber hinaus möchte ich in solche Überlegungen auch die Art und Weise, wie die Erfahrung des Analytikers durch unterschiedliche kulturelle Linsen geprägt wird, einweben.

Klinische Narration einer in ihrem Kontext betrachteten Pause

Momente ... ... wirklich ... ... nur ... ... kurze ... ... Bündel ... ... von ... ... Sekunden ... ... scheinen ... ... sich ... ... zu ... ... langen ... ... Zeitspannen ... ... zu ... ... dehnen, deren Dauer gegenüber den Minuten, die die Uhr auf dem Tisch neben meinem Sessel anzeigt, immens lang wirkt. Diese Uhrminuten scheinen in rascher Kadenz zu vergehen, wenn der Patient – ich nenne ihn Warren – und ich ein lebhaftes Gespräch führen, wie es nicht selten im Großteil all unserer Sitzungen der Fall ist. Warren ist ein hochrangiger Manager, jemand, der Dinge vorantreibt. Er schafft deutlich mehr als seine Peers im gleichen Zeitraum. Nun aber verändert sich plötzlich sein Gesichtsausdruck, und zwar drastisch. Das maskenhafte optimistische Draufgängerlächeln ist verschwunden, die Mundwinkel hängen hinunter. (Sie können dies selbst fühlen, wenn Sie ein kurzes Lächeln markieren und dann zum neutralen Gesichtsausdruck zurückkehren. Ihre Mundwinkel sinken. Die gesamte Mundpartie sackt nach unten. Probieren Sie's aus.)

Dieses auffällige Signal, das ich unmöglich übersehen kann, da Warren mir gegenübersitzt, löst seismische Veränderungen in mir, zwischen uns und (so vermute ich) in Warren aus. Mein Bauchgefühl sagt mir, dass ich mich im freien Fall befinde – hinaus aus den wilden Effizienz- und Responsivitätsphantasien, die nicht allein für die Zeitschienen der Tage meines Patienten charakteristisch sind; sie haben auch die Strukturierung unserer klinischen Interaktion und in der Gegenübertragung insbesondere mein Gefühl, von Warren gedrängt zu werden, auf bestimmte Weise zu sein, geprägt und prägen sie nach wie vor. Warren hat das Bedürfnis, immer »dranbleiben« zu müssen. Er lässt mich an eine verzerrte empathische Responsivität denken oder an ein, wie ich es in Abwandlung eines Wortspiels der Stolorow-Gruppe genannt habe: *immaculate attunement*, eine unbefleckte Abstimmung.[2] Diese Art der Abstimmung ist unidirektional und wurde von Beebe und ihrem Team als hypervigilant, hypertherapeutisch und hyperverfolgend bezeichnet. Jaffe, Beebe und ihre Mitarbeiter haben eine bidirektionale Alternative formuliert, die ein differenziertes Verständnis der Art und Weise, wie Abstimmung sich anfühlen kann, charakterisiert. Sie beobachten *Aktivitätsniveaus* als ko-konstruierte interaktive Musterbildungen, die nicht lediglich auf einer gegenseitigen Abstimmung des Tempos beruhen, sondern auf einer dialogischen rhythmischen Kopplung (Jaffe et al. 2001). Diese Konzipierung kommt einer unveröffentlichten Beschreibung Seligmans nahe (Seligman 1990). Sowohl die Jaffe-Gruppe als auch Seligman haben Interaktionen zwischen Säuglingen und Erwach-

2 Anm. der Übers.: Atwood und Stolorow (2016) und andere sprechen vom cartesianisch fundierten Dogma der »immaculate perception«, der »unbefleckten Wahrnehmung«.

senen beobachtet. Sie betonen übereinstimmend die Nicht-Periodizität dieser rhythmischen Koordination. Koordination ist hier eine größere Einheit, die der kontextsensiblen komplexen Schichtung dialogischer Rhythmen als »breitere Ökologie« dient (Jaffe et al. 2001, S. 89). Diese Rhythmen treten oft in nicht-linearen Mustern unterschiedlicher Zeitskalen auf und sind der Beobachtung und Organisation wie alle unbewussten Phänomene nur als Spitze des Eisbergs zugänglich – eine Metapher, auf die ich später noch einmal zurückkommen werde. Diese Unterscheidung mag klar und deutlich erscheinen, und dennoch ist es schwierig, sie präzise zu definieren. Ich werde sie in unterschiedlichen theoretischen und klinischen Zusammenhängen in diesem gesamten Kapitel immer wieder thematisieren. Mein Ziel ist es, sie in diesen unterschiedlichen Kontexten als eine effektive Strategie zur Lösung von Problemen mit präzisen Definitionen zu nutzen, indem ich unterschiedliche Beschreibungen formuliere, die sich überschneiden, einander aber auch ergänzen können und auf diese Weise das Verständnis bereichern, ohne die Grenzen einer jeden Beschreibung zu verleugnen.

Kehren wir zu Warren und mir zurück. Mir wird klar, dass auch ich bis zu dieser von uns konstituierten mikromomentanen Veränderung den Drang verspürt habe, *makellos (immaculate) abgestimmt* zu sein. Das Problem mit dieser Über-Ich-Erwartung und der Grund, weshalb es sich um die Verzerrung einer empathischen Abstimmung handelt, besteht erstens darin, dass eine pausenlose Aufmerksamkeit für die Zustände anderer Menschen physiologisch aufgrund der Grenzen unserer Wahrnehmung gar nicht möglich ist und zweitens eine lückenlose Beobachtung des Gegenübers und eine übertriebene Responsivität mit der Entstehung eines unsicheren Bindungsmusters in Verbindung gebracht wurden.[3] Mit anderen Worten: Eine derart dichtes Verfolgen ist klinisch kontraindiziert, weil es dem Fortschritt des Patienten zuwiderläuft. Eine solche Nähe erzeugt ein Interaktionsmuster, das »einen gewissen Grad an Offenheit« (D.N. Stern, zit. nach Jaffe et al. 2001, S. 145) unmöglich macht. Wie D.N. Stern be-

3 Siehe Beebes Arbeit über Bindung und Responsivität in Mutter-Baby-Dyaden. Beebe betont einen mittleren Bereich der Responsivität als Charakteristikum sicherer Bindungsbeziehungen zwischen Säuglingen und ihren Müttern.

tont, wird die mit diesem dichten Verfolgen zusammenhängende hohe Vorhersagbarkeit den Raum schließen, in dem sich Kreativität und Neues entfalten könnten – und der laut Winnicott (1971, S. 41) unerlässlich ist für emotionales Gedeihen und therapeutische Entwicklung.

Und noch etwas anderes ist erforderlich. *Abstimmung kann mutativ sein, für ihre Wirkung aber sind ihre kontextuellen Bedeutungen ausschlaggebend.* Die Aufmerksamkeit für den Kontext kann erkennen lassen, wann die Abstimmung *makellos* wird und – zumindest im Erleben des Analysanden – zusammenbricht. Dies zu organisieren helfen uns meiner Ansicht nach Theorien der »Drittheit« (Cooper 2008), wenn sie »locker« oder »lose kombiniert« (Harris 2005) zur klinischen Reflexion und Narration genutzt werden. Mit anderen Worten: Theorien der »Drittheit« erzeugen einen kontextsensiblen Bereich der Aufmerksamkeit für einen bestimmten interaktiven Vorgang, der eine Offenheit auch jenseits der erwarteten Kategorien von Überzeugungen und Praktiken, die die Bedeutungsstiftung einschränken können, ermöglicht. Wenn es zu einer solchen Einschränkung kommt, so liegt dies daran, dass kulturell konstruierte Kategorien Möglichkeiten, die außerhalb eines bestimmten Horizonts gemeinsam geteilter Erfahrung liegen, nicht einbeziehen. Das Konzept der Drittheit lässt hoffen und verspricht, diese Kurzsichtigkeit, ganz gleich, ob sie kulturell oder durch affektive Intensität geprägt ist – zumeist ist beides der Fall –, zu überwinden.

Kehren wir zu der Sitzung zurück. Bis zu diesem Moment der Veränderung agiere ich mit Warren in den Rhythmen unseres Dialogs eine Art manischer Abwehr. Unsere Rhythmen konstruieren die oben beschriebene »allzu dichte Verfolgung«, während wir »dranbleiben«, um ein verheerendes Gefühl der Angst von uns fernzuhalten. Dieses manische »Dranbleiben« muss im Kontext der Therapieentwicklung verstanden werden. Warren hatte mich etwa sechs Jahre zuvor verwirrt und in sich zusammengesunken erstmals aufgesucht. Er fühlte sich ohnmächtig und orientierungslos und hatte den Eindruck, in einer stagnierenden Firma nicht weiterzukommen und für einen Chef zu arbeiten, der kein »mentor« sei, sondern ein »tormenter«, ein Folterer. In unseren ersten Sitzungen berichtete er, dass er als Teenager im Kontext seines Trotzverhaltens auch in die Drogenkultur eingetaucht sei und ein starkes Bedürfnis empfunden habe, die Erwartungen seiner Eltern, dass er sich erfolgreich im kulturellen »Mainstream« etablierte, zu enttäuschen. Er brachte eine Art selbstverfolgende innerer Welt in die Behandlung ein und schien zunächst nicht fähig zu sein, eine Verbindung zu mir oder seinen Platz in dem Prozess zu finden. Er berichtete, dass er sich im frühen Erwachsenenalter weitgehend erfolglos in der Filmindustrie engagiert habe. Nach einigen mühevollen Jahren habe er sich von seinen drogenkonsumierenden Freunden distanziert und sich als Einzelgänger mit geringem Selbstbewusstsein irgendwie durchgeschlagen. Ein Jahr später machte er tatsächlich seinen Abschluss an einem kleinen Community College. Er absolvierte ein Studium und nahm eine Stelle in einer relativ unbedeutenden Firma an, doch diese Arbeit war weder inspirierend noch aussichtsreich. Er erlebte mich in seiner frühen Übertragung auf hochidealisierende Weise und bewarb sich vor diesem Hintergrund um eine weit bessere Position in einem größeren und renommierteren Unternehmen. Zu seiner eigenen und, offen gesagt, auch zu meiner Überraschung wurde er eingestellt. In den folgenden Jahren blühte er regelrecht auf und zauberte mir den »Glanz« in die Augen, den Kohut (1966) mit der Anerkennung durch das spiegelnde Selbstobjekt in Verbindung gebracht hat. Im Laufe dieser Jahre wurden Warrens Triumphe für uns beide zum Fokus eines koordinierten »Dranbleibens«, während ich seinen triumphalen Aufstieg zu einem kulturell wertgeschätzten professionellen Status mit entsprechender finanzieller Vergütung beobachtete und begleitete. Außerdem heiratete er. Seine manische Abwehr der traumatischen Vergangenheit war gleichzeitig eine gemeinsame Konstruktion, ein Muster hoher Erwartungen kulturell »normotischer« (Bollas 1987) Performanz, an dem Warren und ich gemeinsam strickten.

Nun aber, in diesem Mikromoment, drang das verhängnisvolle Gefühl, im »Dranbleiben« entgleist zu sein, in Form eines Erlebens der Zeit in den Raum zwischen uns ein ... einer Zeit markiert durch Abwesenheit, ... Anwesenheit von Nichts ... eine Pause ... aber keine »Lücke« oder kein Schweigen in dem Sinn, in dem ein kulturell westliches/nördliches Ohr Schweigen normativ organisiert, sondern vielmehr eine »Relation« zwischen Geräuschen, ein vom Ohr gehörtes Anfüllen ... eine Erfahrung, für welche die an der Grenze zwischen Norden und Süden lebenden Griechen den Begriff *Diastema*, Lücke, Abstand, kennen. In dem von Warren und mir konstituierten klinischen Moment wird die erwartete Kontinuität manischer Aktivität durch die Verletzung einer Erwartung beeinträchtigt, durch eine jähe Pause im Kontinuum, ein Schweigen, das allerdings eine Relation mit starker affektiver Bedeutung füllt, ein *Diastema. Diastema* ist als Metapher für das Schweigen von anderer Art als die Metapher des Raumes für die Projektionen des Analysanden oder die Reverie des Analytikers. *Diastema* ermöglicht es, sich das Schweigen als eine ko-konstruierte Relation vorzustellen, d. h. nicht als Abwesenheit von Aktivität, sondern als Aktion voller gemeinsam geteilter Bedeutungen.

Womit hängt sie zusammen … diese Angst, die unser beider Aufmerksamkeit beansprucht?!?!?!?! Warrens vorandrängender Rhythmus beginnt sich zu verändern. Ich höre dies am Zittern seiner Stimme, als er seine Aufmerksamkeit von all seinen kulturell hochbewerteten Erfolgen und Verantwortlichkeiten abzieht und auf eine Narration des Schmerzes und der Trauer über die im Timing seiner Kontakte zu seinen Eltern ganz und gar fehlende Responsivität lenkt. Sein zuvor stetiger, rascher Sprechfluss ist nun durchsetzt mit sachten Akzenten, die das Fließen überraschend durchbrechen. *Durch diese rhythmische Variation geht von ihm ein affektiver Einfluss aus, der eine Veränderung in mir in Gang setzt.* Ich spüre sie an meiner inneren »Denksperre«, kann keinen Gedanken fassen und keine Worte finden … keine intelligenten klinischen Strategien, um Warrens auftauchenden Schmerz zu containen, zu lindern oder zu transformieren. An meiner Beteiligung ist etwas durcheinandergeraten, und dieser nur kaum erkannte subtile Einfluss, den ich zuerst in meinem Körper verspürt habe, katalysiert rasch ein nachträgliches Erkennen meines eigenen Beitrags zu der manischen Abwehr, die wir agiert haben, um zu verhindern, dass Warren in dieses ungeheure Loch aus Leere und Einsamkeit fällt.

Ich habe mich auf Warrens raschen Flow in einem verkörperlichten Gefühl der gemeinsamen Verbundenheit abgestimmt, auf ein beglückendes Glissando und die narzisstische Erfüllung eines kulturell verstärkten Macht- und Triumphgefühls. Doch nun katalysiert die Veränderung seines Rhythmus in mir eine andere rhythmische Reaktion. Ich kann seinem schnellen Tempo, das uns beiden, wie ich rückblickend zu realisieren beginne, eine relativ konfliktfreie Kollusion der Pseudokompetenz ermöglicht hat, nicht mehr folgen. Ich werde in meiner Bewegung plötzlich durch ein inneres Signal gebremst, das in Reaktion auf etwas erfolgte, das ich in seinen verkörperten Rhythmen wahrgenommen habe. Aus der Bremsung wird rasch ein Zusammenbruch; die Koordinierung meiner Responsivität löst sich auf, als ich einen breiten rhythmischen Abgrund zwischen seinen wechselnden Akzenten und meinen Reaktionen aufreiße, mit denen ich aus unserem Flow herausfalle und gegen die Erwartung unseres früheren Musters verstoße. Ich kann nicht länger an unserer rhythmisch koordinierten Vermeidung seines Schmerzes und seines Leidens teilhaben. Diese Angst und Qual haben Warren in unserer Arbeit zugesetzt, waren aber auch mit der Hoffnung verbunden, dass unsere Beziehung ihn davon befreien würde. Mein Körper kann sich nicht länger an dem Rhythmus beteiligen, der eine Bezogenheit meidet, die eine solche Transformation herbeiführen könnte.

Das polyrhythmische Gewebe und die kulturell konstruierte Zeit

Nun folgt der »gedehnte Moment«, den zu beschreiben ich zuvor versucht habe – ein Moment, der endlos zu sein scheint, solange man in ihn eingetaucht ist. Ich werde ihn in diesem Text beschreiben und zudem agieren, während ich »weit aushole« – »as I ›stretch out‹«. »Stretch out« ist ein Begriff aus dem Jazz-Jargon und bezeichnet ein langes interpretierendes Solo, eine Serie von Variationen eines bestimmten Themas oder einer Komposition. Der Saxophonist und Komponist John Coltrane spielte berühmte lange, interpretierende Soli, in denen er Ideen zu großen und kleinen Phrasierungen weiterentwickelte, mal rasch, dann wieder langsam, immer aufbauend auf den Erfahrungsmöglichkeiten, die sich in Reaktion auf eine ursprüngliche Melodie formen ließen. Coltrane konnte zu einer einzigen Melodie bis zu einer ganzen Stunde lang improvisieren, doch ich brauche hier nur wenige Seiten. Mein Solo besteht aus einer Reihe von Überlegungen, die an die Vorstellung der »gedehnten Zeit« anknüpfen, sie ausarbeiten und kontextualisieren und dabei den kulturellen Unterschieden Rechnung tragen, die das Selbst und andere Erfahrungsorganisationen prägen können (sowie den klinischen Implikationen, d. h. der Beeinflussung des klinischen Denkens und Handelns durch diese Unterschiede).

In vielen europäisch geprägten kulturellen Ausdrucksformen von Zeit und Raum kann es so etwas wie einen »gedehnten Moment« nicht geben. Ich denke hier an die zahlreichen unterschiedlichen kulturellen Traditionen, die sich über Jahrtausende herausgebildet haben. Freilich hat seit dem letzten Jahrhundert mit Beginn der Audioaufzeichnungen ein Austauschprozess zwischen unterschiedlichen Kulturen stattgefunden, und zwar vor allem auf musikalischem Gebiet, so dass der weitaus größte Teil der Musik, die wir heute hören, im Gegensatz zu ihren unikulturellen Ursprüngen und Ausdrucksformen multikulturell ist. Beispielsweise haben auf die weltweite Musik des 20. und 21. Jahrhunderts in steigendem Maß Traditionen eingewirkt, deren kulturelle Praktiken sich ursprünglich südlich des Äquators herausgebildet haben. Dies gilt vor allem für die Verwendung der Zeit. Ich behaupte aber, dass Unterschiede in Komplexität und Ausdifferenzierung weiterhin eine maßgebliche Rolle spielen.[4]

Mir geht es darum, zu betonen, dass Zeit in den meisten europäischstämmigen Traditionen linear und metrisch ist. Sie verläuft von Punkt 1 zu Punkt 2 mit messbaren Schlägen und sich wiederholender regulärer Dauer zwischen den beiden Punkten. Dies ist die Art der metrischen Erfahrungsdimension, die Bucci (1997) mit symbolischer Repräsentation verbindet. Eine solche Praxis erzeugt die Erwartung vorhersagbarer Maße an Kontingenz, Affektausdruck und anderen Arten der Spannung und Entspannung. Im Einklang mit diesem Set kultureller Erwartungen markieren Perkussionsinstrumente ein rhythmisches Zeitgefühl mit – ich zitiere Lawrence Welk, den amerikanischen Bandleader, der durch das frühe

4 Es gibt auch in einigen kulturellen Praktiken nördlich des Äquators, die vor dem Aufkommen von Tonmitschnitten und elektronischen Medien entstanden, weniger häufig anzutreffende, anormale Beispiele für die Art rhythmischer Komplexität, die ich betone. Sie finden sich in irischen, jiddischen und Gipsy-Traditionen von Musik und Dichtung, und ich maße mir nicht die ethnomusikalische Expertise an, die Ursprünge dieser Praktiken zu erklären.

Schwarz-Weiß-Fernsehen Berühmtheit erlangte – »a one, ›ana‹ two, ›ana‹ three, ›ana‹ four«. »A one« kann niemals »a two« sein. Zwei »ones« sind unmöglich. In diesem Zeitgefühl der Nordhalbkugel bedeutet eine Pause, eine Lücke, ein Schweigen eine Abwesenheit von etwas, markiert durch etwas, das vorher war, und etwas, das nach der Pause kommt.

Viele Kulturen südlich des Äquators scheinen musikalische Zeit jedoch auf andere Weise auszudrücken und zu erleben. Polyrhythmik entstand in afrikanischen und südamerikanischen Kulturen, in denen das Ohr für Rhythmen auf eine »irgendwie« ähnliche Weise sozialisiert wird, wie das europäische/nordamerikanische Ohr oft für Tonalität und mit der Entwicklung dieser musikalischen Traditionen auch für Harmonik sozialisiert wird. Der zeitgenössische brasilianische Perkussionist Dende Macedo beschreibt die Polyrythmik des Sambas als miteinander sprechende Trommeln (persönliche Mitteilung, November 2007) und erklärt, dass die Claves oder rhythmischen Signaturen und Variationen der unterschiedlichen Perkussionsstile durch ihre Interaktion die perkussiven Melodien entstehen lassen. Hier wird die Tonalität, die eine bestimmte kulturelle Praxis mit einem Blechblas-, einem Blattblas- oder einem Saiteninstrument assoziiert, durch die über einen hohlen Holz- oder Metallzylinder gespannte Haut hervorgebracht. Innerhalb dieser Tonart, so Dende, werden durch die »Fusion« der verschiedenen Trommeln, die jeweils einen bestimmten Rhythmus oder rhythmische Variationen in Reaktion aufeinander darbieten, unterschiedliche »Songs« erzeugt. Die weltweit auftretende Musikgruppe Olodum aus Salvador da Bahia ist z. B. bekannt dafür, dass sie Reggae- und Sambatraditionen verbindet und auf diese Weise vielfältige neue rhythmische Variationen des Gesangs und Tanzes gestaltet. Eine andere international anerkannte Gruppe, ebenfalls aus Salvador da Bahia stammend, ist Timbalada, in der Dende ursprünglich mitgespielt hat. Timbalada hat einen Rhythmus eingeführt, den die Musiker »levada« nennen und der im Gegensatz zu dem anregenden, lebhaften Sambareggae eine Anmutung von Sanftheit und Entspannung hat. Es ist ein Rhythmus, in dem verschiedenartige Trommeln jeweils einen eigenen Rhythmus spielen, der in einer komplexen Kombination von Mustern das Gefühl hervorruft, eine Straße entlangzuschlendern. Auf diese Weise werden die Perkussionisten im Dialog ihrer Rhythmen gehört, ähnlich dem Wechselgesang zwischen Solisten und Chören in den europäischen Choral- und/oder Orchestertraditionen.

Wie dies funktioniert, zeigt das folgende Beispiel. Wenn eine Trommel ein Muster mit einem Zyklus aus drei Schlägen spielt und eine andere ein Muster mit einem Zyklus aus vier Schlägen und man linear zu zählen versucht, wird die 1 der ersten Trommel zuerst zur 4 des zweiten Drummers. Dann, in einem zweiten Dialogzyklus, wird die 1 zur 3 des zweiten Drummers. In einem dritten Dialogzyklus wird dann die 1 des ersten Drummers zur 2 des zweiten Drummers. In einem vierten Dialogzyklus wird die 1 des ersten Drummers für einen »soft assembled« Mikromoment zur 1 des zweiten Drummers. Wir hören also drei Diskrepanzen/Nichtübereinstimmungen und eine Übereinstimmung, die zusammen ein Gefühl der Neuheit vermitteln und animierend wirken. In der visuellen Darstellung (unten) der Beziehung zwischen dem rhythmischen Muster des ersten und dem Muster des zweiten Drummers sind die 1-Schläge des ersten Drummers ebenso wie die entsprechenden 4-, 3-, und 2-Schläge des zweiten Drummers, die mit den 1-Schlägen des ersten Drummers zusammenfallen, unterstrichen und kursiv gesetzt:

Erster Drummer: *1*23 *1*23 *1*23 *1*23 *1*23
Zweiter Drummer: *1*23 *4*12 *3*41 *2*34 *1*234

Diese Rhythmusdialoge konstituieren für die Teilnehmer Bedeutung und lösen in anderen Zuhörern, sofern anwesend, tiefe emotionale Reaktionen aus. Rhythmus wurde auch eingesetzt, um durch wechselnde Betonungen und durch beruhigende oder anregende Tempi die Geschwindigkeit manueller Arbeit zu bestimmen, Tänzer aufzurütteln, Demonstranten zu versammeln oder die Lebensgeister zu wecken. Ebendiese Art der Polyrhythmik, eine Art psychoanalytischen Sambas, betone ich in den subtilen Mikromomenten einer klinischen Interaktion, indem ich den Austausch zwischen Warren und mir und die emergenten affektiven Bedeutungen untersuche, die in diesem Rhythmusdialog konstituiert werden. Hier deckt eine Form der Polyrhythmik, die in einem bestimmten kulturellen Kontext, aber nicht unbedingt in anderen, verfügbar ist, Phänomene auf, die für die Beschreibung analytischer Interaktion entscheidend sind. Polyrhythmik wird so zu einer wertvollen Metapher der Erweiterung des psychoanalytischen Diskurses, zu einer Metapher in der Narration klinischer Interaktion, die unter der Linse der heutigen europäischen Kultur, die Struktur, Linearität und Spezifität privilegiert, nicht wahrnehmbar ist. Im Gegensatz dazu erhalten Fluidität und nonlineare Komplexität größere Bedeutung mit einer aus der afro-brasilianischen Kultur stammenden Linse. Damit hat es aber, was die Prägung sozialer Konstrukte einschließlich theoretischer Perspektiven und Strategien der klinischen Beteiligung angeht, noch nicht sein Bewenden. Ich werde diese Interaktion des Sozialen mit dem Unbewussten in den folgenden Kapiteln weiter ausarbeiten.

Polyrhythmik in der klinischen Interaktion

Wie kann uns die Samba-Metapher dabei helfen, unser Gefühl für die Bedeutungen, die das Timing in der psychoanalytischen Aktivität haben kann, zu erweitern? Wie schärft ein Ohr für das polyrhythmische *Gewebe* in der analytischen Begegnung unser Bewusstsein dafür, dass sich lineare Zeit subjektiv verkürzen, dehnen, kontrahieren oder erweitern und somit in komplexen Myriaden von Echos und Kontrapunkten in einer klinischen Interaktion kontextualisiert werden kann? Es ist wichtig, sich hier mehrere theoretische Korrektive vor Augen zu führen. Ein überaus wichtiges Korrektiv besteht darin, dass diese zeitlichen Variationen nicht als unbewusste primärprozesshafte Vorgänge konzeptualisiert sind. Sie werden als intrinsische Dimensionen der sich interaktiv entfaltenden Strukturbildung in einer klinischen Begegnung anerkannt, die wesentliche affektive Bedeutungen prägen. Sowohl die rhythmischen Variationen als auch die emergenten affektiven Bedeutungen, die sie konstituieren, können je nach Punkt im Behandlungsprozess bewusst oder auch unbewusst sein. In diesem Sinn verstanden, ist die komplexe Musterbildung von Zeit und Timing der Konstruktion einer subjektiven und intersubjektiven Raumwahrnehmung inhärent. Katie Gentile (2007) hat die unterschiedlichen Erfahrungen von Zeit, die dem Gewahrsein von Kohärenz, Kontinuität und Vitalität im Erleben einer sexuell traumatisierten Frau inhärent waren, hervorragend beschrieben. Ich verwende hier speziell eine auf den Mikromoment fokussierte Linse und nehme einen oder zwei Fäden des polyrhythmischen Gewebes (eine Metapher, die ich dem Bild der Eisbergspitze vorziehe) in den Blick, um zu verstehen, wie der Moment zwischen Warren und mir, den ich oben beschrieben habe, zu einem »gedehnten« wird. Klinisch besonders hilfreich sind aber die unbewussten Bedeutungen, die für jeden von uns aus dieser »gedehnten« Erfahrung hervorgehen.

Warren spricht: Die Erwartungen seines Chefs seien eine Überforderung. (Seinen Redefluss prägt nach wie vor ein manisches Vorandrängen, mit dem bislang immer auch seine Erwartung eines gleichermaßen vorwärtsdrängenden Rhythmus meinerseits einherging.) Während Warren auf meine Reaktion wartet, die nicht wie erwartet erfolgt, baut sich in seiner Mimik und seiner Stimme Angst auf. Ich schweige. (Meine Pause verstößt gegen die Erwartung des von uns konstituierten Rhythmus. Damit entsteht ein neues rhythmisches Gewebe. Es ist ein linearer Verstoß und zugleich eine nicht-lineare Perturbation, ein potenzielles Auftauchen von Etwas, das komplexer strukturiert ist als eine einfache »Passung«. Ich denke über Warrens Bedürfnis, anerkannt und geliebt zu werden, und über seine Beschreibungen des Panikstrudels nach, in den er hineingezogen wird. Er schafft es, diese Angst vor dem Auseinanderfallen mit Nikotin, Alkohol, Glücksspiel, leidenschaftlichen Sexaffären, kurzum, mit allem, was seine innere Leere füllen und seine Einsamkeit durch körperliche Erregung vertreiben kann, in Schach zu halten. Diese körperlichen Sensationen wirken einer Betäubung entgegen, die ihn immer wieder mit Wucht überkommt, ihm die Kontrolle raubt und ihn in Panik versetzt. Die manisch konstruierten Sensationen vertuschen durch das oberflächliche Kohärenzgefühl eines falschen Selbst den jähen Zusammenbruch seiner Fähigkeit, sich in seinem Körper zu spüren und affektiv mit anderen verbunden zu fühlen.

Meine Reverie, meine Pause scheint für Warren allzu lange zu dauern. Sein Sprechen gerät ins Stocken. (Hier verändert sich sein Rhythmus in Reaktion auf meine Pause. Eine Reihe hochaffektiver Bedeutungen ist in Entstehung begriffen, d. h. wird in und zwischen uns beiden konstituiert.) Warrens Worte sind nach wie vor verständlich. Er fragt, ob ich da bin. Ob ich reagiere? Zögernd, stammelnd fragt er: »Hö... hö... ... hören Sie mir zu?« – nun mit einer dünnen, hohen Stimme, der Stimme eines verängstigten kleinen Jungen. Die Wörter scheinen zu zerfallen, er scheint zu stottern, doch nein, es ist die Kehlkopfmuskulatur, die versagt, die nicht zu der nötigen Kraft zu finden scheint, um die Morpheme zu bilden, aus denen Form und Fluss des Wortklangs bestehen. Warrens Stimme klingt zittrig und ein wenig heiser. Sein Rhythmus wechselt von einem geschmeidigen, raschen Tempo in eine verlangsamte Synkopierung mit unregelmäßigen rhythmischen Akzenten. Eine neue Musterbildung taucht auf, deren affektive Signifikanz zunehmend klar wird. In mir erzeugt diese Veränderung der rhythmischen Betonung den Eindruck, dass Warrens Angst eskaliert. Doch in scheinbarem Widerspruch dazu wirkt er auch wütend, frustriert. Etwas an seinen Betonungen veranlasst mich zu reagieren und katalysiert in mir mannigfaltige affektive Reaktionen mit verschiedensten möglichen Bedeutungen. In meiner Gegenübertragung ist Warren in diesem Moment mein enttäuschter Vater ... nein, nicht enttäuscht, sondern wütend, weil ich sein Verlangen nach emotionaler Nähe nicht erfülle – einer emotionalen Nähe, die er selbst nicht initiiert oder erwidert. Ich kann überlegen: Bin ich in der Übertragung Warrens Vater oder seine Mutter oder beide? Fühlt sich meine Pause wie narzisstische Wut an oder, was womöglich noch schlimmer wäre, wie vernichtende Gleichgültigkeit? Dieser »lange« Moment ist für Warren außer Kontrolle geraten und furchterregend. Und für mich?

Mein Schweigen ... mein Nicht-Sprechen erfüllt den Raum, verändert die Rhythmen des »Dranbleibens«, die wir regelmäßig gemeinsam erzeugt haben. Wo ein Geräusch erwartet wird, wird kein Geräusch erlebt. Aber wird nichts erlebt? Könnte Warren mein Schweigen als Frustration, Ressentiment, Verärgerung erleben? Ich glaube, dass ein Aspekt meiner Wahrnehmung meiner eigenen Beteiligung an unserer Interaktion, den ich noch nicht bewusst anerkannt habe, ein (aus meiner professionellen Kultur oder meiner eigenen Stimme innerhalb dieses kulturellen Kontextes stammendes) Bedürfnis oder ein therapeutischer Imperativ ist, mich der komplementären Beteiligung, die zu der Getriebenheit unseres »Dranbleibens« beiträgt, zu verweigern. Mein Verstoß gegen die erwartete Synkopierung unseres Austausches destabilisiert ein Muster der Getriebenheit, in dem wir meinem Eindruck nach beide gefangen gewesen sind. Meine rhythmische Akzentuierung, eine Pause, in der eine rhythmische Musterbildung, die uns manisch antreibt, erwartet wird, übt eine stärkere Wirkung aus, als ich gedacht habe – eine Wirkung, die mich mit dem Maß an Ungewissheit überrascht, das diese unruhigen Strömungen charakterisiert, die ich mit Warren zu navigieren versuche. Aber meine Pause, eine Veränderung des Timings, verändert auch die Aufmerksamkeit, als Rekonstruktionen der Kindheit, Auslöschungen, »kleine Morde«, die unsere kurze, aber katastrophische Dysfunktion in Erinnerung und Äußerung widerhallen lässt, die Bilder und Semantik Warrens zu prägen beginnen.

Habe ich die Kontrolle verloren? Habe ich Angst? Nun, ich bin zunächst verunsichert, ohne Gedanken oder Worte, um Warrens auftauchenden Schmerz zu verstehen, zu containen oder zu lindern. Doch dann, als die Pause Gestalt annimmt (was ich wie in Zeitlupe erlebe – ein erneutes Dehnen der Zeit), öffnet sich Raum … ein kleiner Raum … ein Lichtschimmer … der mir aber reicht, um darüber nachzudenken, dass diese Veränderung der Synkopierung (die sich z. T. aus meiner eigenen Hilflosigkeit und Unsicherheit herauskristallisiert, einem in solchen Momenten nicht zu leugnenden, aber unvermeidlichen Aspekt des Sich-Einlassens; siehe Ghent 1999) nicht bloß einen emotionalen Zusammenschlag (eine Unterbrechung des Rhythmus) rekonstruiert. Sie konstruiert auch Raum, und zwar nicht als Abwesenheit, sondern als greifbare Präsenz, eine Präsenz der Aufmerksamkeit, die Warren vielleicht meinem Blick und der sich verändernden affektiven Spannung meines Gesichtsausdrucks abzulesen beginnt. Was ich erlebe, hängt nicht nur mit einer Veränderung des Sprechtempos zusammen; auch Warrens Blick und seine Mimik verändern sich und drücken Angst und Schmerz aus. (Nun entsteht ein neuer Rhythmus in Juxtaposition zum alten, eine Neuheit erzeugende *polyrhythmische* Musterumbildung.) Was diesen Raum füllt, spricht freilich nicht mit Worten, sondern mit einem *neuen Timing*, das Erinnerungen und Gefühle zulässt, in denen die Gegenwart und die Vergangenheit mitschwingen und Wut und Schmerz – hervorgerufen durch die Verwirrung über Bezugspersonen, die auf das Kind nicht eingingen oder es nicht hinreichend gut und rhythmisch verlässlich unterstützten – einen Platz in Zeit und Raum der Gegenwart finden, um benannt und gefühlt zu werden. Während Warren sich in diese retrospektive Narration seiner schmerzvollen Vergangenheit hineinbegibt, bildet sich zwischen uns ein neues polyrhythmisches Gewebe heraus. Was diesen Raum füllt, ist somit eine Form der »Sprache« (G. Nebbiosi, pers. Mitteilung, 13. Oktober 2007), die einen bedeutsamen affektiven Zustand und eine Zustandsveränderung kommuniziert. Diese Kommunikation ließe sich an diesem Punkt nicht in der Sprache der Wörter ausdrücken. Es ist vielmehr eine Kommunikation im Rhythmus, die eine Veränderung der affektiven/kognitiven/kinästhetischen Mischung katalysiert, die sich nun in eine neue *Polyrhythmik* verwandelt.

Als Warren über seinen Schmerz spricht, fließen die Tränen. (Die kurzen Akzente im Sprachfluss, die seine Veränderung markieren, sind nun weniger stakkatoartig. Dieser Flow ist eindeutig verlangsamt und mit unregelmäßig gesetzten Akzenten synkopiert, die Denkpausen zulassen, Räume, in die das zuvor dissoziierte Leiden einsickern kann, so dass ihm Form gegeben und es erzählt werden kann.) Meine Beteiligung gleicht an diesem Punkt eher einer musikalischen Begleitung. In der oben erläuterten Perkussionstradition der Südhalbkugel gibt es eine Praxis, bei der ein Drummer Variationen probiert, die eine emergente affektive Erfahrung ausdrücken. Um diesen Prozess zu unterstützen, probiert ein Begleiter (in der ursprünglich religiösen Form dieser Praxis sind es häufig zwei … Wir könnten dabei durchaus an den Analytiker und die virtuell präsente Stimme der Supervision/Tradition denken) einen Rhythmus, der sich von demjenigen der Variationen des Solisten unterscheidet und einen Kontrapunkt bildet, wodurch der affektive Eindruck der Variationen zusätzlich unterstrichen wird. (Vergleichbar ist dies mit den Wirkungen eines rhythmischen Zyklus aus 3 Schlägen in Juxtaposition mit einem rhythmischen Zyklus aus 4 Schlägen wie in meiner Beschreibung oben.)

Und so bewege ich mich in Reaktion auf die Veränderung von Warrens Rhythmus und Erzählfokus aus der »Denksperre« und der gedehnten Pause heraus, die uns für einen Mikromoment eingehüllt hat. Nun bietet mein Rhythmus, der sich von Warrens eigenem unterscheidet, ein Muster sachter Schläge. Sie formen sich zu einem nicht-periodischen Muster, das seinen Rhythmus mit meinen Akzenten der Anerkennung und Bestätigung markiert und/oder ihm Resonanz bietet, während Warren schmerzvolle Erinnerungen an seine traumatisierenden Begegnungen mit Vater und Mutter schildert. Die Eingebundenheit in ein Enactment mit Warren wirkt zunächst destabilisierend auf meinen Selbstzustand in der klinischen Rolle des Deutenden und des Organisators von Erfahrung, die durch meine Erwartungen an psychoanalytische Performanz als Mitglied des größeren kulturellen Kontextes, in dem ich der professionelle »mind healer« bin, charakterisiert ist. Diese Veränderung des Rhythmus erfolgt anfangs unerwartet und wirkt wie eine Beeinträchtigung der koordinierten Synkopierung unserer Musterbildung. Aber diese Veränderung beschleunigt auch eine Erfahrung, die ich selbst mache, ein Ausbrechen aus der starren, kulturell geprägten Kategorisierung zugunsten eines fluiden, von vielschichtigen Bedeutungen erfüllten Zusammenspiels. Aus einem Moment der Erstarrung und Verwirrung auftauchend, verspüre ich eine Vitalität, die mich von Erwartungen entlastet, für welche die analytische Kultur und die größeren Kulturen, die meine Selbstreflexionen kontextualisieren, bestimmend waren. Das *polyrhythmische* Gewebe unserer Betonungen erzeugt einen neuen Rhythmus, der sich erheblich von dem Vorwärtsdrängen zu Beginn der Sitzung unterscheidet. Es ist Bewegung, die erträglich ist, ein Dialog der Perkussionsmelodie, ein psychoanalytischer Samba, der auf ruhige Weise im Hintergrund die Trauer über seine schmerzvolle Kindheit begleitet, die meinen Patienten nun überkommt. Die unausgesprochenen Polyrhythmen schaffen zumindest für den nächsten Abschnitt dieser Sitzung jene Art des Holdings (Winnicott 1954) oder der Selbstobjekt-Dimensionen der Übertragung (Kohut 1971), die eine Lockerung der vertikalen Spaltung ermöglichen und uns aus den dissoziativen Gefängnissen, in denen Warren und ich festsaßen, entlassen. Diese Dissoziationen waren durch unsere frühere rhythmische Musterbildung und die kulturell strukturierten Bedeutungen bezüglich Macht und Status, aus denen solche Rhythmen hervorgehen, geschickt camoufliert worden.

Und so war es nicht *nichts*, was vor sich ging, während wir in jenem gedehnten Moment der Stille saßen. Vielmehr tauchte aus einem Kokon der Angst und Dislozierung, die sich auf subtilen unausgesprochenen

Dimensionen der *Polyrhythmik* konstituierten und transformierten, eine mächtige mutative emotionale Metamorphose auf und markierte alte und neue Bedeutungen des Timings. Diese Bedeutungen waren für uns beide je unterschiedlich und gleichwohl durch den Flow der Rhythmen, die wir erzeugten, miteinander verbunden. In diesem Sinn begannen wir, noch bevor wir uns anschickten, über mögliche Bedeutungen nachzudenken, neue Möglichkeiten der Vitalität zu erleben, die durch die neuen Synkopierungen der Betonungen und Pausen konstituiert wurden.

Timing, Struktur und Fluidität

In der Narration der kurzen Zeitdauer, die den herausgehobenen Moment der klinischen Begegnung zwischen Warren und mir kennzeichnete, entfaltete sich für uns beide ein ganzes Spektrum affektiver Erfahrungen. Als Leser könnte man sich auf erkennbare Beschreibungen der Abstimmung und Unterbrechung konzentrieren, aber die kritische perspektivische Distanz für das, was aus dieser textlichen Konstruktion gewonnen wird, scheint etwas anderes zu sein, etwas in der Art einer »breiteren Ökologie« (Jaffe et al. 2001). Diese »breitere Ökologie« dient dem Analytiker als Linse, durch die er eine mutative Musterbildung »sieht« und »hört«, ein *polyrhythmisches Gewebe*, in dem Abstimmung nicht lediglich ein Moment erlebter Übereinstimmung/Passung ist und Unterbrechung nicht lediglich ein Moment erlebter Nicht-Überstimmung/Nicht-Passung. Vielmehr geben sich durch eine solche Linse multiple Ebenen des Dialogrhythmus zu erkennen, die ebenso wie ihre Interaktion untereinander eine Flut an heterogenen affektiven Möglichkeiten und Bedeutungen konstruieren. Ich möchte, um diese Signifikanz zu unterstreichen, die Gelegenheit nutzen, die uns dieses klinische Material bietet, um mehrere andere Optionen, wie die Begegnung zwischen Warren und mir sich hätte entfalten können und die meiner bewussten Reflexion vielleicht – vielleicht auch nicht – zugänglich gewesen wären, zu betrachten. Andere Möglichkeiten zu beleuchten hilft, die Signifikanz der Mikromusterbildung aus Betonungen und Pausen hervorzuheben, die dieses Kapitel illustriert.

In Reaktion auf Warrens Bemerkung über die ihn überfordernden Erwartungen seines Supervisors hätte ich z. B. keine Pause machen können. Ich hätte es bei dem Rhythmus des »Dranbleibens« belassen und eine verbale Übertragungsdeutung formulieren können, die vielleicht einen Raum geöffnet und Warren dadurch Gelegenheit gegeben hätte, sein Gefühl, meinen Erwartungen nicht gewachsen zu sein, auszudrücken. Vielleicht hätten wir anschließend die Übertragung verstehen und die Art und Weise, wie Warren mich erlebte, mit seiner Wahrnehmung seiner Eltern in Verbindung bringen können. Während seine Eltern offenbar nicht genügend responsiv waren, empfand er meine Responsivität mitunter vielleicht ähnlich unzulänglich, manchmal aber auch als zu intensiv, und wir hätten seine Angst erforschen können, mich, seinen Supervisor oder andere Menschen in seinem Leben, etwa seine Freunde und seine Partnerin, nicht zufriedenstellen zu können. Andererseits hätte er meine verbale Deutung, ganz gleich, wie effektiv ich sie strukturiert hätte, womöglich als Reinszenierung erlebt, die ihn mit überwältigenden Erwartungen meinerseits konfrontiert hätte – ganz ähnlich, wie es ihm mit seinem Chef erging. Die Gelegenheit, in diesem Moment der Behandlung einen Raum für die Reflexion zu schaffen, wäre dann ungenutzt geblieben.

Alternativ hätte ich, als sich meine Pause für Warren allzu lang »dehnte«, auf die Angst eingehen können, die sich zuerst in seinem Gesicht und dann auch in seiner Stimme abzuzeichnen begann. Ich hätte mich auf die Veränderungen seiner Mimik und auf die Veränderungen des Stimmklangs und Sprechtempos konzentrieren können (nicht auf die Struktur – Übertragungsbedeutungen – der Art, wie ich ihn wahrnahm, sondern auf die Fluidität). Dies hätte ein klein wenig früher geschehen können, als es tatsächlich der Fall war, und hätte dann dazu geführt, dass Waren meine Responsivität vielleicht anders erlebt hätte, als ich berichtet habe. Ich hätte den Rhythmus oder die Anmutung der Pause um den Bruchteil einer Sekunde früher unterbrechen können, als ich es tat, und die Angst, die ich seinem Gesichtsausdruck ablas und in seiner Stimme hörte, direkt ansprechen können. Diese Aufmerksamkeit hätte Warren vielleicht die Erfahrung eines Neubeginns vermittelt, eine Erfahrung, in der ein andersartiger Verstoß als der, zu dem es tatsächlich kam, eine Veränderung in seinen Gedanken und seiner Wahrnehmung unserer interaktiven Musterbildung ausgelöst hätte. Er hätte zu seinen Erfahrungen mit seinen Eltern assoziieren können. Alternativ hätte er mein verbales Nachfragen als überwältigende Erwartungen erleben können, seinen Affekt zu regulieren, ähnlich wie er die Erwartungen seines Chefs als Überforderung empfand. In diesem Fall hätte er keinen Neubeginn erlebt, kein Erschließen von etwas anderem, sondern er hätte meine Aufmerksamkeit für die nonverbalen Dimensionen unseres Austauschs als eine Reinszenierung der vernichtenden Wirkung von Machtbeziehungen wahrgenommen, wie er sie auf der Arbeit erlebte. Die Gelegenheit für einen Raum der Reflexion, Symbolisierung und verbalisierten Assoziationen wäre vielleicht ungenutzt geblieben, wenn wir unfähig gewesen wären, diese Wirkung zu bemerken und verbal über sie nachzudenken.

Mit diesen beiden Formulierungen, klaren Beschreibungen von Interaktionen und potenziellen emergenten Bedeutungen, beobachte und beschreibe ich, wie Warren mich möglicherweise hätte erleben können. Diese Möglichkeiten decken Bedeutungen einer spezifischen Dynamik auf, nämlich ein innerlich erlebtes relationales Muster der Übereinstimmung/Passung, das als Abstimmung kategorisiert wird, oder ein innerlich erlebtes relationales Muster der Nicht-Übereinstimmung/Nicht-Passung, das als Ruptur kategorisiert wird. (Diese diskursiven Formulierungskategorien hätten meinen Interventionen als Grundlage gedient.) In beiden hypothetischen Reaktionen, die beide auf anderen als der tatsächlichen Organisation meiner Gegenübertragung beruhen, erwäge ich, dass die Aktivität des Analytikers vom Patienten entweder so erlebt werden kann, als sei sie einem wechselseitigen, regulierenden Holding oder einer die Weiterentwicklung fördernden Selbstobjekt-Erfahrung zuträglich oder nicht.

Die beiden hypothetischen Alternativen geben mir Gelegenheit, den Nutzen jener Art Aufmerksamkeit herauszustreichen, die ich illustriere, indem ich auf die Fluidität der Polyrhythmen fokussiere statt auf formulierte Bedeutungen, die man einem bestimmten Mikromoment unserer gemeinsamen Interaktion zuschreiben könnte. In beiden Alternativen verstehe ich Bemühungen um wechselseitige Regulierung mithilfe einer spezifischen diskursiven Strategie. Ich benutze Sprache zur Beschreibung innerer

Strukturen, welche die Beziehungsdynamik repräsentieren. Diese Konzipierungen betreffen Holding- oder Selbstobjekt-Erfahrungen, zwei Formulierungen, die für das Verständnis interaktiver Muster der Regulation/Dysregulation sehr hilfreich gewesen sind. In der tatsächlichen klinischen Begegnung jedoch, die ich in einer Post-hoc-Narration geschildert habe, war ich aufgrund des dissoziativen Prozesses, der dem Enactment inhärent war, in dem Warren und ich gefangen waren, nicht in der Lage, solche Repräsentationen meines eigenen inneren Erlebens oder des Erlebens meines Patienten zu formulieren. In solchen Phasen dissoziierter Enactments gibt es in der Gegenübertragung keine theoretischen »Rettungsringe«, mit denen der Analytiker ein kohärentes Verständnis von Aktivität und Bedeutung organisieren könnte. Und die verkörperlichten Dimensionen von Warrens Erfahrung, die auf mich einwirkten, machten mir nicht deutlich, dass er irgendein förderliches Beziehungsmuster erkannte. Vielmehr wurde meine Pause für Warren (und für mich) zu einer Abwesenheit, einem Loch, das sich mit toxischer Bedeutung füllte. Rückblickend erkennen wir, dass in diesem als »gedehnt« erlebten Mikromoment unserer Begegnung alles abwesend war, was aufschlussreich oder entwicklungsfördernd hätte wirken können. Paradoxerweise aber ließ diese Pause, dieser rhythmische Verstoß gegen das erwartete Muster, auch einen Raum entstehen, der dem Analysanden ein mutatives symbolisches Nachdenken ermöglichte, einen Ort, an dem er intensiv mit affektiven Erfahrungen der Traurigkeit, Wut und Verletzlichkeit in Berührung kam, die zuvor betäubt und dissoziiert gewesen waren. Ich konnte mein Gewahrsein dieser Bedeutung formulieren, und zwar *nicht mit Aufmerksamkeit für strukturelle Bedeutungen, sondern mit Aufmerksamkeit für die Konturen der Fluidität des polyrhythmischen Gewebes, das eine starke emotionale Wirkung auf Warren und auf mich ausübte.*

Interessant ist an der analytischen Aufmerksamkeit für die Ausdrucksregister der Fluidität, dass die »Information«, der gemäß wir handeln, nicht symbolisch verfügbar und somit der Repräsentation und Reflexion nicht zugänglich ist. Eine solche Erfahrung ist vielmehr noch nicht vollständig formuliert – sie befindet sich *in-formation* (und wird vielleicht auch gar keine Form annehmen); dennoch aber prägt sie ein intensives Erleben in den nicht-symbolischen, verkörperlichten affektiven Registern. Für den Analytiker ist diese Art der Responsivität in der Gegenübertragung etwas anderes als eine Abstimmung, nämlich eine potenzielle Alternative zum symbolischen Ausdrucksregister.[5] Wir haben es zu tun mit einem Beispiel für: *wo Dissoziation war, wird verkörperlichte Signifikation*. Diese verkörperlichten Signifikationen werden dann zu affektiven Bedeutungssignalen, die u. U. später verbal artikuliert werden können. Dies geschieht etwa in dem Moment, in dem ich in den von Warren und mir konstituierten Rhythmen eine Veränderung wahrnehme und mein Rhythmus sich daraufhin verändert, so dass in der Übertragung Gefühle zutage treten können, die – wie er erkennt – dem unerträglichen Affekt ähneln, den er zuerst als Kind erlebt und bislang dissoziiert und/oder durch verschiedene Formen des Agierens betäubt hat. Verkörperlichte Signifikation ist demnach reich an vielschichtigen klinischen Bedeutungen. Diese Art von Responsivität, dieses Erkennen ohne verbalisierte Symbolisierung, ist das, was Ghent (1990), wie oben erwähnt, als ein Sich-Einlassen oder Sich-Ergeben (»surrender«) beschrieben hat, ein Sich-Einlassen auf einen Aufmerksamkeitsbereich, der eine »breitere Ökologie« fluider Ausdrucksregister konstituiert, die mannigfaltig polyrhythmisch miteinander verwoben sind. Mich auf die subtilen unausgesprochenen Hinweise einzulassen, die mit dieser Aufmerksamkeit wahrnehmbar werden, war mein Fokus, unter dem ich dann ein Gefühl für das, was Warren und ich bewusst und unbewusst miteinander taten, in Worte fassen konnte. Dieses Sich-Ergeben/Sich-Einlassen ist meiner Fähigkeit zuträglich, die Vulnerabilität der Ungewissheit fluider Erfahrung zu ertragen. In diesem Aufmerksamkeitsbereich ergeben sich aus der *Polyrhythmik* unseres Austausches multiple Bedeutungen. Meine Wahrnehmung Warrens und meiner selbst konstituiert sich nicht als Abstimmung, d. h. als bidirektionaler Moment der Responsivität, sondern wird in einem Gewebe interagierender Möglichkeiten kontextualisiert, von denen ich ursprünglich keine erkennen und verbal adressieren kann. In dieser Situation taucht aus einem Sich-Ergeben an mögliche Signifikationen dessen, was nicht gesprochen, aber in einer Vielzahl verkörperlichter

5 Siehe Ingram (2008) zur Signifikation ohne Repräsentation.

Dimensionen ko-konstruierter Rhythmen empfunden wird – Rhythmen, die »aussprechen«, wie wir einander beeinflussen und voneinander beeinflusst werden –, meine Pause auf (wie ich rückblickend zu berichten vermag).

3. Kapitel
Die Fluidität der Mikromusterbildung erzählen
Gefunden in der Übersetzung – vielleicht

Einleitung

Der Text dieses Kapitels ist eine modifizierte Version meiner Antwort auf Diskussionsbeiträge von Cornell (2011) und Markman (2011), die sich auf den Text bezogen, der dem vorangegangenen Kapitel zugrunde lag. Ich nehme ihn in dieses Buch wegen der gründlichen Überlegungen auf, die ich selbst und diese Autoren den Schwierigkeiten gewidmet haben, Erfahrung narrativ zu fassen, die nicht als verbale symbolische Kommunikation registriert wird. Meiner Ansicht nach ist die Diskussion der Möglichkeiten, die jeder von uns dreien für die Auseinandersetzung mit der Begrenztheit der Kommunikation über die Fluidität von Musterbildung verkörperlichter Rhythmen in Mikromomenten sieht, entscheidend für ein Gewahrsein des Bereichs und der Grenzen der Mission dieser oder anderer, damit zusammenhängender Übungen schriftlichen Ausdrucks.

Reflexionen

Ich warte auf den Eingang der Texte Cornells und Markmans in meinem Email-Postfach … Wörter … organisiert durch Grammatik, Syntax, Signifikation, Dichtung, Analyse, Beurteilung … Werde ich … ein Gefühl des belebten, synkopierenden Erkennens in den Formulierungen und Rhythmen dieser visuell verpackten, aber viszeral einwirkenden Erklärungen empfinden? … Oder werden mich Demütigung und/oder Wut umhauen … breche ich womöglich zusammen, betäubt, jeden Gedankens unfähig …

eine überwältigende Mikromorphose in Antiraum, Antizeit … keine Erinnerung, kein Wunsch, kein Geist, kein Körper? Ich habe mich bemüht, Wörter zu benutzen, um die Gezeiten der Gefühle, der Emotionen, die zwischen mir und Warren, meinem Patienten, kamen und gingen, auf Papier (auf dem Bildschirm?) zu re-präsentieren, die rhythmischen Wogen verkörperlichter Sensationen als etwas nicht Sinnloses oder »Primitives«, sondern als die Dichtung, das Ballett der Signifikation, an dem wir, Menschen, immer als sozial interaktive, in ein Beziehungsfeld verwobene Subjekte teilhaben, zumindest in einem gewissen Sinn sprechen zu lassen. Ich bin fest davon überzeugt, dass in jedem und wirklich jedem Versuch, aus gelebter Erfahrung in all ihrer Dichte und Endlosigkeit und nichtlinearen Möglichkeit in einer Wort-Symbol-Kategorie und in den möglichen Wörterarrangements der Sätze, Absätze usw., die die moderne Technologie des Wissens darstellen, zu Konzeptualisierung, Repräsentation, Konstriktion und Memoralisierung fortzuschreiten, potenzielle Torheit – die Stolorow-Gruppe würde vom cartesianischen Irrtum sprechen –, zumindest aber die potenzielle Gefahr der Begrenztheit oder Missrepräsentation, enthalten ist. Diese moderne Technologie des Wissens ist im nach-gutenberg'schen kulturellen Raum – den wir bewohnen, während dieser Text produziert und konsumiert wird – hoch angesehen, doch die andere Form des Wissens, vielleicht sogar eine Art Weisheit, dieses verkörperlichte, aber noch unaussprechliche (nicht zu beschreibende), ist den *Versuch*, darüber zu schreiben, nach meiner Meinung wie auch nach Meinung Cornells (2011), Markmans (2011) sowie anderer Autoren[1] wert. Der Versuch, darüber zu schreiben, ist nicht dasselbe, wie es in Worte zu fassen – »capturing in words«. »Capturing« – eine Kappe draufsetzen, wie um das Ausfließen einer giftigen Substanz zu verhindern –, eine Art zu schreiben, die … einen Punkt, einen Moment, eine Struktur, einen in der Zeit erstarrten Rahmen, in dem geometrische Arrangements in ihrer potenziellen dynamischen Signifikanz beschrieben werden können, zwar darstellt und umreißt, aber einengt, einschnürt. *Diese Art zu schreiben vermag keine Bewegung zu*

1 Ich denke an alle Autoren in Anderson (1998, 2008) sowie an diejenigen, die ähnliche Versuche wie ich selbst unternommen haben (Gentile 2007; La Bare 2005; Shapiro 1996, 2009; Sonntag 2006), um nur einige wenige zu nennen.

evozieren. Wir schreiben … indem wir den Ausdruck »durcharbeiten« benutzen (in Erweiterung von Freuds Schachmetapher spricht Markman vom »Mittelspiel … der Stille und vielleicht der Intuition überlassen« (2011, S. 437) … Aber wie? … Auf welche Weise? … Mit welchem Spektrum und Rhythmus von Zustand und Zustandsveränderungen für Analytiker und für Patient und mit welcher interaktiven metamorphen Signifikanz … der Kipppunkte (siehe 4. Kapitel) … Enactments, Brüche, Zusammenbrüche und Durchbrüche … Material, das sich mit der Zeit entfaltet, kein Timing (wie bei Glover 1955), sondern Bewegung, kaskadierende Rhythmen, gegen und durch … die Wogen der Emotion, polyrhythmisch, mal rauschend, mal rieselnd, mal unbemerkt fließend hin zu Formen des Erkennens? … Der Communio? … »mutativer Momente«???

Gibt es eine Möglichkeit zu schreiben, nicht um *Struktur* zu erfassen und zu re-präsentieren … sondern um ein Gefühl der Bewegung, der Fluidität zu wecken, komplex, entgleitend, chaotisch im Sinne unvorhersehbarer Veränderung, gleichwohl elegant in ihrer Choreografie, die Muster in der Zeit aufdeckt … Zeit nicht lediglich als linearer Vorgang, den das Unbewusste kollabieren, verdrehen oder durcheinander bringen kann, sondern Timing als vielfach synkopierende Bewegungsimpulse, die ständig interagieren und sich verändern, Struktur bilden, sich aus Struktur heraus- oder in Struktur hineinwinden, manchmal *softly assembled*, manchmal wie eingerüstet für lange Zeitspannen des Lebens … Rhythmen, die Leben atmen und Leidenschaft? Dies ist eine »erweiterte Ökologie« (Jaffe et al. 2001), eine andere Art, Erfahrung zu begegnen, die für das zeitgenössische psychoanalytische Verständnis und Arbeiten von zentraler Bedeutung ist. Es ist eine Zugangsweise und eine Ökologie, die die vielschichtigen Schwierigkeiten anerkennt, die mit dem Gefunden- und/oder Übersetzt-Werden als Patient, Analytiker oder Theoretiker zusammenhängen.

Von den erwähnten Bedenken einmal abgesehen, haben Cornell und Markman meine Arbeit mit Warren so verstanden, dass ich mich *gefunden* fühlen konnte (unsere drei Texte weisen starke Übereinstimmungen auf) …, aber auch übersetzt. Meinem Computerwörterbuch zufolge ist »Übersetzung« so etwas wie ein Algorithmus, eine Form der Konversion. Cornell (2011) zufolge können wir Winnicott (1949) auf eine Weise lesen, die eine Lesart Freuds und Reichs in etwas umwandelt, das über die Wirkung beider Autoren hinausweist.

> »Winnicotts Transformation von Freuds und Reichs Prämissen besteht darin, die Notwendigkeit anzuerkennen, dass ein Anderer dem somatischen Erleben, das den Geist im Körper situiert, im Leibseelischen als Grundlage einer robusten Wahrnehmung des Selbst in der Welt, wiederholt Aufmerksamkeit widmet und es versprachlicht.
> Sprache kann im Dienst des Körpers stehen statt an seiner Stelle oder statt mit ihm zu rivalisieren, und sie kann einen fließenden Kontakt des Selbst zwischen den nichtsprachlichen subsymbolischen Ordnungen und jenen der verbal-symbolischen Bereiche unterstützen, die so lange das eigentliche Feld der analytischen Arbeit gewesen sind.« (Cornell 2011, S. 434)

Cornell versteht diese konzeptuelle Umarbeitung als Möglichkeit, über das Geschehen in meiner Arbeit mit Warren nachzudenken und es um eine sprachliche Struktur zu ergänzen, die ich nicht berücksichtigt habe / nicht berücksichtigen konnte.

> »Gerade passiert hier etwas. Ich bin innerlich still geworden, als seien meine Wörter verschwunden. Ich werde langsamer. Du auch? Du sprichst jetzt anders. Kannst du deinen Tonfall hören? Zwischen uns hat sich etwas verändert … (Pause) Eine Art Störung. Und eine Art Verlangsamung. Eine Öffnung. Meine Atmung hat sich verändert … Dein Gesicht. Achte auf das, was in deinem Körper passiert … Lass dir Zeit. Beobachte einfach.
> Die Worte des Analytikers sind deskriptiv, werden langsam gesprochen, sind forschend, fragend, auffordernd. Sie regen zur Beobachtung des Körpers an, zu einer Art freien Assoziierens auf der Ebene des Körpers, das vielleicht in Worte gefasst werden kann, vielleicht auch nicht, das aber sowohl durch die Worte des Analytikers als auch durch seine Art, sie zu sprechen, unterstützt wird. Statt einer Deutung bietet der Analytiker Aufmerksamkeit an, Anerkennung – ein aufmerksames Beachten und Be-denken [minding] des Körpers.« (Cornell 2011, S. 433f.)

In gewissem Sinn wandelt Cornell mein Narrativ, meine Aktivität, in eine andere Möglichkeit um. Er spricht von »somatischem Be(ob)achten« – »somatic attending«. Hierbei wird die Aufmerksamkeit zu einer Form der Regulation (zumindest einer interaktiven Regulation, vielleicht auch einer Selbst- und interaktiven Regulation) oder zur *Navigation*, wie ich es ausdrücke. Aufmerksamkeit wird hier mit Blick auf ihre Wirkung innerhalb der Fluidität der Interaktion verstanden und nicht lediglich als ein strukturierender, definierender, deutender Schritt. »Somatisches Be(ob)achten« beginnt, die Bewegung, die Zustände und Zustandsveränderungen, die verkörperlicht und noch nicht re-präsentiert sind, in körperbasierter Beschreibung zu re-präsentieren. Eine solche Aufmerksamkeit steht im Dienst des Ordnens, aber nicht lediglich als ein Akt der Strukturierung durch Deutung.

Hingegen empfiehlt Markman (2011), dass wir uns vor einer ordnenden Aufmerksamkeit hüten sollen. Sein Bemühen, meine Zugangsweise von seiner eigenen zu unterscheiden, hängt im Kern direkt mit seinem Gebrauch des Begriffs *Dissonanz* zur Kennzeichnung eines wichtigen Erfahrungsaspektes zusammen, den mein Begriff des polyrhythmischen Gewebes anscheinend unberücksichtigt lässt. Markman möchte mehr über die Intentionalität des Analytikers erfahren – über meine Intentionalität in meiner Arbeit mit meinem Patienten Warren. Er betont die wichtige Rolle, die der Intentionalität des Analytikers für die Erzeugung jener Art »Diastema« zukommt, das zwischen Warren und mir auftauchte. Markman (2011) wendet Schönbergs musikalische Anerkennung der »Emanzipation der Dissonanz« im psychoanalytischen Sinn und schreibt:

> »Wenn ›Gewebe‹ an eine Art der Bindung und Zusammengehörigkeit denken lässt, hebt die von mir vorgeschlagene musikalische Metapher auf die Art und Weise ab, wie Dissonanz befreit wird; wie die Analyse als Gelegenheit dient, die sicheren Begrenzungen eines ›tonalen Zentrums‹ (Gewohnheit, Vertrautheit, bereits Bekanntes) zu verlassen und sich in tonale Bereiche hineinzubegeben, die sowohl für den Analytiker als auch für den Patienten unbequem sind. Die Metapher der Dissonanz versucht zu fassen, was im gegenwärtigen Moment aufgrund der Angst beider Beteiligter nicht erträglich ist und deshalb nicht symbolisiert werden kann.« (S. 438)

Gewebe lässt Markman an etwas denken, das im Werden begriffen ist (*something coming into*). Mit *Dissonanz* möchte er die Bedingungen für dieses Zu-etwas-Werden betonen, die damit zu tun haben, dass etwas auseinanderfällt oder auseinandergefallen ist, *something that has come apart*. Um seine Konzeptualisierung im psychoanalytischen Kanon und darüber hinaus zu kontextualisieren, führt Markman Begriffe an, die man benutzt hat, um die Vorstellung auszudrücken, wie die Bedingungen für Dissonanz erzeugt werden. Dazu zählen Bions Begriffe »Ablösung/Distanziertheit« [detachment] im Unterschied zu Indifferenz und »Zäsur«, ein der Poetik entlehnter Begriff, Greens Konzepte des »kreativen Negativen« und des »negativen Raumes«, die aus der Malerei stammen und Ähnlichkeit haben mit Miles Davis' bekannter Verwendung des Raumes in der Jazz-Improvisation. Der Dichtung entnommen ist auch Keats Begriff der »negativen Fähigkeit«. In einer Fußnote zitiert Markman (2011) Keats mit den Worten: »[...] ich meine die *Negative Fähigkeit*, das heißt, wenn jemand fähig ist, das Ungewisse, die Mysterien, die Zweifel zu ertragen, ohne alles aufgeregte Greifen nach Fakten und Verstandesgründen«.[2]

Dieses Zitat von Keats ist wichtig, um den Grad an Übereinstimmung oder Verschiedenheit zwischen der Art und Weise, wie Markman und ich über meine Fallgeschichte mit unseren jeweilen Begriffen (Wörtern) nachdenken, zu klären. Markman erkennt an, dass ich andere Termini benutze als diejenigen, die er aufgrund seines bionianischen/kleinianischen Hintergrundes bevorzugt, ist aber überzeugt, dass meine Metapher des *polyrhythmischen Gewebes* einen wichtigen Aspekt dessen, was emotional vor sich geht, vernachlässigt, und zwar einen Aspekt, den er als *projektive Identifizierung* bezeichnet. Hier bewegen wir uns in einem Raum der Konvertierung von Wörtern/Begriffen und der Art und Weise, wie sie von einer Kultur in eine andere übersetzt werden können oder auch nicht. Wir betrachten unterschiedliche Kulturen der Theorie. Aber das Problem stellt sich ein ums andere Mal neu im Zusammenhang mit sozialen, durch politische und ökonomische Gegebenheiten geprägte Unterschiede (siehe 6. Kapitel). Zu-

2 Brief an George und Thomas Keats, Dezember 1817. In der hier leicht abgewandelten Übersetzung von C. Schuenke, in: John Keats, Werke und Briefe. Stuttgart (Reclam) 1995, S. 334.

sätzlich verkompliziert wird diese Herausforderung oder dieses Problem, wenn solche Wörter/Begriffe in unterschiedlichen kulturellen/sozialen Kontexten auftauchen oder nicht auftauchen. Markman (2011) schreibt:

> »Knoblauch hatte die Absicht, [das manische Enactment] zu unterbrechen. Was hat ihn dazu bewogen? Diese wichtige Frage bleibt unbeantwortet« (S. 443).
> »Ich neige dazu, Metaphern zu benutzen, die gleichermaßen viel Entwirrung und ausgefranste Ränder zulassen wie *Gewebe*« (S. 444).
> »Dieses Gefühl von Druck/Drängen – das für die Interaktion so zentral ist – könnte in die Metapher eingebracht werden. Nachdem ich in diese intensive emotionale Matrix eingetaucht bin, frage ich mich, weshalb die Sprache an diesem Punkt dermaßen entkörperlicht und abstrakt wird. Ich verstehe, dass Knoblauch sich auf Literatur stützt, die mir nicht vertraut ist; gleichwohl wirkt diese um die Metapher versammelte Sprache auf mich distanzierend und nicht verbindend.« (S. 441)

Markman fokussiert auf einen kritischen Aspekt, der uns als Analytiker bedrängt und, so würde ich sagen, verwirrt, nämlich das Bedürfnis, den Einfluss der polyrhythmischen »Wellen« emotionaler Disruption einschließlich der Fragmentierung, Distanzierung und Dissoziation, die in einer klinischen Episode wie derjenigen mit Warren auftreten können (und tatsächlich auftraten), zu handhaben. Um das von Markman formulierte Dilemma (oder die Herausforderung) herauszustreichen, zitiere ich seine eigenen Worte:

> »Wir lernen aus diesen demütig stimmenden Momenten, indem wir unsere grenzenlose Fähigkeit anerkennen, die Art unserer eigenen Beteiligung und die Tatsache, dass wir anders sind, als unsere (unter dem eigenen theoretischen Blickwinkel gesehene) idealisierte Rolle es vorsieht, nicht wahrzunehmen. Das heißt, wir erkennen an, dass wir dezentriert sind, und zwar nicht in einem einzelnen bestimmten Moment, sondern in jedem Moment.
> [...] Im Unterschied zu den kleinianischen und bionianischen Konzepten der projektiven Identifizierung, die psychische Zustände – Phantasien – zum Gegenstand haben, unterstreicht Knoblauchs Metapher hochsensibel die Beziehung zweier Körper zueinander.« (S. 339f.)

Was Markmans Verweis auf die Demut angeht, an die uns die Begrenztheit unseres Gewahrseins in Momenten wie dem von mir beschriebenen gemahnt (eine Demut, die meiner Ansicht nach notwendig ist, um »anders« sein zu können, »als unsere [...] idealisierte Rolle es vorsieht«), so fallen unsere Bemühungen uns leichter, wenn wir ebenso wie Markman anerkennen, dass wir die Kontrolle über unseren psychischen Zustand / unsere psychischen Zustände verlieren, sobald wir »hochsensibel« in eine »Beziehung zweier Körper zueinander« eintauchen (Phillips 1997, S. 744; 1999, S. 86). Um Markman zu zitieren: »Unser Ziel ist nicht ein wörtliches Gesprächsprotokoll, sondern wir richten unsere Aufmerksamkeit auf Atmosphäre, Struktur und wechselseitige affektive Beeinflussung in der Interaktion« (S. 437).

Ein wörtliches Gesprächsprotokoll ist in meinen Augen eine Methode, lineare projektive und gegenprojektive repräsentationale Strukturen zu beschreiben, die aus den polyrhythmischen Strukturen der Interaktion hervorgehen. Ich habe für diese Art von Austausch in der Vergangenheit die Metapher eines hin- und hergeschlagenen Tennisballes benutzt (Knoblauch 1997). Aber hier haben wir es eigentlich mit mindestens zwei, wenn nicht mehr Tennisbällen in Bewegung zu tun, die unterschiedliche Zustände in Bewegung repräsentieren – eine Art Bewegung, die allzu dicht und ungewiss wird, als dass wir sie gezielt navigieren könnten. Sie als *projektive Identifizierung* zu protokollieren oder zu beschreiben ist allzu linear und eindimensional. Der Begriff lässt die sehr wertvollen und wichtigen Register des affektiven Zustandes und die Zustandsveränderung in unterschiedlichen verkörperlichten Registern unberücksichtigt. Diese Zustandsveränderungen sind allzu subtil oder dicht, als dass wir sie bewusst wahrnehmen könnten, denn sie erfolgen innerhalb der komplexen Interaktionsmuster dieser Austauschebenen. Intentional zu sein setzt die Fähigkeit voraus, etwas zu be-denken und zu reflektieren, das für mich in der Ungewissheit und Dichtheit meiner Begegnung mit Warren noch gar nicht präsent ist. Eine solche Reflexionsfähigkeit wird aber anschließend durch die Woge verkörperlichter Erfahrungen ermöglicht, die als erste auf mein bewusstes Gewahrsein treffen.

Während also Markman nach den Beweggründen meiner Intentionalität fragt und die Wichtigkeit der Intentionalität für ein Modell betont, das auf dem therapeutischen Wert von Unterbrechungen wie der von mir beschriebenen beruht, würde ich fragen, ob die Frage der Intentionalität hier die entscheidende ist. Meine Absicht besteht, wie Markman erkennt, nicht darin, ein Modell zu entwickeln; ich beschreibe vielmehr eine Zugangsweise. Diese Zugangsweise besteht im Navigieren eines unvorhersehbaren Prozesses und nicht im Übersetzen von Erfahrung durch die Linse einer Theorie. Indem der Analytiker die Aufmerksamkeit auf häufig subtil geäußerte Signale, auf agierte Kommunikationen im analytischen Austausch erweitert, kämpft er gegen eine destabilisierende Erfahrung und den Verlust der kognitiven Organisationsfähigkeit an. So entstehen Brücken der Intuition, charakterisiert durch muskuläre Spannungen, mimische Konfigurationen, Pausen und Punktierungen des Sprechflusses oder verkörperlichte, transmodal choreografierte Bewegungen.

Hier wie auch in anderen Illustrationen dieses Textes lautet der Schlüsselbegriff für mich *Navigationsstrategie* und nicht Intentionalität. Ich glaube, dass sich dieser Begriff aus der Signifikanz von Ghents (1999) Begriff *surrender – Sich-Ergeben, Sich-Einlassen* – ergibt, verstanden als eine aktive Einstellung, die eine analytische Aufmerksamkeit unterstützt, die Keats Formulierung der »negativen Fähigkeit« ähnelt: »[...] wenn jemand fähig ist, das Ungewisse, die Mysterien, die Zweifel zu ertragen, ohne alles aufgeregte Greifen nach Fakten und Verstandesgründen« (siehe oben, Anm. 3 in Kapitel 2). Ich verstehe unter Intentionalität eine Fähigkeit des Analytikers, ein Muster gelebter Erfahrung so zu re-präsentieren, dass es be-dacht werden kann und therapeutisch wirkt. Dies ist die Schaffung einer dritten Position/Perspektive (Benjamin 2009) (ein theoretischer Rettungsring, wenn man so will ... hilfreich, natürlich ... soweit möglich), die die Falle der projektiven Identifizierung transformiert oder transzendiert, eine Fähigkeit, die *an einem Mikropunkt* auftauchen kann, *nachdem – aber nicht während* – der Analytiker in einer Haltung des Sich-Einlassens/Sich-Ergebens, die durch eine solche »Navigationsstrategie« ermöglicht wird, »das Ungewisse, die Mysterien, die Zweifel zu ertragen« vermochte, ohne aufgeregt »nach Fakten und Verstandesgründen« zu greifen.

Dieses *Sich-Ergeben* und *Navigieren*, ein Versuch, mit meinem Wort/mit meinen Begriffen, wie abstrakt auch immer, aufzufalten, wie es sich anfühlt, dem Verkörperlichten, noch nicht Re-Präsentierten Aufmerksamkeit zu widmen, unterscheidet sich von *Intentionalität* auf subtile, aber wichtige Weise. Es besteht aus jener Art Demut oder Bescheidenheit, die für die unterschiedlichen Beschreibungen der *Zeugenschaft* oder *Bezeugung* eine Rolle spielt (vgl. Gerson 2009; Grand 2000; Orange 1995; Reis 2009; siehe auch 5. Kapitel). Diese Haltung zielt stärker als auf das Verstehen auf Phillips Idee des Eintauchens und verschiebt die Bedeutung von Verstehen stärker in Richtung des »Etwas mehr« (Boston Change Process Study Group 2005) – oder »etwas anderen« – als eine symbolische Definition … in Richtung einer Art intuitiver verkörperlichter Beteiligung hoher emotionaler Bedeutsamkeit.

Nachdem ich Markmans Betonung der Intentionalität gegen meine Betonung des Navigierens abgegrenzt habe, erkenne ich in Übereinstimmung mit Markman an, dass ich mein sich-einlassendes Navigieren in meiner Arbeit mit Warren als einen Katalysator beschrieben habe, der dem Patienten und anschließend auch mir selbst als Analytiker den Zugang zu Intentionalität und verbaler symbolischer Repräsentation erleichterte. Dies geschieht nicht immer und kann nicht immer geschehen. In der beschriebenen Situation aber geschah es. Mit meiner »Zugangsweise« verbinde ich eindeutig die *Absicht, mich einzulassen* (obgleich ich nicht behaupte, vorab wissen zu können, ob und wann es in der klinischen Interaktion zu diesem Sich-Einlassen/Sich-Ergeben kommt). *Ich beabsichtige auch, meine Aufmerksamkeit auf unsere verkörperlichten Erfahrungen zu richten.* Diese Intentionalität beruht auf einer Art Bion'schen »Glaubens« (Bion 1977, S. 31–33), eines Glaubens an das signifikatorische Potenzial eines *Verlaufs der Ungewissheit* (Gentile 2007, S. 28), Muster als Grundlage der Bedeutungsstiftung erkennbar zu machen. Hier helfen Begriffe von Cornell (2011), auch wenn sie nicht weniger abstrakt sind als die von Markman oder mir selbst benutzten, diese »Zugangsweise« weiter zu klären.

Cornell (2011) zitiert Quinodoz' Begriff der »inkarnierten Sprache« als »eine *Sprache, die berührt*, weil sie nicht auf das verbale Mitteilen von Gedanken beschränkt ist, sondern auch Gefühle und die damit einhergehenden Sensationen vermittelt (Quinodoz 2003, S. 35)« (Cornell 2011, S. 433). Cornell plädiert für eine »Sprache, die erfahrungsnah ist, eine Sprache, die das Innere und somatische Zustände fühlbar macht. Inkarnierte Sprache ist eine Art, *zum* Körper des Analysanden zu sprechen statt über ihn« (S. 433). Cornell erklärt, dass er die »kommunikativen Intentionen körperlicher Aktivität« betont und »mit dem Konzept der unterbrochenen Gesten« arbeitet (S. 433). Sein Begriff der »unterbrochenen Gesten« [»interrupted gestures«] klingt für mich ähnlich wie Markmans Begriff der »Dissonanz«. Die Unterbrechung [»disruption«] erhält hier entscheidende Bedeutung. Meine Frage ist, ob Unterbrechung intentional sein muss. Ich erlebe solche Unterbrechungen, wie ich sie mit Warren beschrieben habe, als implizit unausweichlich, unvermeidbar und wegen ihres unerbetenen Auftauchens als besonders wertvoll.

Ich hatte immer das Gefühl, dass der Begriff »Resonanz« in dem in der Psychoanalyse üblichen Sinn vielleicht allzu antiseptisch ist. Da wir die Freuden und Schrecknisse, die das Eintauchen in Beziehungen begleiten, das die Voraussetzungen für die Emergenz signifikanter Bedeutungen schaffen kann, nun besser zu verstehen beginnen, sollten wir Resonanz nach meiner Ansicht nicht lediglich als eine Erfahrung der Passung – Übereinstimmung / Begegnung / Verbindung – verstehen. Resonanz ist das ungleich komplexere, nichtlineare Interagieren mit Andersheit, das sich in einem *polyrhythmischen Gewebe* herausbildet, welches Vitalität und Bewegung wiederherstellt und/oder bewahrt. Eine solche Definition von Resonanz bezieht die Dissonanz mit ein, die laut Markman ein Träger emergenter Bedeutung sein kann. Ich habe diese Art von Phänomen, auf das Seligman (2005) in seiner Erörterung der Kipppunkte zu verweisen scheint, an anderer Stelle (Knoblauch 2000, S. 131–148) erläutert. Kipppunkte dieser Art können auftauchen, ihren Weg durch Momente der Ordnung, Unordnung und/oder Umordnung nehmen und ebenso rasch wieder verschwinden. Der Prozess ist eine simultane psychische und interaktive Neuorganisation. Er erfolgt zunächst verkörperlicht im Dienst von Bewegung und Vitalität und schließlich – zumindest einen Mikromoment lang – als locker zusammengehaltener [»softly assembled«] Zustand der Selbst- und/oder interaktiven Regulation (Beebe, Knoblauch et al. 2005; Harris

2005). Eine andere Sichtweise hat Saketopoulou (2019) formuliert, und zwar ausgehend von einer innovativen Interpretation der Schriften Freuds, Laplanches, Steins, Dimens und anderer, mit der sie die Wertschätzung der Regulation infrage stellt und die mutative Signifikanz affektiver Fehlregulation illustriert – insbesondere ein emotionales Zuviel, das sie als Überwältigung bezeichnet.

Innerhalb dieser erweiterten Konzeptualisierung des Gewebes kann Sprache, wie Cornell (2011) erläutert, im Dienst des Körpers stehen statt an seiner Stelle oder statt mit ihm zu rivalisieren. Dies unterstützt einen fließenden Kontakt des Selbst zwischen den nichtsprachlichen subsymbolischen Ordnungen und jenen der verbal-symbolischen Bereiche, die so lange das eigentliche Feld der analytischen Arbeit gewesen ist (S. 434).

Ich halte Cornells optimistische Betrachtung der Sprache im Dienst des Körpers in Spannung mit meiner und Saketopoulous Anerkennung der Signifikanz von Fehlregulationen, transgressiven und subversiven Durchbrüchen des unsagbaren Spuks, den wir und unsere Patienten unweigerlich/unvermeidbar in unseren Bemühungen, einander als verkörperlichte Subjekte zu begegnen, heraufbeschwören. Im 1. und 2. Kapitel habe ich zu illustrieren versucht, dass es nützlich ist, in der Spannung der spezifischen Form des Gewebes oder der Interaktion zwischen dem Nichtversprachlichten und dem Verbalen emotional standzuhalten. Dieses Projekt setze ich auf andere Weise in diesem Text fort, ebenso wie die Bemühungen, Nichtversprachlichtes in klinisches Vorgehen zu übersetzen. Sie haben von dem Austausch zwischen Cornell, Markman und mir profitiert. Jeder von uns hat Versuche formuliert, mit Narrativ und Analyse ein Gefühl für die Prozesse zu erzeugen, durch die die Verflechtungen von Auseinanderfallen und Zusammenkommen (Saketopoulou 2020 [2019] spricht von Bindung und Lösung der Bindung) Muster verkörperlichter Äußerungsformen als Bedeutung-in-Entstehung erzeugen. Diese Beschreibungsversuche tragen zu den möglichen therapeutischen Vorteilen des »Zugangs« der Aufmerksamkeit bei, den ich im 1. und 2. Kapitel illustriert habe. Vielleicht könnte der Begriff *polyrhythmisches Gewebe* als Metapher dienen, die an ein Zerreißen denken lässt, das die Voraussetzung für das Zusammenkommen und für die Dissonanz in der Resonanz ist oder für den Platz der Destruktion unseres psychoanalytischen Verständnisses von Form(en) im Prozess der Erschaffung von etwas Neuem, den psychoanalytisch zu verstehen Winnicott uns geholfen hat. Sollten wir nun weniger vom Formulierten im Gegensatz zum Unformulierten denken/sprechen/schreiben und mehr vom Trans-formierten? In Anbetracht der historischen Verwendung des Begriffs »Resonanz« auf unserem Gebiet gibt es vielleicht eine bessere Metapher für diese Prozesse. Möglicherweise könnte ein Wort, das die partizipatorische Ungewissheit der Begegnung mit resonanter/dissonanter Erfahrung suggeriert, jene Art von Absorbierung oder Eintauchen, die wir anstreben und die die Dissonanz und Markierung beinhaltet, über die Markman und Cornell schreiben, besser treffen. Vielleicht kann Saketopoulous Synthese einer freudianischen und einer lacanianischen Linse (gebrochen durch queere Theorie und die in *subkulturellen* Communities entwickelten Jargons) zur Benennung von Erfahrungen wie *überwältigen*, *das Sexuale* und *Grenz-Zustimmung* das analytische Projekt auf eine andere und nützlichere Weise lenken und voranbringen. Vielleicht …

4. Kapitel
Zwischen Körper, Kultur und Subjektivität
Im Spannungsfeld von Leidenschaft und Sitte

Frannie und ihr Traum

In einer Freitagssitzung schildert Frannie ein Erlebnis, das sie in der Kirche hatte: Sie fühlte sich zutiefst in ihrer Entscheidung bestätigt, den Weg des Abenteuers einzuschlagen und eine Gelegenheit, wertvolle Arbeit außerhalb der USA zu leisten, beim Schopf zu packen. Sie hat im Ausland Kontakte zu Mitarbeitern der Kirche und verschiedener Gesundheitsdienste geknüpft, die zuvor bereits von ihrer Anwesenheit und ihrem Einsatz für die Bewohner profitiert haben und weiterhin profitieren würden. Ihre Entscheidung ist nicht zu trennen von der Tatsache, dass sie im Ausland einen Liebhaber hat; gleichzeitig steht sie der Scheidung von ihrem Ehemann ambivalent gegenüber und leidet unter dem Konflikt. Der kulturelle Rahmen, in dem Frannie ihre Entscheidung getroffen hat, ist durch ihre gläubige katholische Familie geprägt, in der Freude, Lust und Sünde nur allzu häufig in eins gesetzt werden und Fragen der Handlungsmacht und Lebendigkeit kein Thema sind. Welche Reaktion auf ihre Entscheidung erwartet Frannie von ihrem Analytiker, und welche Bedeutung misst sie seiner Reaktion für ihre eigene Subjektivität bei? Was hat diese Entscheidung mit ihren Eheproblemen zu tun und mit der Art und Weise, wie sie meine Reaktion darauf erlebt? Wie könnten meine persönliche Geschichte und mein Personenstand ihre oder meine subjektive Wahrnehmung dieses Augenblicks beeinflussen? Welcher Zusammenhang besteht zwischen all diesen Erwägungen und der Art und Weise, wie Frannie den Einfluss ihrer Leidenschaft und der unterschiedlichen Kulturen, in denen sie gelebt hat, wahrnimmt?

Frannie schildert, dass in der Kirche ein Gefühl der Bestätigung regelrecht über sie gekommen sei. Sie habe genau gespürt, dass es eine richtige und eine falsche Entscheidung für sie gebe. Einige ihrer wichtigen Träume haben uns in früheren Sitzungen deutlich gezeigt, dass sie sich in einem erbarmungslosen Konflikt zwischen Bleiben und Gehen befindet. Zum Beispiel wurde sie in einem noch nicht lang zurückliegenden Traum von alten Freunden aus der Kindheit zum Flughafen gefahren. Sie wollte zu ihrem Liebhaber fliegen, aber ihre Freunde verpassten immer wieder die Ausfahrt zum Flughafen ... (eine erfinderische Konfiguration unterschiedlicher Selbstzustände, die ihre innere Verwirrung und Ambivalenz bezüglich ihrer Entscheidung widerspiegelt). Sie war frustriert und nervös, fürchtete, dass das Flugzeug ohne sie abheben und sie dann die Gelegenheit, ihren Liebhaber zu sehen, versäumen würde. Nach und nach enthüllen die Träume mehr über ihr subjektives Selbstgefühl und ihre Beziehung zu Andersheit. In einem weiteren Traum hat sie befriedigenden Sex mit ihrem Ehemann, der sie fragt, weshalb sie mit ihm schlafe, obwohl sie ihn verlassen wolle (eine Entscheidung, die sie zum Zeitpunkt dieses Traumes noch gar nicht bewusst getroffen hatte). Dann wechselt der Schauplatz. Sie befindet sich auf dem Rücksitz eines Autos, das ihr Mann steuert, und masturbiert. Überrascht stellt sie fest, dass sie einen Penis hat. In ihren Assoziationen zu diesem Traum spricht sie von der Macht, die sie über ihren Mann zu besitzen glaubt. Sie ist überzeugt, in sämtlichen Bereichen ihres gemeinsamen Lebens die Richtung vorgeben zu müssen. Alles – Sex inbegriffen – geschehe einzig auf ihre Initiative.

In einem Traum jüngeren Datums beschreibt sie eine verstörende Szene: Zwei ihrer besten Freundinnen, die im Ausland leben, töten gemeinsam einen Hund. Sie sieht es im Vorbeifahren durchs Autofenster. Als sie zu dieser Szene assoziiert, denkt sie darüber nach, dass Amerikaner einen solchen Vorgang vermutlich als barbarisch empfänden, doch in ihrem Traum versteht und akzeptiert sie das Töten des Hundes als ein in jener Kultur notwendiges und vernünftiges Handeln. Sie befindet sich gleichwohl im Auto, ist also selbst nicht Teil dieser Kultur, deren Normen und Überzeugungen ihr sinnvoll erscheinen – sinnvoller vielleicht sogar als diejenigen, die ihr Leben als Amerikanerin bislang geprägt haben. Sie erklärt, dass sie das Verhalten ihrer guten Freundinnen in dem Traum nicht als grausam, sondern als mitfühlend empfand. Dann assoziiert sie zu einem nicht lang zurückliegenden Gespräch mit ihrem Ehemann, in dem sie ihm auseinandersetzte, dass sie nun die notwendigen Vorbereitungen treffe, um sich von ihm zu trennen und die Ehe zu beenden, weil ihr dies angesichts ihres unlösbaren Dilemmas rücksichtsvoller erscheine. Ich überlege laut, ob Frannie vielleicht glaubt, dass ich ihren Trennungsentschluss für barbarisch halte, und frage, ob das Auto möglicherweise ein sicherer Raum sei, in dem sie aus der Distanz, ebenso wie in unserem Behandlungsraum, über die Dinge nachdenken könne, doch ohne sich ihnen so verbunden zu fühlen, wie sie es sich eigentlich wünschte. Ich frage, ob sie nach wie vor damit rechne, dass ich ihre Bemühungen, zu ihrer eigenen Authentizität und Handlungsmacht zu finden, womöglich verurteilen würde? Sie gibt darauf zur Antwort, dass diese Spekulationen wahrscheinlich zutreffend seien, ihr Konflikt aber nicht dadurch gelöst sei, dass ich ihn in Worte fasste.

Langsam gewinne ich eine Vorstellung davon, wie sich Frannies kulturübergreifende Erfahrung auf die Konflikte auswirkt, die ihr in ihrer Ehe und in den monokulturellen familiären und religiösen Traditionen zu schaffen machen, die sie so fest im Griff hatten. Ich beginne auch über die Unterschiede und Ähnlichkeiten zwischen meiner eigenen kulturellen Vorgeschichte und ihren Erfahrungen nachzudenken. In meiner Reverie überlege ich, inwieweit unsere Interaktion und Frannies Konflikt dadurch geprägt werden, dass sie mich als einen Euro-Amerikaner und verheirateten Mann wahrnimmt (sie hat angedeutet, dass sie mich für verheiratet hält, weil ich einmal die Schwierigkeiten erwähnt habe, enge Bindungen aufrechtzuerhalten). Ich werde auf diese Überlegungen in Kürze zurückkommen.

Wie das letzte Traumbruchstück und Frannies Assoziationen zeigen, hat sie das Gefühl, einer Lösung ihres Dilemmas näher zu kommen – zumindest, was ihre Ehe angeht. Doch die Klärung ihrer äußeren Angelegenheiten schafft ihren inneren Konflikt nicht aus der Welt. Frannie, Anfang 30, ist die Tochter italienischer Einwanderer, praktizierender Katholiken. Ihre Großeltern, die sie liebt und idealisiert, haben ihr ein starkes Bewusstsein für die Bedeutsamkeit des Familienzusammenhalts und die Pflege »traditioneller« Werte vermittelt. So wuchs Frannie als ein »gutes« italienisches/katholisches Mädchen in einem sozioökonomischen Raum der unteren amerikanischen Mittelschicht auf, in dem das Misstrauen gegenüber Veränderung und Andersheit die Norm war. Aber sie hatte Geheimnisse und fürchtete sich davor, von anderen Menschen, die womöglich ihre Verstöße gegen die katholische Lehre entdecken würden, verurteilt zu werden. Im jungen Erwachsenenalter hatte Frannie hocherfreut festgestellt, dass eine gute Freundin aus der Kindheit, vor der sie vieles geheim gehalten hatte – vor allem was ihre sexuellen Erfahrungen in der Adoleszenz betraf –, entsprechende Geheimnisse vor ihr gehütet hatte. Beide fühlten sich gestärkt, sobald sie begannen, sich über ihre Normverstöße auszutauschen.

Frannie glaubt, nicht sicher beurteilen zu können, inwieweit ihr Wunsch, aus beruflichen Gründen und wegen eines neuen Partners ins Ausland zu gehen, womöglich eine Wiederholung ihrer Verstöße gegen die familiären und kirchlichen Normen, die ihr in ihrem Leben Sicherheit sowie ein Gefühl der Verlässlichkeit und Stabilität vermittelt hatten, darstellt – eine Wiederholung der Geheimnisse des »bösen Mädchens«. Gleichzeitig erlebt sie diese in der Vergangenheit wurzelnden Praktiken und Glaubenssätze weiterhin als Vernichtung ihrer Fähigkeit, ihre Begabungen und Leidenschaften zu entfalten und an ihren Beziehungsfähigkeiten zu arbeiten. Den Normen ihrer Familie, der Gemeinde und der Kirche zu gehorchen scheint eine maligne Version der Hingabe, eine masochistische Unterwerfung, zu sein (Ghent 1999). Sich dem Abenteuer und der Leidenschaft hinzugeben und die Herausforderungen anzunehmen, die sich mit den neuen beruflichen Chancen und mit einem Partner bieten, der gebildeter ist als ihr Ehemann und mannigfaltigen Interessen und Aktivitäten nachgeht, scheint eine andere Art der Hingabe zu sein: ein Befreiungsakt, ein Ausdruck erfolgreicher Klärung und Bewältigung des inneren Konflikts. Dies geschieht in ihrem gegenwärtigen sozioökonomischen Raum, in dem ein transkulturelles Bewusstsein geschätzt wird, für das ein Vertrauen in konstruktive Veränderung, Anerkennung von Andersheit, vor allem wenn sie sich durch andersartige Bräuche auszeichnet, und Respekt vor ihr charakteristisch sind.

Obwohl wir diese Optionen rational analysieren können, indem wir eine Form der Hingabe als maligne und eine andere als gutartig beurteilen, fühlt Frannie sich überfordert und in ihrem scheinbar unlösbaren Dilemma hin- und hergerissen. Von beiden Optionen fühlt sie sich stark angezogen, ist unsicher und fürchtet, sich womöglich *falsch* zu entscheiden. Reflexion und Analyse ihres Zwiespalts fallen dieser eloquenten und gebildeten Akademikerin nicht schwer – ganz im Gegensatz zur Analyse des Zusammenbruchs von Optionen und der internalisierten Verfolgerstimmen ihrer Familie, Gemeinde und Religion, die sie lähmen.

Frannie sitzt mir gegenüber im Sessel, ihre Körperhaltung ist gewöhnlich entspannt, ihre Hüften sind nach vorn, in meine Richtung, positioniert. Ich nehme zumeist eine entsprechende Haltung ein, so dass wir einander frontal gegenübersitzen. Die wechselseitige Abstimmung unserer Körperhaltung entspricht einem »hinreichend guten« Spiegeln und erzeugt ein Gefühl sicherer Verbundenheit. In diesen Momenten blickt Frannie mir sehr aufmerksam ins Gesicht – auch dies ein für sie typisches Verhalten. Oft scheint sie meine Miene nach Hinweisen darauf abzusuchen, dass ich ihr Erleben verstehe. Vielleicht sucht sie auch nach einer unerwarteten Reaktion, die ein neues, weitergehendes Verständnis ausdrücken könnte. Ich muss hinzufügen, dass mir diese Art von Blickkontakt den Eindruck vermittelt, dass mich Frannies aufmerksame, prüfende Beobachtung meines Gesichtsausdrucks an die Hypervigilanz gemahnt, die für ein Kind charakteristisch ist, das von seinem Gegenüber entweder eine grenzüberschreitende Reaktion oder Reaktionslosigkeit erwartet.

In den Momenten danach klingt Frannies Stimme ein ganz klein wenig höher als üblich. Mittlerweile weiß ich, dass diese höhere Stimme häufig ihre Selbstzweifel begleitet, in die sie völlig versinkt, wenn das Ambivalenzdilemma für sie unerträglich wird. In diesen Augenblicken empfinde ich oft das ich-dystone Gefühl, in der Übertragung ein spezieller Anderer zu sein, eine Geisterprojektion, die Frannies Wahrnehmung ihrer eigenen »Wahrheiten« bedroht. In meiner Reverie überlege ich:

> Bin ich ein Priester/eine Nonne aus ihrer Kindheit, der/die sie straft und verurteilt, weil sie gegen einen strengen Verhaltenskodex verstoßen hat, und den/die Frannie als jemanden wahrnimmt, der jede Äußerung ihrer eigenen Kreativität oder Lebendigkeit unterdrückt? Oder bin ich der Vater, der zusammen mit den Großeltern religiöse Überzeugungen bezüglich »akzeptablen« Verhaltens vertritt und die Aktivitäten und Entscheidungen der Enkelin/Tochter unentwegt kontrolliert, damit sie nicht auf den Pfad der Verdammnis gerät?

Die Entscheidung, in einem anderen Land zu arbeiten, bedeutet nicht nur das Ende ihrer Ehe. Bedeutet sie auch, dass sie die Behandlung abbrechen wird? Fühlt Frannie sich von mir verdammt, wenn sie beschließt, die Behandlung zu beenden? Bin ich »verdammt wütend« auf sie, wenn sie eine solche Entscheidung trifft? Und was könnte die Grundlage einer solch starken affektiven Reaktion sein? Hier verspüre auch ich den Zusammenprall unterschiedlicher kultureller Normen, denn in mir kämpfen meine internalisierten Erwartungen an klinische Arbeit, denen mein subjektives Bewusstsein der psychoanalytischen Kultur zugrunde liegt, in die ich eingebettet bin, mit meiner persönlichen Reaktion auf meine kämpfende, couragierte Patientin. Mein emotionales Erleben legt mir hier andere Bedeutungen nahe als mein kultureller Kontext.

Frannies Vereinigung mit ihrem Liebhaber/Verlobten im Ausland könnte ein gefährliches und destruktives Enactment ihres heimlichen »anderen« Lebens sein, eine »delinquente« Reaktion auf die religiösen Überzeugungen ihrer Familie und der Kultur, in der sie aufgewachsen ist. Waren diese geheimen Verstöße gegen Normen Ausdruck eines falschen oder aber eines wahren Selbst (Winnicott 1960, S. 148–150)? Andererseits: Könnte die Entscheidung für ein neues Leben im Ausland auch Ausdruck von Generativität und Kreativität sein und womöglich neue Formen der Selbstentfaltung und Bezogenheit ermöglichen, die zuvor durch eine innere Objektwelt unterdrückt, wenn nicht sogar zunichte gemacht wurden – eine Objektwelt, die aus frühen Beziehungen der Nicht-Anerkennung und der angstgetriebenen, narzisstischen psychischen Inbesitznahme durch Eltern und andere, vor allem durch religiöse Überzeugungen motivierte Autoritätsfiguren bestand?

Zugang zur dichten Komplexität körperlicher Ausdrucksebenen von Mikromomenten

In Momenten ähnlich diesem, in denen Frannie durch ihre Ambivalenz gelähmt wird, ist mir aufgefallen, dass ihre innere Anspannung sich in einer Anspannung der Muskeln rund um ihre Augen und der Stirnmuskulatur zeigt, so dass die Haut Falten bildet. In solchen Momenten scheint sich Frannie nicht sicher zu sein, was sie von diesem Anderen – von mir – zu erwarten hat. Werde ich sie bestätigen oder aber korrigieren? Oder werde ich auf eine Weise reagieren, die beide Möglichkeiten oder sogar noch weitere offenlässt? Diese offene Reaktion auf Veränderung und Differenz, die in vielen Situationen analytisch fokussiert und therapeutisch angemessen ist, wird von Frannie tatsächlich oft als ein Zunichtemachen der Bedeutungen der Neuheit und des Urheberschaftsgefühls an dem, was sie mitgeteilt hat, erlebt. Es ist, als wäre das Unterlassen kritischer Nachfragen (was eine Bereitschaft sein könnte, offen für Veränderung zu sein, aber auch, und das ist die Herausforderung, eine Verschleierung der Missbilligung) ein inauthentisches Vermeiden, ein Überspielen der Bedeutsamkeit, die dieser Kampf für sie und andere einschließlich meiner selbst besitzt. »Sie müssen doch wütend auf mich sein, weil ich Sie verlasse!« Ich merke, dass es mir unangenehm ist, auf diese Weise gesehen und so, wie ich es vermute, wahrgenommen zu werden. Ich fühle mich auch als jemand konstruiert, der ihre Stimme und ihre Urheberschaft schändet. Nicht weniger wichtig ist, dass ich mich an meine eigenen Erfahrungen als jemand, der im kulturellen Milieu der Arbeiterklasse aufwuchs und ähnlich wie Frannie von Autoritätspersonen Strafen und Verurteilungen erwartete, erinnere. Hier stoßen also meine konkordante Identifizierung mit Frannie und internalisierte Normen zusammen, die ganz bestimmte – durch die professionelle Community, mit der ich mich identifiziere, geprägte – Erwartungen konstruieren, wie ich Übertragungsbedeutungen verstehen und beantworten soll. Ich überlege, wie diese Reflexionen die Entfaltung unserer Interaktionen und unser jeweiliges Erleben des Selbst und des Anderen beeinflussen. Ich kämpfe mit meinem Wunsch, eine gute Behandlung mit einer klugen, selbstreflektierten Patientin fortzusetzen, und einer inneren

Stimme, die sich stellvertretend mit der risikofreudigen, aufgeschlossenen Person identifiziert, die ihrer Leidenschaft folgt und fest im Kraftzentrum ihrer Überzeugung steht, ihren Mann, ihr Land und mich zu verlassen.

Aber *hier in diesem Mikromoment*, in dem Frannie ihren Schritt von Ambivalenz zu Entschlossenheit in Worte fasst, *haben sich ihr Körper und die Bedeutung, die er zu vermitteln scheint, verändert.* Sie beugt sich in ihrem Sessel nach vorn, als sei sie aktionsbereit oder sogar auf eine Konfrontation eingestellt. Ich habe nicht das Gefühl, dass sie angespannt ist, auch wenn ihre Entspannung anders wirkt als zuvor; ich spüre, dass mir ihre wache Bereitschaft eine Vitalität vermittelt im Gegensatz zu einem Gefühl der Resignation, sogar Vermeidung, die zuvor damit einherging. Die Konfiguration ihrer Gesichtsmuskulatur, ihr Gesichtsausdruck, hat sich verändert. Ich empfinde dies wie eine Woge sich wandelnder Emotionen. Frannie scheint zu lächeln, *aber es ist ein verschmitztes Lächeln, so als wolle sie mir zu verstehen geben, dass sie irgendwo drinnen oder draußen oder drinnen und draußen etwas gefunden hat, das ich nicht werde ungeschehen machen können … nicht einmal unabsichtlich.* Ihre Kraft, meiner Kraft standzuhalten, ist hier mit Händen zu greifen. Als sie das Ergebnis ihrer in der Kirche angestellten Überlegungen verkündet, klingt ihre Stimme nicht so hoch, wie ich sie oben beschrieben habe, sondern ein wenig tiefer, genug, um eine Art Stärke zu signalisieren, die mir bei Frannie bislang noch nicht begegnet ist.

Doch nicht allein die verkörperlichten Dimensionen ihrer Selbstdarstellung haben sich in wichtiger Hinsicht verändert. Natürlich sind diese Veränderungen dem Moment inhärent, in dem ich eine Veränderung der in der Luft liegenden Spannung spüre. Die Spannung ist an diesem Punkt nicht nur ein inneres Dilemma zwischen richtig und falsch. Zumindest steht ein solches Dilemma nicht im Vordergrund meines eigenen Erlebens, und Frannie ist, wie ich spüre, ähnlich fokussiert. Die Spannung im Raum ist eher ein potenzielles »Knirschen« zwischen uns beiden, dieweil ich in der Übertragung als der Großvater/Vater erlebt werde, der bewusst oder unbewusst Erwartungen und Überzeugungen hinsichtlich Sitte und Verhalten repräsentiert, ein kulturelles Netz von Gewohnheiten, die sich mit ihren kreativen, aber »transgressiven« Gedanken und Handlungen in dem »Knirschen« zwischen ihren Leidenschaften und den früher internalisierten sittlichen Werten reiben. Auch wenn an diesem Punkt objektiv ein intrapsychischer Konflikt identifiziert werden kann, bricht die Unterscheidung zwischen innerlich und äußerlich für uns beide subjektiv in diesem Moment des Knirschens zwischen Leidenschaft und Kultur zusammen. Es ist nicht so, dass Kultur in eine Psyche internalisiert oder einem Körper eingeschrieben wird. Dazu Judith Butler:

> »Für einen Großteil der feministischen Theorie und Politik stellen die Kategorien des wahren Geschlechts, der diskreten Geschlechtsidentität und besonders der Sexualität den festen Bezugspunkt bereit. […] Doch stellt sich die Frage, ob es sozusagen eine politische Gestalt der ›Frau(en)‹ gibt, die der politischen Ausarbeitung ihrer Interessen […] vorausgeht und sie vorwegnimmt? Welche Form hat diese Identität? Und handelt es sich um eine Formung, die gerade die Morphologie und Begrenzung des sexuell bestimmten Körpers als Grund, Oberfläche oder Schauplatz der kulturellen Einschreibung ansetzt?« (Butler 2021 [1990], S. 190)

In dieser Unschärfe sind Leidenschaft und Kultur subjektiv oder intersubjektiv nicht voneinander zu unterscheiden. Ist Frannie – oder bin ich – ein selbsttätiger Akteur, oder sind wir unbewusst in einem Netz aus kulturellen Imperativen gefangen, die uns vorgeben, wie wir zu denken, zu fühlen, zu handeln haben?

In diesem Moment wird mir blitzartig die Veränderung bewusst, die Frannies verkörperlichter Zustand in mir selbst katalysiert. Meine Erregung ist zum Teil die narzisstische Freude an der Erkenntnis, dass ich ein gewisses Gespür dafür entwickele, was ihr Körper vermittelt, und dass dieses Gespür der Vision, die ich und vor mir andere für das mutative Potenzial einer solchen erweiterten therapeutischen Aufmerksamkeit seitens des Analytikers beschrieben haben, entspricht und zentrale Bedeutung für sie besitzt (Knoblauch 2000, 2005).[1] Meine Erregung hängt aber auch mit

1 Zu der Signifikanz der Aufmerksamkeit für diese implizite, verkörperlichte Ebene des dyadischen Austauschs siehe auch Alfano 2005; Anderson 1998; Aron 1998; Beebe et al. 2005; Dimen 1998; Gentile 2007; Gunsberg & Tylim 1998; Harris

meiner Gewissheit zusammen, dass mein eigenes körperliches Erleben zumindest partiell für die Art, wie Frannie mich an diesem kritischen Punkt beeinflusst, spezifisch ist. Dies ist eine körperliche, nicht-symbolische Ebene der Gegenübertragungserfahrung, die ich in dieser schriftlichen Erzählung (und im Rahmen der im 3. Kapitel erläuterten Grenzen) post hoc in symbolische Wortbedeutungen zu übersetzen versuchen kann.

Ich möchte diese nicht-symbolisierten Dimensionen meines Erlebens wie folgt beschreiben. Der Grad meiner inneren Aktivierung ist gestiegen, ich sitze ein wenig aufrechter und meine Bereitschaft, rezeptiv und responsiv zu sein, ist höher als gewöhnlich. Dies ist eine Information für Frannie, zusätzlich zu all den semantischen Bedeutungen, die meine Worte vielleicht vermitteln. Präziser: Während mir die Veränderung langsam bewusst wird, begreife ich, dass ich mich ihrer entspannten Haltung in der Vergangenheit oft angepasst habe und dass diese Anpassung womöglich eine Kollusion mit ihrer Resignation und Frustration angesichts ihre Stasis signalisiert haben könnte. (Mit anderen Worten: Mein eigener verkörperlichter Rhythmus glich sich in Resignation und Kollaps ihrem verkörperlichten Rhythmus an, und zwar durch meine unbewusste Anpassung an ihre Körperhaltung und die potenziellen Bedeutungen, die diese verkörperlichte Gemeinsamkeit möglicherweise für unsere jeweilige Subjektivität besaß.) Mein Kollusionssignal könnte auf meinem eigenen, bislang unreflektierten narzisstischen Bias für die Ehe, der ich mich verpflichtet habe, beruhen. Andererseits aber wäre vielleicht denkbar, dass ich meine Patientin unbewusst anfeuere, dem psychischen Gefängnis der strengen kulturellen Normen zu entkommen, die sie im Griff haben und die ich aus meiner eigenen frühen Biographie kenne.

Ich nehme in diesem Moment wahr, dass ich die Augenbrauen hochziehe und meine Augen sich weiter öffnen als üblich. Ich frage mich, ob mein Gesicht Anerkennung oder vielleicht sogar Überraschung zum Ausdruck bringt. Ich hebe zu sprechen an. Dies könnte entscheidend dafür sein, ob meine Überraschung im Bereich von Schock und Urteil – wie subtil auch

1998; Jacobs 1986, 1991, 1994; Kimble Wrye 1996, 1998; La Barre 2002, 2005; Lyons-Ruth 1999; McLauglin 2005; Orbach 1999, 2003, 2004, 2006; Shapiro 1996; Sonntag 2006; Sletvold 2014; Stern 2004.

immer – erlebt wird und in Frannie womöglich das Gefühl weckt, im *Unrecht* zu sein. Wie soll ich reagieren? Hier setzt mir, ähnlich wie meiner Patientin, die Angst zu, das *Falsche* zu tun – eine eindrückliche Illustration der intersubjektiven Resonanz auf einer unsymbolisierten Dimension des Austausches, die dieselbe affektive Wirkung haben kann wie symbolisierte Verbalisierung. Hier das *Falsche* zu tun liefe auf ein Enactment hinaus, das auf subtilen unausgesprochenen, aber verkörperlichten Erfahrungsdimensionen ko-konstruiert wird, in dem wir beide von unserer nicht-bewussten Akzeptanz einer kulturell kontextualisierten Binarität besiegt werden, an die keiner von uns beiden bewusst glaubt. Mein Gegenübertragungsdilemma verdichtet sich zudem dadurch, dass ich einerseits aufgrund von Verhaltenserwartungen, die durch religiöse und sozioökonomische Codes geprägt sind, das Gefühl habe, im *Unrecht* zu sein, andererseits aber auch Erwartungen verinnerlicht habe, die mir ein professioneller Verhaltenskodex vorgibt. Hier überschneiden sich für mich potenziell toxische Binaritäten, konstituiert durch die multikulturellen Dimensionen der Kontexte, die auf meine Interaktion mit Frannie zugreifen.

Was dann geschieht, ist nichts, was ich mir infolge meiner Reverie oder irgendwelcher vorausschauender therapeutischer Leitlinien hätte ausmalen können. Es ist etwas, das ich immer häufiger – und immer post hoc – als einen zentralen Aspekt jener Art von Veränderung oder Kipppunkt erkenne, zu dem dieser Moment, den ich beschreibe, wird.[2] Solche klinischen Momente sind durch subtile somatische oder kinästhetische Veränderungen charakterisiert (Cornell 2011, 2015; siehe auch 3. Kapitel), die nicht auf der gewöhnlich im Zentrum der Aufmerksamkeit stehenden *Strukturebene* der Analyse erfolgen, sondern auf einer Analyseebene der *Mikroprozesse*.[3]

Während also Frannie über ihre Entscheidung spricht, ihren Mann zu verlassen, eine Entscheidung, die sie in tiefer Reverie in einem ungemein eindrücklichen architektonischen symbolischen Kontext (einer Kirche) getroffen hat, der ebenjene Praktiken, Rituale und Traditionen umhegt, gegen

2 Für eine Diskussion der Nützlichkeit des aus der nonlinearen Theorie dynamischer Systeme stammenden Konzepts des Tipping-Points oder Kipppunktes für die psychoanalytische Arbeit siehe Thelen (2005), Piers (2005) und Seligman (2005).

3 Diese Unterscheidung wird im 5. Kapitel weiter ausgearbeitet.

die sich ihre Entscheidung richtet, gehen in meinen Körper in Reaktion auf eine wahrnehmbare Veränderung ihres Körpers und Tonfalls Veränderungen vor. Ich spüre etwas, das ich nun mit folgenden Worten schildern werde, wobei zu betonen ist, dass diese Worte in dem Augenblick, den ich hier zu beschreiben versuche, keineswegs als Gedanken in mir auftauchten. Dies ist vielmehr die symbolische Beschreibung dessen, was mein Körper mir ohne Worte zu sagen schien:

> Mich beeindruckt die Entschiedenheit von Frannies Entscheidung … dass sie offenbar nicht, wie bislang üblich, darauf schaut, wie ich auf ihre Gedanken reagiere, sondern ihre Sache, über die bereits diskutiert wurde, mit Bestimmtheit vertritt. Etwas hat sich verändert. Sie blickt und klingt anders, und ich reagiere anders auf meine Wahrnehmung der Klarheit und Entschlossenheit, die mir ihre Augen, ihr Körper sowie der Klang und die Bedeutung ihrer Worte mitteilen.

Ich spreche nicht von dem (teils vokalen, teils verkörperlichten) Rhythmus unseres Austauschs. Das ist im Moment nicht möglich. Ich bin noch immer voll und ganz damit beschäftigt, ihn mit meiner Reaktion zu konstituieren. Doch in diesem Narrativ möchte ich meine analytische Linse auf diesen kurzen Austauschmoment richten, um (post hoc) die Gestalt und die Anmutung dieses Moments zu beobachten und zu illustrieren, inwieweit sie sich von einem Muster unterschieden, das sich zuvor zwischen uns etabliert hatte, und inwieweit die Veränderung dieses Rhythmus den früheren Spannungszustand zwischen Frannies Leidenschaft und den sozialen Bräuchen veränderte, der ihre Urteile und Emotionen kontextualisierte. Dieser Moment, ein Kipppunkt, markierte den Beginn eines neuartigen Rhythmus in Frannies Interaktionserfahrung mit mir und anderen Menschen.

Ich möchte nun noch einmal zu dem von Frannie und mir vorangegangenen Moment »zurückspulen«. Als Frannie sich in ihrem Sessel leicht vorbeugte, dabei verschmitzt lächelte und sich mit tieferer Stimme (ich möchte noch hinzufügen: auch langsamer sprechend) äußerte, fühlte sich dies für mich (rückblickend) paradoxerweise so an, als hätte sie sich einer Bremse bedient, um etwas an unserem Tempo und Rhythmus zu verändern. Ich sage »paradoxerweise«, weil es weniger eine Verlangsamung war als ein Wandel, eine Verlangsamung des Sprachflusses bei gleichzeitiger Beschleunigung oder Expansion der ausgedrückten Vitalität, ein Gefühl wachsender Stärke der Stimme (niedriger), des Tempos (langsamer) und des Körpers (der sich nun voller Selbstvertrauen direkt präsentierte gegenüber dem reduzierten muskulären Tonus und der körperlichen Zurückhaltung, die mir aus den typischen Rhythmen unseres Austausches in der letzten Zeit so vertraut waren). Diese multimodalen, nicht-symbolisierten körperlichen Dimensionen von Frannies Selbstdarstellung, begleitet von einer semantischen Dimension ihrer Rede, deren symbolische Bedeutung gleichermaßen wichtig war, katalysierte eine signifikante Veränderung in meiner eigenen rhythmischen Begleitung ihrer Veränderung. Diese Veränderung vollzog sich auf den Ebenen der Haltung und Aktivierung. Meine Haltung und Aktivierung veränderten sich, um sich der ihren anzupassen. Ich kann nicht sagen, wie mein Gesicht oder mein Blick von Frannie wahrgenommen wurden. Ich kann aber sagen, dass ich innerhalb der kurzen Mikrosekunde unserer Veränderung von Resignation und Niedergeschlagenheit zu vitalisiertem Triumph und zur Befreiung, wie sie sich in den Rhythmen unseres Körperdialogs niederschlug, die Verschmitztheit von Frannies Lächeln als Ausdruck ihres Gefühl einer triumphalen Umkehrung des Machtgradienten verstand. Dieser Machtgradient war innerhalb der wiederholten psychischen Vernichtungen konstituiert worden, dem *Knirschen* zwischen Leidenschaft und Sitte, einem *Knirschen* und seiner Umkehrung, das ich hier in ihrem Erleben meiner Person und mit mir ebenso wie in ihrer Vergangenheit zurückzuverfolgen versuche.

Was hat diese körperliche Veränderung im Behandlungszimmer mit Subjektivität zu tun und mehr noch mit dem Nexus der gegenläufigen Einflüsse, die Frannies Leidenschaft und ihre Kultur auf sie ausüben?

Es wäre möglich gewesen, dass Frannie mich in der Übertragung als jemanden erlebt hätte, der sie kritisierte und ihren Entschluss missbilligte, gegen die Normen der Tradition zu verstoßen, die sie nicht nur früher so fest im Griff gehabt hatten, sondern sie auch in ihren aktuellen psychischen Zuständen beeinflussten. Aber ich konnte (trotz meiner Sorge, gegen zwei unterschiedliche kulturelle Codes der Praxis und der Überzeugung zu verstoßen und das *Falsche* zu tun) spüren, dass sie mich nicht auf diese Weise erlebte, als sie die Umstände ihrer Überlegungen schilderte und dann ihre Entscheidung verkündete. Ich konnte dies spüren (auch wenn ich das, was ich spürte, noch nicht aussprechen oder symbolisch zu denken vermochte), und zwar aufgrund der Veränderung im Timing ihres Blicks, der um eine Mikrosekunde verlängerten hyperaktiven Überprüfung meines Gesichtsausdrucks (einem kurzen Innehalten, auf das ich in der Vergangenheit typischerweise mit einer Bemerkung oder einer stillen Reflexion über ihre Unentschlossenheit und ihre Erwartung einer Bestätigung oder Richtungsvorgabe meinerseits reagiert hatte) und schließlich aufgrund des allmählichen, langsamen Auftauchens eines »verschmitzten« Lächelns, das eine Veränderung von Rhythmus und Bedeutung markierte. Dieser rhythmische Marker, der sich zu einem mimischen Ausdruck, einer sehr spezifischen Art zu lächeln formierte, weckte in mir Freude und ein Gefühl der Befreiung. Die Überzeugungen und Bräuche, die Frannies quälendem Gefühl, etwas *Falsches* zu tun, zugrunde lagen, hatten ihren Griff gelockert, und Frannie schien zu wissen, dass sie mich an diesem Befreiungsprozess beteiligte. Sie schien darauf zu vertrauen, dass ich nicht das *Falsche* tun oder sagen würde. Die rhythmische Veränderung unseres mimischen Dialogs ließ mich zudem eine ähnliche Veränderung in mir selbst wahrnehmen: einen Wandel von der Sorge, in den Augen meiner psychoanalytischen Kultur das *Falsche* zu tun, zum Gefühl eines energetisierenden Loslassens und einer Offenheit für die noch unbekannten befreienden Konsequenzen ihres Urheberschaftsgefühls. In diesem Mikromoment katalysierte der Austausch unseres Lächelns für Frannie wie auch für mich eine Veränderung in den Systemen kultureller Bedeutungen, Sanktionen und Verbote, die unsere Interaktion kontextualisierten.

Was, wenn ich auf Frannies verschmitztes Lächeln anders reagiert hätte, als ich es tat? Was, wenn ich mich weiterhin von meiner Sorge, nach Maßgabe meiner eigenen psychoanalytischen kulturellen Überzeugungen und Gepflogenheiten das *Falsche* zu tun, und von der Möglichkeit hätte leiten lassen, meine Patientin entweder durch ein Übermaß an Empathie oder durch ein Enactment des Strafgerichts zu retraumatisieren? Was, wenn mein Wunsch (die Behandlung fortzusetzen) und meine kulturell geprägte

Überzeugung, dass Frannie das *Falsche* tat, wenn sie mitten in der Behandlung aufhörte, meine Reaktion niedergekämpft und gehemmt hätten? Ich habe lange über diese Möglichkeit nachgedacht. Ein entscheidender Faktor der Art und Weise, wie Frannie mich erlebte und wie wir diesen Moment anschließend verstanden und mit ihm arbeiteten, war nicht einfach das, was ich als nächstes sagen würde, sondern etwas, das in unserem verkörperlichten Dialog unberufen und unformuliert auftauchte (D. B. Stern 1997). Hätte ich nicht spontan auf den Rhythmus, der sich zu Frannies verschmitztem Lächeln formierte, mit einem synkopischen Rhythmus reagiert, der sich zu meinem Lächeln formierte, dann hätten sich die Dinge – zumindest in diesem Moment, an diesem Tag – völlig anders entwickeln können. Da ich aber auf die Veränderung des körperlichen Mikrorhythmus, dem Frannies Rhythmen ein neues Muster gaben, so reagierte, wie ich es tat, konstituierten wir nun einen neuen Kontext, in dem sie sich ihre Fähigkeit, als Urheberin ihrer Leidenschaften zu agieren, mehr und mehr bewusst machen und die widersprüchlichen kulturellen Überzeugungen und Bräuche, mit denen sie umgehen musste, neu strukturieren konnte. Und darüber hinaus konstituierten meine mit ihrer Veränderung koordinierte, im Rhythmus ausgedrückte Mikroanerkennung und Reaktion für mich einen raschen Wechsel von Zweifeln ob meiner Reaktion zu einem Gefühl der Hingabe (Ghent 1999) an das, was wir konstituierten und was ich nun durch ihre Reaktion auf meine Reaktion bestätigt sah.

Ich möchte hier betonen, dass ich mit dieser klinischen Episode eine entscheidende Bedeutung illustrieren möchte, die nicht-symbolisierte verkörperlichte Kommunikation für das therapeutische Verstehen und Handeln besitzen kann. Wir befinden uns heute in einer Phase, in der die psychoanalytische Aufmerksamkeit sich auf ein Netz kultureller Einflüsse richtet – einschließlich Rasse, Ethnizität, Gender, sexuelle Präferenz, Alter, körperliche und kognitive Fähigkeiten sowie Einschränkungen, sozioökonomischer Status und regionale ökologische Möglichkeiten, Zwänge und Gefahren. All dies zu berücksichtigen blendet ein traditionelles Verständnis von Konflikt und Dissoziation nicht aus, bindet aber die Bedeutungen einer solchen Erfahrung an komplexe, nicht-linear sich entfaltende makro- und mikrokontextuelle Einflüsse zurück (mehr dazu im 6. Kapitel).

Es ist interessant zu sehen, wie schwierig Leidenschaft und Sitte oft miteinander zu vereinbaren sind. Indem Freud (1923) diese Kräfte im intrapsychischen Erleben als Es und Über-Ich konzipierte, stellte er diese Herausforderung des psychischen Gleichgewichts zutreffend dar. Aber seine Betonung lag in höherem Maß auf den einschränkenden, vernichtenden Internalisierungen, die durch kulturelle Erwartungen katalysiert werden, und weniger darauf, dass Kultur auch als eine Art haltender Umwelt (Mutterland) dienen kann, die Affirmation und Sicherheit gewährt. Im 6. Kapitel untersuche ich, wie Kultur für die subjektive Vitalität zu einer vernichtenden Umwelt werden kann, indem ich mich den wenig beachteten Beiträgen zuwende, die Frantz Fanon über diese Dynamik verfasst hat. Das vorliegende Kapitel aber ist Teil eines modernen Versuchs, die Bandbreite an Bedeutungen und Implikationen aufzudecken, die kulturelle Überzeugungen, Bräuche und Sitten für das subjektive Erleben besitzen können. Besondere Betonung liegt dabei auf dem Umgang mit dem Affekt und seiner Äußerung, der durch kulturelle Normen entweder sanktioniert oder verbannt wird.

Scarry (1985) hat über den politischen Einsatz der körperlichen und psychischen Folter geschrieben, die dem Körper vernichtende Schmerzen zufügen und die Fähigkeit auslöschen soll, Erfahrung zu repräsentieren und zu reflektieren.[4] Das hier untersuchte klinische Phänomen ist das Ergebnis einer Reihe koerzitiver Einflüsse, die subtiler sind als die vorsätzliche körperliche oder seelische Folter. Diese Unterscheidung ist für das klinische psychoanalytische Verständnis der Art und Weise, wie der Körper Punkte eines Zusammenbruchs oder einer generativen Expansivität registriert, ebenso wichtig wie für ein Verständnis der Unterscheidung, die in Diskussionen über die Auswirkungen von Rassismus getroffen wird zwischen offenen Gewaltakten und den unbewussten und häufig dissoziierten, subtilen Formen institutionalisierter und durch Gewohnheit verfestigter Verhaltensweisen, deren vernichtende Folgen für das Gefühl, Mensch zu sein und von anderen wertgeschätzt zu werden, mittlerweile Anerkennung findet.

4 Sue Grand (2000) hat solche vernichtenden Folgen in ihrem Buch *The Reproduction of Evil: A Clinical and Cultural Perspektive* auf der Grundlage eindrücklicher klinischer Beschreibungen untersucht.

Klinische Phänomene der Art, wie ich sie in diesem Kapitel untersucht habe, treten also auf, während das Denken noch möglich ist. Trotzdem sind Dissoziation und unbewusster Konflikt zentrale Schwierigkeiten in der Arbeit mit dieser Patientin, die mit den Auswirkungen von Ereignissen kämpft, die zu einer Veränderung ihres sozioökonomischen Status geführt haben und sie mit sozialen Verhaltensnormen konfrontieren, die andere sind als diejenigen ihrer Herkunftsfamilie. Diese Phänomene treten, wie ich gezeigt habe, in Reaktion auf die Auswirkungen kulturübergreifender Unterschiede auf, die das Erleben von Intimität und Hingabe in persönlichen und professionellen Lebensbereichen der Patientin beeinflussen (und einen sozial beeinflussten Raum entstehen lassen können, dessen Auswirkungen unter Umständen gleichermaßen traumatisch sind wie die Zwänge kultureller Konformität). Wenn wir den Einfluss der Kultur auf die psychoanalytische Praxis und das emotionale Leid unserer Patienten mehr und mehr erhellen, müssen wir ganz offensichtlich auch unseren Aufmerksamkeitshorizont erweitern und die multikulturellen Überschneidungen sowohl in als auch zwischen Personen in den Blick nehmen. Diese sich überschneidenden Erfahrungsdimensionen machen das Gegenübertragungs- wie auch das Übertragungserleben komplexer. Im 5. Kapitel untersuche ich dieses Thema, indem ich den in den vorangegangenen Kapiteln konzipierten und illustrierten, auf den Mikromoment gerichteten Fokus weiterentwickele. Im 6. Kapitel betrachte ich das Thema unter einem auf die potenziell unbewussten, rassifizierten Dimensionen der psychoanalytischen Theorie gerichteten Makroblickwinkel. In diesem Zusammenhang untersuche ich auch die Konsequenzen, die diese Lakunen für die Bedeutung und Aktivität innerhalb der psychoanalytischen Begegnung und für deren Kontextualisierung haben.

5. Kapitel
Fluidität der Emotionen und klinische Vulnerabilität
Ein Feld der rhythmischen Spannungen

Paradigmenwechsel: eine revidierte Konzipierung der Abstimmung

Vor einigen Jahren erklärten Civitarese und Ferro, dass »in der Psychoanalyse schon mit Bion und mehr noch mit späteren Entwicklungen sowie mit dem Übergang zu einer analytischen Feldtheorie ein Paradigmenwechsel, wie von Kuhn (1962) beschrieben, stattgefunden« habe (Civitarese & Ferro 2013, S. 194). Über die Implikationen dieses Paradigmenwechsels für die klinische Aktivität wäre noch einiges mehr zu sagen. In diesem Kapitel untersuche ich die Beziehung zwischen der Dimension imaginativen Erlebens, die in der Psychoanalyse gewöhnlich sprachlich und mit Blick auf Struktur und Kategorie durchmessen wird, und dem weit weniger beachteten, erheblich schwieriger zu erzählenden Erfahrungsbereich, der die *Fluidität* der Aktivierung und Hedonik (Grad an Lust/Unlust) betrifft, die ein interaktives Feld prägen können. Daniel N. Stern bezeichnet diesen Erfahrungsbereich als *Vitalitätsaffekte* (Stern 2011 [2010]).[1]

Fonagy et al. (2004 [2002]) benutzen den Begriff *Affekt* zur Bezeichnung der mentalisierten Repräsentation von Emotionen und Gefühlen. Sie unterscheiden diese kategoriale Dimension von einer Dimension fluider emotionaler Aktivität, die nicht kategorial repräsentiert werden kann (S. 79–82). Ihre Arbeit konzentriert sich auf »den Zusammenhang zwischen frühen Objektbeziehungen und Mentalisierung«, betrachtet »durch die Linse der Affekte und der Affektregulierung« (S. 74). Sie unterziehen

1 Im 6. Kapitel untersuche ich die unbewussten Einflüsse kulturell strukturierter Überzeugungen und Praktiken unter einem breiteren Blickwinkel und mit besonderer Gewichtung des Rassenproblems.

diese Begriffe einer historischen und empirischen Analyse, um u.a. das psychoanalytische Verständnis der Beziehung zwischen der Entwicklung der Reflexionsfähigkeit und der Psychopathologie zu vertiefen. Ihre Arbeit misst der Reflexionsfunktion besondere Bedeutung bei, während ich hier speziell die Aufmerksamkeit für fluide emotionale Aktivität innerhalb eines – durch diese Aktivität konstituierten – Spannungsfeldes sowie die Formationen hervorhebe, die als Objekte und Objektbeziehungen kategorisiert werden können. Ich verstehe diese Fluidität als komplexes und in seiner emotionalen Signifikanz für Beziehungserfahrungen häufig hochentwickeltes Phänomen und grenze dieses Verständnis ab gegen das einer historisch und kulturell geprägten Sichtweise dieser Ebene emotionaler Erfahrung als »primitiv« – einer rassistischen Annahme, die ich im 6. Kapitel näher erläutere.

Ich schlage vor, den analytischen Nutzen zu betrachten, der sich ergibt, wenn wir die Aufmerksamkeit auf die von D.N. Stern (1971, 2011 [2010]) so genannten *Vitalitätsaffekte*, die Bucci (1997) als *subsymbolische* Erfahrungsdimensionen bezeichnet, richten und sie in Worte zu fassen versuchen. Diese Konzepte sollen Erfahrungsmuster erfassen, die als ein *Feld von Rhythmen* auftauchen. D.N. Stern (2011 [2010]) hat diese Musterbildungen als *temporale Gefühlsgestalten* oder *zeitliche Konturen* beschrieben. Auch wenn es schwierig ist, solche Austauschebenen zu erkennen und zu beobachten, übt diese interaktive Musterbildung ähnlich wie andersartige Aktivitäten, die, während sie ablaufen, nicht bewusst registriert werden können, einen tiefgreifenden Einfluss auf das emotionale Erleben beider Interaktionspartner – sowohl des »Absenders« als auch des »Empfängers« – aus. Diese Musterbildung wird interaktiv konstituiert und innerhalb von Mikrosekunden in körperlichen Dimensionen der Kommunikation und Aufmerksamkeit ausgedrückt. Aus zwei Gründen können diese Äußerungen nicht mit Worten kategorisiert werden. Erstens ist ihre Komplexität häufig dermaßen hoch, dass sie sich nicht in Strukturen oder Symbole, die für eine Narration geeignet wären, zerlegen lassen. Zweitens handelt es sich um Äußerungen, die innerhalb von Mikrosekunden ablaufen, d.h. sie tauchen häufig in Zeitspannen von weniger als einer Sekunde auf und verschwinden wieder. Wenn sie überhaupt bewusst wahrgenommen und/

oder erkannt wird, ist diese Erfahrung fluide und bildet keine Struktur, keine Form, kein Objekt. Wir können diese Musterbildung lediglich erkennen und ihr Bedeutung zuschreiben, indem wir eine Prozessnarration anwenden, da sie zeitlich und räumlich in kontingente Beziehungen eingeflochten ist, die größere Muster/Gestalten bilden, welche dann erkennbar und repräsentierbar sind (siehe 3. Kapitel). Eine solche Strategie der Prozessnarration wird zu einem entscheidenden Ergebnis der Feldtheorie.

Da diese Erfahrungsebene mit kontinuierlicher Bewegung zusammenhängt, nehme ich als Verständnismöglichkeit im Rahmen dieses Paradigmenwechsels eine Energie in Bewegung an. Dies unterscheidet sich insofern von Jessica Benjamins Konzept des rhythmischen Dritten (Benjamin 2004), als ihre Formulierung die Erfahrung der Abgestimmtheit ähnlich benutzt wie Empathie und Passung emotionaler Zustände. Im Gegensatz dazu knüpfe ich an D.N. Sterns (1992 [1985]) ursprüngliche Unterscheidung zwischen Empathie und Abstimmung an. In *Die Lebenserfahrung des Säuglings* schreibt er:

> »Die Affektabstimmung […] greift das Erleben der emotionalen Resonanz auf und gibt ihm automatisch eine andere Ausdrucksform. Sie muss also nicht den Weg über das empathische Wissen und die empathische Reaktion nehmen. Die Abstimmung stellt eine selbständige, charakteristische Form affektiver Transaktion dar.« (S. 208)

Mithin versteht Stern emotionale Resonanz als eine transmodale, komplexe Musterbildung auf unterschiedlichen Ausdrucksregister wie zum Beispiel Blickrichtung, Mimik, Gestik, Stimmklang, Sprechrhythmus usw. Diese Musterbildung ist sehr dicht und nicht leicht zu fassen.

Stern charakterisiert diese Art der affektiven Transaktion als »Gemeinsamkeit« [»communion«]: »Gemeinsamkeit bedeutet, das Erleben des Anderen zu teilen – ohne das, was dieser Mensch tut oder glaubt, verändern zu wollen« (S. 212). Des Weiteren unterscheidet er *Gemeinsamkeit-erzeugende-Abstimmungen* von *zweckbestimmten Fehlabstimmungen* und von *nicht-zweckbestimmten Fehlabstimmungen* und zieht den Schluss, dass der »*Abstimmungsprozeß* als solcher […] weitgehend unbewußt« verläuft

(S. 213). Stern scheint den Begriff der *Gemeinsamkeit* ganz ähnlich zu verwenden wie Ghent (1999) den Begriff der *Hingabe* oder des *Sich-Einlassens* [»surrender«], wobei die Betonung in beiden Fällen auf der emotionalen Resonanz liegt. Hingabe ist eine aktive Beteiligung, die paradoxerweise nicht auf das Erleben des Anderen *einzuwirken* versucht, sondern es *aufnimmt, entgegennimmt, rezipiert.* Dass D. N. Stern einen Abstimmungsprozess außerhalb der bewussten Wahrnehmung lokalisiert, scheint seiner Unterscheidung zwischen *zweckbestimmter* und *nicht-zweckbestimmter* Abstimmung zu widersprechen, denn diese setzt einen gewissen Grad an Intentionalität voraus und legt eine Ähnlichkeit mit der Empathie nahe.

Ich möchte diese Überlegungen wie folgt weiterentwickeln. Daniel N. Sterns Zerlegung der Abstimmung in drei Kategorien, nämlich *gemeinsamkeitstiftend, zweckbestimmt* und *nicht-zweckbestimmt*, diente als ein Satz operational definierter Kategorien für die Beobachtung und Analyse von Mutter-Kind-Interaktionen. Seine Charakterisierung der Beziehung zwischen Abstimmung und Empathie ist, wie erwähnt, verwirrend. Dies ist meiner Ansicht nach der Grund dafür, dass ich selbst ebenso wie Benjamin und andere Autoren die Begriffe austauschbar benutzt haben. Hätte Stern die Diskussionen mit uns fortsetzen und die Unterschiede zwischen diesen beiden wichtigen Begriffen und ihre Beziehung zueinander klären können, würden wir das Abstimmungskonzept möglicherweise überarbeiten.

Gemäß dieser Überarbeitung würde der Begriff *Abstimmung* nicht länger auf einen spezifischen Punkt der Passung (Abstimmung) oder Nicht-Passung (Fehlabstimmung) verweisen, sondern auf einen kontinuierlichen Prozess innerhalb eines Feldes, das sich aus vielfältigen transmodalen Passungen und Nicht-Passungen sowie aus deren Kombinationen aufbaut. Ob eine Passung oder eine Nicht-Passung vorliegt, klären die von Tronick & Cohn (1989) beschriebenen Prozessbeobachtungen. Die Autoren haben Säuglinge und ihre Bezugspersonen beobachtet und festgestellt, dass sowohl Passungen als auch Nicht-Passungen für eine sichere Bindung von entscheidender Bedeutung sind. Dass es Zeit und Raum für Nicht-Passungen gibt, ist sogar entscheidend für den Übergangscharakter von Erfahrung, ohne den es keine Weiterentwicklung gäbe. Mithin konstituiert die Abstimmung ein interaktives Muster transmodaler Passungen und Nicht-Passungen (möglicherweise ein *polyrhythmisches* Drittes im Sinne Benjamins).

Abstimmung kann somit als ein Zustand des interaktiven Feldes verstanden werden, den der Grad an Hedonik und Intensität vorgibt, der sich in Richtung Form/Kategorie/Erkennen bewegt oder davon entfernt. Darüber hinaus müssen wir versuchen, zwischen einem fluiden interaktiven Feld der Bewegung und seiner Hedonik und Intensität sowie der Art, wie Patient oder Analytiker Hedonik und Intensität subjektiv erleben, zu unterscheiden. Das subjektive Erleben übt zweifellos Einfluss auf das Interaktionsfeld aus, das wiederum in seiner Eigenschaft als intersubjektives Raum-Zeit-Kontinuum gemeinsam geteilter Erfahrung Auswirkungen auf das subjektive Erleben der Hedonik und Intensität hat. Eine ständige Bewegung hält *Spannungen unterschiedlicher Erträglichkeit* aufrecht und zerstört sie. Die Aufgabe besteht darin, ein tiefergehendes Verständnis und eine Strategie zu entwickeln, um die emotionale Signifikanz dieser fortgesetzten Spannungen als Bewegung in Richtung von Form- oder Fluiditätserleben oder in die entgegengesetzte Richtung zu handhaben.

Wenn wir die Abstimmung und das Feld in dieser Weise verstehen, wird *Empathie* zu einem Versuch, eine gemeinsame Kategorie / einen gemeinsamen Zustand zu erzeugen, der das *Navigieren* emotionaler Rhythmen innerhalb einer Bandbreite der Intensität und Hedonik erleichtert. Ich spreche von *Navigieren* statt von *Regulieren*, weil letzteres eine Art von Kontrolle impliziert, die der mit Hingabe einhergehenden Rezeptivität zuwiderläuft. Empathie setzt voraus, dass keiner der Beteiligten Erfahrungen der Gemeinsamkeit und Verbundenheit als ein Zuviel oder ein Zuwenig erlebt. Vielmehr fallen Empathieerfahrungen in ein emotionales Spektrum, das genügend erträglich ist, um als gemeinsame und bewegende Erfahrung (statt als Blockade/Negation/Zerstörung) erlebt werden zu können.

Abstimmung findet weder ausschließlich verbal/explizit noch ausschließlich nonverbal/implizit statt. Sie kann in jedem der beiden Register erfolgen. Man kann sie sich als eine in ständiger Veränderung begriffene Welle vorstellen, die interaktiv ein Feld konstituiert, dessen Hedonik und Intensität emotional signifikant sind. Das Spektrum der Intensität und Hedonik reicht von Zuviel über hinreichend gut bis zu Zuwenig, wobei diese Grade für das, was ein Subjekt zu ertragen und anzuerkennen vermag bzw. als unerträglich empfindet und dissoziiert, ausschlaggebend sind. *Abstimmung* geht aus Bewegung hervor. Daniel N. Stern gefiel die Tanzmetapher. Mir gefällt die Metapher der musikalischen Improvisation, etwa im Jazz. Beide Metaphern rekurrieren auf Rhythmus. Beim Tanzen steht verkörperlichte Kommunikation durch körperliche Bewegung im Vordergrund. Die Musik betont die emotionale Wirkung wechselnder Tonarten, wechselnder Klangfülle, auch eine verkörperlichte Kommunikation, d. h. die morphemischen Dimensionen des Sprechens/Singens einschließlich Betonung, Pause, Struktur usw.

Der Abstimmungsgrad bestimmt also das Potenzial für Verbundenheit/Gemeinsamkeit oder Dissoziation. Er charakterisiert Energie in Bewegung. Das Feld kann allzu turbulent sein, als dass Erfahrungen der Anerkennung, die zu emotionaler Verbundenheit/Gemeinsamkeit führen, möglich wären. Empathie ist nur innerhalb eines hinreichend guten Spektrums abgestimmter Hedonik und Intensität möglich. Allzu viel Abstimmung kann ebenso wie allzu wenig Abstimmung Dissoziation und Desorganisation in einem oder beiden analytischen Partnern katalysieren. Wenn wir die Abstimmung allzu eng mit der Empathie verknüpfen, besteht die Gefahr, dass wir die Dissoziation als ein Feldphänomen, das zum Zusammenbruch der Erkenntnis führt, übersehen. Die Fallbeispiele am Ende des Kapitels illustrieren dieses Problem unter unterschiedlichen Blickwinkeln.

Inwieweit sind die Unterscheidungen zwischen Kategorie und Fluidität sowie zwischen Empathie und Abstimmung für die analytische Arbeit relevant? Ich schlage zunächst vor, in die entwicklungspsychologische Signifikanz verkörperlichter Erfahrung für die klinische Arbeit folgende Aspekte einzubeziehen: (1) den Körper, auf den sich die Aufmerksamkeit richtet oder der re-präsentiert (symbolisiert, objektifiziert) wird; (2) den Körper als einen *Prozess* der Aufmerksamkeit (d. h. körperliche Rezeptivität); und (3) den wichtigsten Aspekt, nämlich den Körper als einen Mitteilenden emotionaler Zustände. Entscheidend für diese Re-Vision ist die Unterscheidung zwischen emotionalen Erfahrungen aus der frühen Kindheit und emotionalen Erfahrungen in der psychoanalytischen Behandlung, in die der Patient eine bereits entwickelte Fähigkeit der Re-Präsentation durch Symbole und Metaphern mitbringt, über die er in der frühen Kindheit noch nicht verfügte. Daher besitzen die häufig als somatische (Cornell 2015) oder kinästhetische beschriebenen verkörperlichten emotionalen Äußerungen, die beim Patienten in der Behandlung auftauchen, ganz andere Bedeutungen als in der Kindheit. Sie können dem Aufmerksamkeitsradar entgehen, weil sie dissoziiert werden, oder auch infolge kultureller Überzeugungen und Praktiken der Privilegierung oder Interpolation (die z. B. regeln, was als sichtbar oder unsichtbar zu gelten hat, als wertvoll oder wertlos). Wenn verkörperlichte Emotionsäußerungen auf das Bewusstsein einwirken, werden sie entweder rasch oder langsam in Kategorien (Objekte) übersetzt, die die Imagination strukturieren. In der psychoanalytischen Behandlung von Patienten, die der Sprache fähig sind, kann die häufig hochemotionale, nicht-symbolisierte Aktivität durch symbolische Aktivität kontextualisiert werden und mit dieser interagieren (siehe 1. Kapitel). Diese Unterscheidungen werden in der klinischen Praxis häufig verwischt, wenn Therapeuten Verbindungen zwischen Vergangenheit und Gegenwart aufzuzeigen versuchen. Im Fokus dieses Kapitels steht die Art und Weise, wie dies passieren kann und welche Bedeutung es für die Interpretation der emotionalen Aktivität in jedem klinischen Interaktionsfeld besitzt. Um die komplexe Beziehung zwischen Emotionen und ihrer Re-Präsentation – oder ausbleibenden Re-Präsentation – weiter zu erforschen, erläutere ich, wie der Symbolisierungsprozess an sich, dem in der psychoanalytischen Arbeit eine so zentrale Bedeutung zukommt, dazu beitragen kann, emotionales Erleben zu prägen und zu modulieren.

Symbolisierung als eine Form der Emotionsregulation

In unserem 2005 erschienenen Artikel *Forms of Intersubjectivity in Infant Research and Adult Treatment* berichten Beebe, Rustin, Sorter und ich über folgende wichtige klinische Beobachtungen:

> »Heller und Haynal (1997) illustrieren prozedurales und emotionales implizites Wissen in einem Beitrag mit dem Titel ›The Doctor's Face: A Mirror of His Patient's Suicidal Projects‹. Mit 59 Patientinnen und Patienten, die in den vorangegangenen drei Tagen einen Suizidversuch unternommen hatten, führte ein und dieselbe Psychiaterin ein Erstgespräch. Zwei Videokameras waren auf die Gesichter der Beteiligten gerichtet. Ein Jahr später hatten zehn dieser 59 Patienten, die Gruppe der Wiederholer, einen weiteren Suizidversuch unternommen. Die schriftlichen Prognosen der Psychiaterin trafen teils zu, teils nicht, die detaillierten Mikroanalysen der Videoaufzeichnungen ihrer Mimik hingegen ergaben, dass sie 81 Prozent der Wiederholer korrekt identifiziert hatte. Im Gespräch mit den Patienten, die später einen weiteren Versuch unternahmen, runzelte die Psychiaterin häufiger die Stirn, zeigte ausgeprägtere Kopf- und Blickorientierung und eine insgesamt stärkere Aktivierung der Mimik und sprach selbst mehr als bei den anderen Patienten. Diese höhere Aktivierung und negative Expressivität der Psychiaterin können sowohl als Regulation ihres eigenen inneren Zustands wie auch als Kommunikation mit ihrem Patienten verstanden werden. Sie blieben in beiden Fällen außerhalb ihres bewussten Gewahrseins.« (Beebe, Knoblauch, Rustin & Sorter 2005, S. 6)

Mittlerweile wird allgemein anerkannt, dass Analytiker ihren eigenen Zustand kontinuierlich navigieren (ein Begriff, den ich anstelle von *regulieren* einführen möchte) und ihren Patienten auf eine Weise mitteilen, die deren Zustände verändert, ohne dass sie sich der körperlichen Modi, in denen solche katalysierenden Kommunikationen erfolgen, bewusst wären. In wachsender Zahl beginnen Analytiker zu erkennen und zu beschreiben, wie diese Dimensionen die klinische Interaktion beeinflussen. Wie also können wir diesen Prozess verstehen? Gibt es Möglichkeiten, sich solcher Einflüsse, die intensivierend auf die analytische Aktivität einwirken können, bewusst zu werden? Freilich gibt es verkörperlichte Erfahrungen, die wir ertragen, und andere, die uns unerträglich erscheinen. Wie wirken sich verkörperlichte (innere und äußere) Hinweissignale auf die Vorstellungsprozesse aus, die das subjektive Erleben von Analytiker und Patient prägen?

Für den Analytiker kann es außerordentlich hilfreich sein, darüber nachzudenken, inwieweit er emotionale Belastungen auszuhalten vermag und warum. Es kann auch hilfreich sein, aufmerksam zu beobachten, wie sich eine emotionale Belastung während des gesamten Behandlungsprozesses und häufig innerhalb eines kurzen Abschnitts einer Sitzung verändert. Die erwähnte Studie von Heller und Haynal geht nicht explizit darauf ein, dass emotionales Erleben sich als ein kontinuierlicher Fluss entfaltet und in uns ausbreitet. Es handelt sich also nicht um ein Entweder-Oder von »erträglich« oder aber »unerträglich«. Die Psychiaterin in jener Studie wurde durch den Distress, den sie in ihrem Gegenüber wahrnahm und in körperlichen Dimensionen verspürte, beeinflusst, auch wenn sie ihn nicht immer repräsentierte. Eine zentrale Frage lautet hier, ob es Möglichkeiten gibt, diese Erfahrungen dennoch zu nutzen, wenn auch nicht im unmittelbaren Mikromoment ihres Auftauchens.

Wo liegt die Schwelle emotionaler Erträglichkeit, jenseits deren wir etwas als schmerzhaft und invasiv empfinden? An welchem Punkt wird ein Re-Präsentationsprozess in Gang gesetzt, und wann wird in Reaktion auf unerträglichen Affekt eine Dissoziation getriggert, wie dies in der Studie offenbar häufig der Fall war? Zu fragen wäre auch, wann emotionale Unerträglichkeit weder einen Repräsentations- noch einen dissoziativen Prozess triggert, sondern eine verkörperlichte Reaktion, die durch keinerlei symbolische Reflexion, die dem Selbsterleben und/oder der Beziehungserfahrung neue Möglichkeiten erschließen könnte, vermittelt wird. Wann etwas emotional unerträglich wird, hängt offenbar von der Zeit und dem Raum ab, in dem das Individuum und sein Gegenüber kontexualisiert sind, sowie von der individuell spezifischen Schwelle für Schmerz und Invasivität. Worauf sind diese Unterschiede zurückzuführen? Auf die Biographie, die Konstitution? Wie und wann kann ein Analytiker diese Schwelle in seinem eigenen Erleben erkennen und therapeutisch nutzen? Dies sind wichtige Fragen, die wir gerade erst in unser Bild von der klinischen Interaktion einzubeziehen beginnen. Während schon die Pioniere der psychoanalytischen Technik von Freud über Ferenczi bis Reich uns geholfen haben zu verstehen, wie wertvoll die Beachtung der Bedeutungen ist, die in den verkörperlichten Emotionsäußerungen der *Patienten* enthalten sind, stehen wir gerade erst am Anfang, was die Konzipierung der Art und Weise betrifft, wie Analytiker ihr *eigenes verkörperlichtes Erleben* in den Dienst der analytischen Arbeit stellen können.[2]

Racker und Reis

Diese Fragen werden im Folgenden näher erläutert. Heinrich Rackers klassische Abhandlungen über psychoanalytische Technik rekapitulieren den Entwicklungsweg der Freud'schen psychoanalytischen Methode. Racker (1978 [1960]) erinnert daran, dass Freud nach seiner Arbeit bei Charcot auf die Hypnose verzichtete und seine Patienten stattdessen drängte, »sich ihrer vergessenen oder ›verdrängten‹ Erlebnisse zu erinnern« (S. 17). Racker schildert, wie Freud den »Widerstand« der Patienten gegen diese Aufforderung entdeckte und zu verstehen versuchte: »Der Widerstand speist sich, wie er sehr bald erfaßte, vor allem aus dem Umstand, daß das, was erinnert werden soll, für den Kranken schmerzhaft ist, ihn beschämt oder nicht im Einklang mit seinem moralischen Empfinden steht« (S. 18). Unter diesem Blickwinkel betrachtet, haben die verdrängten Erinnerungen schmerzhafte, peinliche oder schambesetzte emotionale Kindheitserfahrungen zum Inhalt, die mit Begehren oder Aggression zusammenhängen. Der Patient leistet also gegen das bewusste Erinnern – »re-membering«[3] – solcher eindrücklichen und schambesetzten emotionalen Erfahrungen Widerstand.

Reis (2009) erinnert an Loewalds (1986 [1965]) Beitrag über diese Dynamik, die er als »komplexe Beziehung zwischen [...] Erinnern und Wiederholen« (S. 1359) bezeichnet. Unter Wiederholung versteht man

2 Vgl. Sletvold (2014) zu Freud und Reich sowie Shapiros Diskussion der Arbeit heutiger Analytiker mit somatischem Erleben (Shapiro 2009, S. 94).

3 Anm. d. Übers.: Knoblauch schreibt »re-membering« mit Bindestrich (ebenso wie »Re-Präsentation«, oben), um zu betonen, dass es sich um die Reproduktion einer Erfahrung in einem anderen Modus als dem, in dem die Erfahrung ursprünglich gemacht wurde, handelt. Außerdem verweist »re-membering« auf die Wortwurzel, nämlich »member« = Körperteil.

psychoanalytisch im Allgemeinen eine Manifestation der Symptomatik, eine Aktion anstelle der integrierten symbolischen Re-Präsentation einer affektiven Erfahrung, die be-dacht und/oder verändert werden könnte, wie es durch das Erinnern möglich ist. Die Wiederholung wird demnach als ein Symptom verstanden, das aus der Unfähigkeit resultiert, eine Erfahrung emotional durch Re-Präsentation zu containen. Reis hebt aber hervor, dass Freud und Breuer in Wiederholungshandlungen auch einen nicht-bewussten Aspekt erkannten, nämlich einen affektmotorischen Ausdruck der Erinnerung. In ihrer »Vorläufigen Mitteilung« schreiben Freud und Breuer (1893a) über die motorischen Phänomene hysterischer Anfälle, dass diese »sich zum Teil als allgemeine Reaktionsformen des die Erinnerung begleitenden Affektes [...], zum Teil als direkte Ausdrucksbewegungen dieser Erinnerung deuten« (S. 95) lassen. Reis (2009) zeigt, dass Freud (1950c [1895]) in seinem *Entwurf einer Psychologie* die Erinnerung »nicht als eine kognitive, von einem bewusst handelnden Subjekt ausgeführte Funktion versteht, sondern als eine präsubjektive physiologische Veränderung, die außerhalb des Gewahrseins des bewussten Subjekts erfahren wird« (S. 1360). Übereinstimmungen mit Freuds und Breuers Sichtweise der motorischen Reaktion als einer Form des Erinnerns sieht Reis in modernen Konzipierungen des Erinnerns als »enaktive (Bruner et al. 1966), subsymbolische (Bucci 1997), prozedurale (Clyman 1991) und implizite (Lyons-Ruth 1998) Kodierung von Information« (S. 1361). Das heißt, wir erkennen hier die Ursprünge eines re-präsentationalen Prozesses, in dem verkörperlichte Aktion zur Grundlage für das Auftauchen symbolischer Re-Präsentation in allen menschlichen Interaktionen wird – daher mein Bindestrich bei »re-membering«.[4]

4 Bion erkannte diese originäre Bewegung zwischen verkörperlichter Erfahrung und ihrer Re-Präsentation an und formulierte das Konzept »O«, dessen Re-Präsentation von Bionianern gewöhnlich als eine notwendige re-präsentationale Fiktion betrachtet wird. Lacan hat die Unterscheidungen dem *Realen* für den originären Raum und dem *Symbolischen* für Re-Präsentationen eingeführt, die gescheiterte Versuche darstellen, das Reale sprachlich zu fassen. Er schrieb: »Das Symbolische manifestiert sich als Mord am Ding [das es repräsentiert]« (meine Ergänzung). Zumindest verwässert es die emotionale Wirkung der gelebten/verköperlichten Erfahrung dessen, was re-präsentiert wird.

Genial an Freuds Methode war die Einsicht, dass das Ringen mit dem Widerstand, der aus den Spannungen zwischen Wiederholen und Erinnern hervorgeht, dafür maßgeblich ist, wie der Analysand den Analytiker erlebt und zu ihm in Beziehung tritt, d.h. für die Übertragung. Racker betont, dass der von Freud entdeckte/geschaffene Ansatzpunkt für die Überwindung des Widerstandes gegen die Übertragung und die Ermöglichung des Erinnerns (re-membering) in den Worten des Analytikers, in der Deutung, bestehe. Racker (1978 [1960]) bezeichnet die Deutung als »das therapeutische Werkzeug par excellence« (S. 44) und erläutert: »[E]s gibt sonst kein so taugliches Mittel, um Unbewußtes bewußt machen« (S. 50). Doch wenn wir die Schriften Freuds, Breuers und moderner Theoretiker durch Reis' Linse lesen, erweist sich das, was wiederholt wird, nicht lediglich als Widerstand. Das Wiederholen kann eine Form des Mitteilens von Erinnerung sein. Ein »Entweder-wiederholen-oder-Erinnern« lässt sich nicht aufrechterhalten. Wiederholung kann Erinnerung verhindern, aber auch eine Möglichkeit des Erinnerns sein.

Racker scheint zum Teil anzuerkennen, dass das Bewusstmachen des Unbewussten – durch Dekodierung mithilfe der Assoziationen des Analysanden und der Deutungen des Analytikers – eine für die psychoanalytische Technik zentrale Form der Emotionsregulation darstellt. Ich möchte Rackers Ansatz um die folgenden Strategien der Emotionsregulation ergänzen: (1) Dekodierung mit Freuds klassischer Betonung des Verständnisses der Triebe und ihrer Abkömmlinge; (2) die kleinianische Betonung der Analyse projektiver und introjektiver Vorgänge und (3) Bions Transformation von Beta-Elementen der Erfahrung in Alpha-Elemente, die containt werden können. Die psychoanalytische Kur, die so oft mit Bezug auf bewusste Selbsterkenntnis definiert worden ist, war tatsächlich immer darauf ausgerichtet, das Navigieren (Regulieren) der Emotionen zu beeinflussen. Die Strategie zum Umgang mit invasiven, schmerzhaften, zerstörerischen, gefährlichen, primitiven und primordialen Emotionen bestand darin, durch *Re-Präsentation*, die einen Prozess des Containments in Gang setzen kann, welcher der Reflexion und dem Verstehen des eigenen Selbst zuträglich ist, psychische Distanz herzustellen und Zeit zu schaffen. Racker bereiteten die Grenzen dieser Strategie und die klinische Praxis, die aus ihr hervorgegangen ist, Schwierigkeiten.

An der »klassischen Technik« kritisierte Racker, dass sie »im allgemeinen passiver« sei (S. 39), mit weniger Aktivität, weniger Deutungsarbeit seitens des Analytikers. Er betonte, dass Freud, so gesehen, kein »klassischer Analytiker« gewesen sei, und

> »daß auch gutes Zuhören und Einfühlung durchaus ihre aktiven Seiten haben. [...] Wir lassen etwas in uns eindringen, und manchmal schwingt die Saite, die in uns ›berührt‹ wurde, unmittelbar mit; manchmal aber muß eine aktive Leistung in der Weise vorausgehen, daß wir das in uns Eingedrungene erst mit unserem unbewußten Fühlen und Denken abtasten und erkunden, um uns dann schließlich damit vereinigen zu können« (S. 40).

Und wie gelingt uns das? Racker macht mehrere Vorschläge. Seine Überlegungen lassen Konzepte anklingen, die gleichzeitig oder später insbesondere von Kohut und vielen Interpersonalisten in Nordamerika entwickelt wurden, und erläutert, der Analytiker werde »[i]m Idealfall [...] seine Aufgabe darin sehen, sich allem psychischen Geschehen im Patienten mit gleichbleibender lebendiger Anteilnahme und einfühlsamem Verstehen zuzuwenden« (S. 44) – im »echten Dialog« (S. 45).

Reis und andere Autoren haben eine innovative Konzipierung der Beteiligung des Analytikers formuliert, die an Rackers Überlegungen zu dessen Aktivität anknüpft. Orange (1995), Poland (2000), Grand (2000) und Gerson (2009) bezeichnen ihre Leitidee für die Aufmerksamkeit und Aktivität des Analytikers als »Bezeugen« oder »Zeugenschaft« [»witnessing«] und betonen, dass der enaktive Einfluss des Analytikers entscheidend für die verkörperlichte Interaktion sei, die Ogden (1994, S. 108) als »deutendes Handeln« (oder »Deutung-im-Handeln«) bezeichnet. Hoffman (1998) wiederum betont die Art von Aufmerksamkeit und Responsivität, die nicht-deutend ist und die er »nicht-deutende Interaktionen« (S. xiii-xvi, 182f.) nennt. Reis (2009) zieht den Schluss:

> »Was häufig als Lücken oder Lakunen im sprachlich-deklarativen biographischen Gedächtnis betrachtet wird, lässt sich nach meiner Ansicht als Erfahrungen konzipieren, die im episodischen Gedächtnis gespeichert sind und nicht in

Sprache übersetzt wurden, aber als Erinnerungen Aufschluss über die Reaktionsmodi des Patienten geben« (S. 1362).

Reis betont zudem: »Im einzigartigen Kontext der psychoanalytischen Begegnung kann die traumatische Wiederholung, statt bedeutungslose Reproduktion zu bleiben, die Qualität einer Adressierung annehmen« (S. 1360). Hier benutzt er den Begriff der »Adressierung« als Ergänzung oder Präzisierung von »Enactment«. Durch *Adressierungen* kommuniziert der Patient emotional in seinen Interaktionen mit dem Anderen/Analytiker. Das heißt, der Begriff spezifiziert das Konzept des Enactments, indem er auf die Wiederholung als einen Versuch abhebt, den Analytiker durch *Timing* (*Rhythmus*) in das, was häufig ein emotional fehlreguliertes/fehlregulierendes Interaktionsmuster darstellt, hineinzuziehen. Statt die enaktive Wiederholung als pathologisch zu betrachten, versteht Reis sie extrapolierend als eine Einladung, die der Patient an den Analytiker richtet – in der Hoffnung, dass dieser das, was als Adressierung, als verkörperlichte Form des Erinnerns agiert wird, erkennen und darauf rezeptiv und responsiv eingehen wird. Ich verstehe die Dysregulation hier also nicht lediglich als Manifestation von Pathologie, sondern auch als ein potenzielles Aufbrechen eines einengenden Musters und als Ausdruck der Hoffnung auf Befreiung.[5]

Das Konzept des Bezeugens oder der Zeugenschaft steht im Einklang mit Rackers Überlegung, dass der Analytiker den Patienten in sein Erleben eindringen lassen soll, damit die Saite, die in ihm selbst berührt wird, mit dessen Erleben mitschwingen kann. Racker begreift diese emotionale Resonanz als die emotionale Reaktion des Analytikers auf das in Szene gesetzte Erleben des Patienten. Um den Zusammenhang zwischen Rackers und Reis' Verständnis der emotionalen Beteiligung des Analytikers und des Patienten zu untersuchen, werde ich im Folgenden Daniel Sterns Konzepierung einer Vitalitäts- oder fluiden Dimension der emotionalen Aktivität als RIG (representation of interactions that have been generalized) betrachten.

5 Für eine Diskussion des therapeutischen Nutzens der Fehlregulation unter dem Blickwinkel Laplanches siehe Saketopoulou (2019).

Daniel N. Sterns Konzept der RIGs – eine Neubetrachtung

D. N. Stern postuliert einen Prozess, in dem die Interaktionserfahrung die Erinnerung prägt und den er als generalisierte Interaktionsrepräsentation bezeichnet. Unter dem hier von mir entwickelten Blickwinkel spielt das RIG-Konzept eine kritische und transformative Rolle dafür, wie der Analytiker den klinischen Prozess begleitet. Eine RIG ist ein Muster, das aufgrund seiner Wiederholung erkannt werden kann und zu einer verallgemeinerten invarianten Form erwartbarer Interaktion wird. Es ist mit einer Objektbeziehung vergleichbar, aber aufgrund seiner algorithmischen Einbeziehung von Ungewissheit meiner Ansicht nach subtiler und komplexer als das, was man unter dem Begriff im Allgemeinen versteht. Mit anderen Worten: eine RIG ist keine spezifische Struktur, sondern ein *Spektrum* oder *Kontinuum* von Möglichkeiten, die mit Ungewissheit behaftet sind. Im Gegensatz zu meiner neuen Definition des RIG-Konzepts als Kontinuum von Möglichkeiten betont D. N. Stern die RIGS als innere Repräsentationen des Umfangs und Spektrums spezifischer Beziehungserfahrungen. Eine RIG ist ein aus spezifischen Erfahrungen hervorgegangener Prototyp, der sich aber von jeder dieser Erfahrungen, die er *re-präsentiert*, damit sie *erinnerbar* werden, durch subtile Details unterscheidet. Somit ist eine RIG keine originalgetreue Re-Präsentation einer bestimmten Erfahrung. In diesem Sinn verstanden, ist sie eine Phantasie, die sowohl auf früherer Erfahrung als auch auf antizipierender Hoffnung und/oder Angst beruht. Anders ausgedrückt: Eine RIG ist ein Prozess des Erinnerns – *re-membering* –, eine Angst- und/oder Hoffnungsphantasie, die von früherer Erfahrung geprägt ist und künftige Interaktionsmöglichkeiten prägt und nach meiner Ansicht keine strukturierte Repräsentation darstellt, sondern ein Kontinuum bildet.

Meiner Meinung nach haben D. N. Stern und die Psychoanalyse einen wichtigen Aspekt nicht erschöpfend erklärt. *Das invariante Muster einer RIG besteht aus einem polyrhythmischen Gewebe von Vitalitätsaffekten. Es wird als Fluidität erlebt, nicht als Struktur.* Ein polyrhythmisches Gewebe entsteht aus dem Aneinanderreihen und Verbinden kontingenter mikrodimensionaler vitalisierender Aspekte von Affektrhythmen. Diese Mikrorhythmen bilden eine größere Einheit erwartbarer Musterbildungen.

Die Repräsentation der Musterbildung, die Mikromomente sowohl der Nicht-Passung als auch der Passung beinhaltet, kann einen häufig nichtlinearen Tanz möglicher Formen der Verbundenheit mit Anderen von unterschiedlicher emotionaler Intensität prägen. Weil eine RIG ein Spektrum an außerordentlich unterschiedlichen emotionalen Einwirkungsmöglichkeiten umfasst, unterscheidet sie sich deutlich von einer kategorialen Erwartung, also etwa der Erwartung von Lust oder Schmerz/Unlust (auch wenn sie sich als Vorläufer einer solchen Kategorie erweisen kann). Auf diese Weise können Vitalitätsdimensionen in der analytischen Interaktion auf die emotionale Färbung eines Mikromoments einwirken, wenn sie sich verweben und Einfluss auf Timing und Intensität ausüben. Die emotionale Bedeutsamkeit jeder Reverie wird immer und mehr oder weniger bewusst von diesem polyrhythmischen Gewebe mitgestaltet.

Hier ist zu betonen, dass diese Erfahrungen nicht »primitiv« sind. Ja, sie gehen aus nonverbalen verkörperlichten (somatischen) Registern hervor. Aber Rezeptivität und Kommunikation treten in diesen Modalitäten in verschiedenen komplexen und hochdifferenzierten rhythmischen Mustern (und Tonarten) auf. Diese gelebte Erfahrung weist keine Abgrenzungen auf, z.B. zwischen explizit und implizit, verbal und nonverbal, symbolisch und subsymbolisch, sondern vermittelt den Eindruck von Bewegung über *Schwellen* von Zeit und Raum hinweg. Die Wahrnehmung von *Schwellen* lässt *Spannungen der Ungewissheit und einer verdichteten Komplexität* entstehen. Einen Großteil der analytischen Arbeit macht die Entwicklung der Fähigkeiten aus, solche emotionalen Spannungen zu *navigieren* oder auszuhalten, damit neue Möglichkeiten auftauchen können und es nicht zu einem Rückfall in alte, unangemessene Denkkategorien oder Handlungsstrategien kommt. Freilich können die Re-Präsentation von Projektionsprozessen und das Nachdenken darüber diese Aufgabe erleichtern. Die von mir beschriebene Zugangsweise dient dazu, durch die Anerkennung nicht allein der durch Abgrenzungen markierten Unterschiede, sondern auch der Bedeutsamkeit von *Kontinuität über Schwellen hinweg* die Wirkung solcher Strategien zu verstärken. Sich auf diese Kontinuitätserfahrung einzulassen trägt zu einem emotionalen Gefühl der Verbundenheit, Anerkennung oder »Gemeinsamkeit«, um D.N. Stern (1992 [1985], S. 212) zu zitieren, bei. Diese Kontinuität zwischen verkörperlichter und re-präsentierter Erfahrung bildet die Grundlage, auf der ich die historische Gepflogenheit, solche fluiden emotionalen Erfahrungen als »primitiv« zu betrachten, ablehne. Eine derartige Komplexität an Informationsverarbeitung als primitiv zu bezeichnen, ist unangemessen und irreführend und wurzelt, wie ich im 6. Kapitel zeige, nur allzu häufig in unbewussten, kulturell vermittelten rassifizierten Annahmen.

Wie schon erwähnt, beschreibt D. N. Stern, dass diese Musterbildung aus einem Gewebe von Kontingenzen hervorgeht, das aus Vitalitätsdimensionen des Affekts besteht. Diese transmodalen Dimensionen umfassen Blick, Gestik, Gesichtsausdruck, Rhythmen und Tonarten, aber auch Wörter. Die Betonung liegt hier auf den in ihren Vitalitätsdimensionen erlebten Worten, d. h. sie erfüllen nicht nur eine repräsentationale, organisierende oder containende Funktion. Worte können auch als poetisch und/oder viszeral erlebt werden. Sie dienen nicht nur der Kategorisierung, sondern können fluide Emotionen evozieren. Je nach Verwendung können sie die Erträglichkeit emotionaler Erfahrung organisieren oder desorganisieren. Zusätzlich zu ihrer Funktion als Container kann der emotional vitalisierende Einfluss von Worten die Abwesenheit von Containment katalysieren, Ängste wecken, Wut, Panik, Gewaltbereitschaft und/oder Dissoziation. Sie können aber auch in Ekstase versetzen und/oder befreiend wirken. Das heißt, dass Worte/Deutungen auch destabilisieren können, wenn ihre emotionale Wirkung allzu stark oder allzu schwach ausfällt. Wenn Worte auf diese Weise destabilisieren, dienen sie nicht als Container. Das Scheitern der Containerfunktion kann darüber hinaus ganz unterschiedliche Bedeutungen für die Abstimmung in den Dimensionen von Intensität und Hedonik haben. Vor dem Hintergrund dieser Überlegungen bezüglich der emotional konstitutiven Verwendung von Worten (Freuds Würdigung der Deutung), aber auch des emotional destruktiven Potenzials der Verbalisierung/Kategorisierung, betrachte ich im Folgenden Civitareses und Ferros Vorstellung, die inneren Gestalten des Patienten wie in einem Wachtraum auf die Bühne treten zu lassen, damit wir sie erkennen und mit ihnen interagieren können. Idealerweise ist der Analytiker dabei ein neugieriger und containender Zeuge. Ich behalte aber auch die Frage im Blick, was geschieht, wenn er seine Fähigkeit einbüßt, emotionale Belastung zu ertragen und/oder die Interaktionserfahrung, in die er eingebettet ist, kognitiv zu organisieren.

Ein Feld der Emotionen, ein Feld der Rhythmen

Civitarese und Ferro haben ihre Arbeit mit der Container-Metapher im Rahmen einer auf die Interaktion abhebenden Sichtweise der Psychoanalyse elegant zusammengefasst. Ich zitiere Teile ihrer Beschreibung, um das Überzeugungspotenzial dieser Sichtweise und ihre Grenzen zu klären. Im Anschluss daran stelle ich klinische Vignetten vor, um diese Konturen zu erweitern. Die Autoren stellen fest, dass

> »unter einem feldtheoretischen Blickwinkel betrachtet, die Aufgabe nicht darin besteht, dem Patienten ›Deutungen zu geben‹ oder ›zu intervenieren‹, sondern sich auf die Emotionen *abzustimmen*, die für den Patienten noch undenkbar sind, und ihm zu helfen, ihnen Gestalt zu verleihen. Die Aufmerksamkeit wird sich also mehr auf die Entwicklung des Containers richten – d. h. auf die Förderung der Entwicklung der Denkfähigkeit – als auf seinen Inhalt.« (Civitarese & Ferro 2013, S. 207)

Die Autoren betonen, dass der Analytiker erkennen muss, »welcher Grad an Wahrheit über sich selbst« für den Patienten »*erträglich* ist«, d. h., er muss »seine Grenzen des Hinnehmbaren« (S. 207) erkennen. Aus diesen Worten sprechen ein ähnliches Anliegen und eine ähnliche Sensibilität wie aus D. N. Sterns Verständnis der Abstimmungsprozesse. Civitarese und Ferro konzentrieren sich offenbar auf die Nützlichkeit, welche die emotionale Abstimmung für die Empathiestrategien des Analytikers besitzt, und erläutern:

> »Aus diesem Grund muss der Analytiker den Abkömmlingen des Wachtraumdenkens seine Aufmerksamkeit widmen, die als Grundlage für seinen fortgesetzten Versuch dienen, die Signale zu erfassen, durch die ihm der Patient mitteilt, wo er ist und wie er auf das, was er [der Analytiker] zu ihm sagt (oder nicht sagt), reagiert.« (S. 207)

Die Betonung liegt hier auf den Metaphern, die Patient und Analytiker imaginativ (im Wachtraumdenken) erzeugen. Dieser Zugang berücksichtigt zwar die Subjektivität des Analytikers, vernachlässigt aber nach meiner Ansicht sein verkörperlichtes Erleben und dessen Einfluss auf den Patienten – die Register also, in denen die emotionale Fluidität maßgeblichen katalytischen Dimensionen der klinischen Interaktion zugrunde liegt. Im weiteren Verlauf werde ich ein Beispiel dieser Art zu arbeiten untersuchen, das Civitarese und Ferro beschrieben haben, sowie ein weiteres Beispiel von Bromberg aus der relationalen Tradition. Vorher charakterisiere ich mit einer eigenen Fallgeschichte einen Moment signifikanter verkörperlichter Adressierung im Sinne von Reis und Interaktion, der einen Zugang zum Verständnis des Eintauchens in Fluidität und ihres Navigierens sowie das kategoriale Erleben von Objektbeziehungen illustriert. Zunächst aber möchte ich einige wichtige Punkte erläutern, um uns diese vergleichende Übung zu erleichtern.

Für Civitarese und Ferro sind »die eigentlichen Wachstumsfaktoren die Reverien des Analytikers sowie seine affektiven und visuellen Transformationen, die auf der Narration des Patienten beruhen, und die aus ihnen abgeleiteten Metaphern« (S. 206). Dies ist eine beeindruckende und hilfreiche Sichtweise. Eine wichtige emotionale Dimension der Reverie betrifft aber das Verständnis von Situationen, in denen der Analytiker Angst bekommt, desorganisiert wird und dissoziiert. Was geschieht, wenn er sich nicht empathisch in den Patienten einfühlen kann, sondern als Selbstobjekt versagt, wie Kohut es beschreibt? Was geschieht, wenn der Analytiker im Zustand emotionaler Fehlregulation oder Dissoziation nicht in der Lage ist, die an ihn adressierten Signale aufzufangen, die den Autoren zufolge für das Containment und laut Reis für die Bezeugung der »Adressierung« des Patienten wichtig sind? Wie schon gesagt: Ich bin mir nicht sicher, dass die Verortung der »eigentlichen Wachstumsfaktoren« in den Reverien des Analytikers der Signifikanz des Transformationspotenzials Rechnung trägt, das den nicht containenden, nicht deutenden, verkörperlichten und gleichwohl katalytischen emotionalen Interaktionsrhythmen innewohnt, die potenzielle »Dringlichkeitspunkte« des Wachstums erzeugen, wenn der Analytiker in seiner Denkfähigkeit beeinträchtigt ist – was häufiger geschieht als von Reis oder Civitarese und Ferro offenbar vorgesehen. Die Auseinandersetzung mit dieser Frage kann den Schluss nahelegen, dass die Subjektivität des Analytikers ungleich mehr umfasst als lediglich eine bezeugende und/oder containende Funktion. Daher könnten wir fragen, ob der Patient den Analytiker ausschließlich als ein Objekt mit Container-Funktion erlebt oder als ein durchlässiges Subjekt mit eigener emotionaler Fluidität und Verwundbarkeit durch emotionale Belastungen – oder auch als beides? Die von mir hier entwickelte Perspektive hebt die kritische Aufgabe hervor, die Vulnerabilität des Analytikers zu berücksichtigen und mehr darüber zu erfahren, wie man ihre Manifestationen, Ursprünge und ihre klinische Nützlichkeit erkennen kann. Ich betone, dass die Aufmerksamkeit für die körperlichen Ausdrucksformen emotionaler Belastungen des Analytikers und des Patienten diese Aufgabe erleichtert.

Das Navigieren verkörperlichter Verwundbarkeiten von Analytiker und Patient

Um besser zu verstehen, weshalb es hilfreich ist, die Vulnerabilität des Analytikers wie auch des Patienten in die Konzipierung ihrer Interaktion einzubeziehen, zeige ich eine Möglichkeit auf, Anzeichen einer Vulnerabilität, die Bewegung im Interaktionsfeld verhindern kann, zu erkennen und aufzugreifen. Zu diesem Zweck verwende ich weitere Metaphern, die das Containment- und das Holding-Konzept ergänzen und vielleicht auch konstitutiv für sie sind. Beide Metaphern können eine organisierende Funktion haben, aber sie können auch, ohne dass dies beabsichtigt wäre, einengend, erstickend, erdrückend oder gar vernichtend wirken, vor allem was die Anstrengungen und die Selbstreflexion psychoanalytischer Ausbildungskandidaten betrifft, die solche metaphorischen Konzepte gern als Ideale betrachten, an denen sie die eigene Arbeit dann orientieren und übertrieben streng beurteilen. Wie können wir die Ursachen solcher unbeabsichtigten Effekte besser verstehen? Betrachten wir zunächst noch einmal, wie wir – ausgehend vom Konzept des interaktiven und somit in ständiger Bewegung begriffenen Feldes – mit Emotionen arbeiten können.

Dimen (2011, S. 5) rekurriert auf Foucault, um zu erklären, wie der Diskurs (der Austausch kategorialer Re-Präsentationen) die Aufmerksamkeit steuern kann, weil er ein durch kulturelle Überzeugungen und Praktiken geprägtes Potenzial besitzt, einzubeziehen oder auszuschließen, aufzudecken oder zu verbergen. Das emotionale Erleben ist nicht nur durch Fluidität und ständigen Wandel charakterisiert, sondern wird durch kulturelle Kategorien der Privilegierung oder Interpolation verdeutlicht oder vernebelt. Zusätzlich erschwert wird diese Aufmerksamkeit, wenn Traumata nicht nur als individuelle Erfahrung, sondern auch als transgenerationelles Vermächtnis in das gesamte Erleben eindringen. Analytiker und Patienten sind immer auch Kulturträger: Subjekte und Unterworfene. Analytiker wie auch Patienten werden von Traumata gequält, die pausenlos präsent sind und danach verlangen, geäußert zu werden und Aufnahme zu finden, statt dissoziiert zu bleiben. In diesem Bild komplexer und fluider, turbulenter Spannungen von Unterdrückung oder Befreiung oder beidem verstehen wir die körperlichen Ausdrucksebenen – von Mikrobewegungen des Gesichts, Stimmklangs und -rhythmus über Haltungsänderungen bis zu größeren Gesten des Schmerzes und der Freude, des Verlustes und Begehrens – immer mit Blick auf ihre Prägung durch die Überzeugungen und Praktiken des Kontextes, in dem sie auftauchen, die sie aber auch untergraben können. Es ist interessant, hier noch einmal auf die Worte zurückzukommen, die Racker vor mehr als einem halben Jahrhundert niedergeschrieben hat. Racker (1978 [1960]) stammte aus Argentinien, wo kulturell geprägte Traumata häufig aus einer individuellen und kollektiven toxischen Tendenz in den aus Europa importierten und in Südamerika wiederholten Spannungen zwischen Unterdrückung und Befreiung auftauchten. Laut Racker beruht die Arbeit des Analytikers auf »*unserer wachsenden Fähigkeit, unbewußtes Geschehen erfassen und untersuchen zu können*, das jeder

Mitteilung des Analysanden, jeder seelischen Regung, jedem Schweigen, jedem Wechsel in der Stimmlage und im Rhythmus der Sprache und überhaupt jeder Äußerung zugrunde liegt« (S. 31f.). Racker bezeichnete diese aktive Aufmerksamkeit als »analytische Mikroskopie« (S. 32). Während er sein Verständnis der Gegenübertragung weiterentwickelte, maß er dem Körper des Analytikers und des Patienten besondere Bedeutung bei und schrieb: »Es ist wichtig, daß der Analytiker seinen eigenen Gesichtsausdruck beobachtet, ihn als seine Gegenübertragungsantwort auf die Übertragung versteht« (S. 37). Eine vergleichbare Verwendung der Resonanz auf den Patienten als Selbst-Supervision des Analytikers haben Nebbiosi und Federici-Nebbiosi (2008) in ihrem Beitrag »We got rhythm« brillant beschrieben. Rackers Erläuterungen haben sich als vorausschauend erwiesen und wurden zur Grundlage für D. N. Sterns Beiträge zur psychoanalytischen Praxis, auf die auch Nebbiosi und Federici-Nebbiosi einen tiefen Einfluss ausgeübt haben.

Relevant für dieses Bild vom Körper in und aus Kultur ist auch Anne Alvarez' Anregung, die Blickbewegungen des Säuglings als eine ebenso grundlegende Metapher für menschliche Erfahrung zu verwenden wie das Fließen der Muttermilch (Alvarez 2001 [1992], S. 112f.). Einwirkungen des beobachtenden Blicks, Sehen und Gesehen-Werden (oder Nicht-gesehen-Werden) sind bisweilen nicht weniger bedeutungshaltig als Lautäußerungen. Sie bilden Muster, die wiederum die emotional fluiden Spannungen von Verlust und Begehren, potenzielle Vitalität oder Abgestorbenheit, Identität oder Diffusion beeinflussen. Die Blicke von Säugling und Mutter, Patient und Analytiker unterliegen vielfältigen kulturellen Einflussfaktoren – und wirken auf sie zurück –, die transgenerationell als Geister und/oder Vorfahren weitergegeben werden, die die emotionale Erträglichkeit eines jeden Punktes der Interaktion vorgeben (vgl. Harris et al. 2016). In diesem sich erweiternden Bild umfasst die Aktivität des Analytikers *mehr* als Entschlüsselung, Empathie und Containment. Der Körper des Analytikers wird vom Patienten, aber noch wichtiger: auch vom Analytiker selbst, subjektiv als ein fortwährend imaginierter und neu imaginierter, aber interaktiv verbundener Einfluss ausübender Anderer erlebt. In dieser fluiden Mehrdeutigkeit beruht der stärkste katalytische Einfluss des verkörperlichten Analytikers vielleicht auf dem Spektrum und den Grenzen dessen, was für seine eigene Vulnerabilität im Navigieren der multikulturellen Ungewissheit dieser emotionalen Fluidität erträglich ist (siehe 6. Kapitel). Das Körpererleben wirft hier Licht auf die Vulnerabilität und die Notwendigkeit der Selbstfürsorge. Das Körpererleben ist auch der Anknüpfungspunkt für subversive Formen der Urheberschaft, neue Ausdrucksformen der Identität, die dem Analytiker und dem Patienten wiederum neue, alternative Möglichkeiten der Bezogenheit eröffnen. Ich bezeichne diese neuen Formen der Urheberschaft als »subversiv«, weil sie aus der Interaktionserfahrung der klinischen Begegnung auftauchen und sich gegen einen kulturellen Kontext behaupten, in dem ihnen zuvor kein Raum der Anerkennung zugestanden wurde.

Nun können wir die Anwendung und den Nutzen dieses erweiterten Aufmerksamkeitsbereiches betrachten, indem wir Fallgeschichten aus je unterschiedlichen theoretischen Traditionen untersuchen. Den Anfang macht eine Vignette aus meiner eigenen Praxis (siehe Knoblauch 2000, S. 77–89). Darauf folgen zwei weitere Fallgeschichten, nämlich von Civitarese und Ferro, die eine bionianische Feldperspektive vertreten, sowie von Bromberg, der eine relationale Feldperspektive repräsentiert. Mithilfe dieser Illustrationen möchte ich die von mir untersuchten Überlegungen in der beobachtbaren klinischen Aktivität verankern. Man beachte die mikroanalytische Aufmerksamkeit, die mein Bericht im Vergleich zu den beiden anderen Beispielen verlangt, die in geringerem Maße auf Mikrovorgänge fokussieren, wie es typisch ist, wenn verkörperlichte Emotionsäußerungen durch die Linse kategorialer oder struktureller Konzepte beobachtet werden statt mit Blick auf die Spannungen, die sich innerhalb der mikrorhythmischen Musterbildung aufbauen. Durch eine strukturell-kategoriale Linse zeigen sich wenige oder gar keine Gelegenheiten, die analytische Aufmerksamkeit auf die Fluidität der emotionalen Bewegung und auf die interaktiven Beeinflussungsprozesse, die in den verkörperlichten Dimensionen einer Begegnung auftauchen, zu richten. Ich möchte hier jedoch demonstrieren, dass kreative klinische Arbeit in ebendiesen Mikrodimensionen Anzeichen für eine Vulnerabilität und emotionale Durchlässigkeit finden kann, und zwar vor allem in Situationen, in denen der Analytiker emotional besonders verwundbar ist.

Das Navigieren verkörperlichter Vulnerabilität von Analytikern und Patienten: drei Fallgeschichten

1. Begegnung mit Sally

Als meine Patientin Sally ein Bein übers andere schlägt, um es sich bequemer zu machen, und ein langer Riss in ihrer Jeans meinem Blick ihre linke Gesäßhälfte preisgibt, gerate ich in inneren Aufruhr. Mich überkommt ein lustvoller Hitzeschwall, gemischt mit Scham über meine Reaktion. Dies ist ein interaktiv ausgelöster körperlicher Zustand, in dem eine Emulsion aus glatter, gebräunter Haut, warmen, leicht geöffneten Lippen und tiefen, einladenden Blicken mich in einen Wirbel von erhöhtem Pulsschlag, vertieftem Atem, Erröten, Muskelanspannung und Bildern ineinander verschlungener nackter Körper hineinzieht, während Sally mir mit einer Mischung aus Triumph und Scham schildert, im Urlaub den Partner einer Freundin verführt zu haben. An ihrer beider körperlichen Reaktion aber habe sie etwas Neues erkannt: Sie hatte die Wahl und konnte die steigende Spannung und Begierde regulieren – ein Potenzial, das im Rahmen einer sich entwickelnden Reflexionsfähigkeit auftauchte und ihr klar machte, dass sich die Situation zwar gut anfühlte, aber nicht das war, was sie wollte. Als sie dies aussprechen konnte, beschlossen sie gemeinsam, nicht weiterzumachen.

Neu ist diese Szene aufgrund ihres Umschlags in Reflexion und Handlungsbewusstsein, auch wenn in ihr noch viele von Sally geschilderte frühere Erfahrungen nachklingen. Sie kommt aus einer »Hippiekultur«, in der die Geheimnisse des sexuellen Spiels nur allzu oft zur Befriedigung des voyeuristischen Verlangens eines Anderen auf ein traumähnliches, drogengeschwängertes Erlebnis reduziert werden. Hier, in diesem geschilderten und agierten Verführungsangriff, begegnen sich unsere Blicke, und Sally sieht, wie meine Emotionen sich in meinem Atem und auf meinem Gesicht abzeichnen, sie wird Zeugin meines Ringens mit dem gleichen Begehren und der gleichen Vulnerabilität, mit der sie in ihrer Erzählung gerungen hat. Nur im Rückblick kann ich über die Zeit nachdenken, als ich selbst in einer »Hippiekultur« gelebt habe, in der Sex und Macht ineinander verschwammen und in einer körperlichen Ekstase, die gegen ein als repressiv erlebtes kulturelles Umfeld opponierte, Ausdruck fanden.

> Inwieweit spukt mein gemischtes emotionales Erleben jener Zeit in diese Szene hinein? Sally beobachtet prüfend, wie ich meine steigende Spannung und mein Begehren reguliere/navigiere und die Reflexionsfähigkeit zurückzugewinnen beginne, die ich brauche, um ihre neu auftauchenden Anstrengungen, der Betäubung und der Dissoziation zu widerstehen, anerkennen und ihr Verlangen, ihre Scham und Vulnerabilität aushalten zu können. In diesem fragilen Mikromoment, in dem wir gemeinsam versuchen, Sallys traumatische Erinnerungen und die selbstdestruktiven Muster von Beherrschung und Viktimisierung zu verstehen, scheint ihr prüfendes Beobachten meines Ringens, mein eigenes Begehren und meine Verletzlichkeit zu tolerieren, einen Punkt der Urheberschaft (Dringlichkeitspunkt) in ihr zu katalysieren, während sie ihre Fähigkeit wahrnimmt, Einfluss auf meine Bemühungen, meine eigenen Emotionen zu navigieren/regulieren, zu nehmen. Dieser Interaktionsmoment lässt in ihr (und in mir) inmitten des ansonsten ungewissen und daher oft verwirrenden, oft alarmierenden Flusses verkörperlichter Emotionen einen Punkt der Erkenntnis auftauchen. Diese Komplexität ergibt sich zum Teil aus ihrer Adressierung, ihrer an mich gerichteten Aufforderung und Hoffnung, dass ich ihren emotionalen Kampf hinreichend gut begreifen möge, und zum Teil aus meinem emotionalen Bemühen, aufnahmefähig zu bleiben für den Fluss ihrer Wünsche und Ängste in Bezug auf ihr Potenzial, zu zerstören oder zu erkennen und Gemeinsamkeit zuzulassen, zerstört zu werden oder erkannt und aufgenommen zu werden.

Diese Fallvignette illustriert eine Möglichkeit, den Prozess fluider emotionaler Erfahrung zu erzählen, indem man die rhythmischen emotionalen Spannungen beobachtet, die vom Patienten und vom Analytiker als Wunsch, Angst und Verlust erlebt werden. Natürlich sind die in jedem der beiden Beteiligten aufgebauten Spannungen teilweise durch die rhythmische Bewegung zwischen emotional unerträglichen Erfahrungen des Timings und der Intensität beeinflusst, die in der Schnelligkeit der Bewegung allzu fluide sind, als dass man sie sich in irgendeiner Form von Vorhersagbarkeit, Gewissheit und Sicherheit im Interaktionsfeld vorstellen könnte. Das Feld wird hier von Möglichkeiten für eine RIG umflutet, die sich jedoch noch nicht klar abzeichnen. Der Nutzen von D. N. Sterns Unterscheidungen erweist sich, wenn sie die Wahrnehmungsfähigkeit des Analytikers und seine Rezeptivität innerhalb eines emotionalen Feldes erweitern können, so dass diese insbesondere auch die möglichen Bedeutungen der auftauchenden eigenen Vulnerabilität erfassen können. Die folgenden Vignetten sind klinisch insofern beeindruckend, als sie das Denken wiedergeben, das jedem Arbeitsschritt zugrunde liegt. Den narrativen und klinischen Nutzen einer Berücksichtigung des oben dargestellten fluiden emotionalen Prozesses illustriert aber weder die eine noch die andere Fallgeschichte. Auf die Gründe dafür komme ich später zu sprechen.

2. Begegnung mit Paolo und seinem Analytiker

Ein Artikel von Civitarese und Ferro (2013) enthält folgende Fallgeschichte aus Civitareses Praxis[6]:

> »Paolo gibt sich am Beginn seiner Analyse als der nette Kerl, der er nun mal ist. In seiner ersten Sitzung erzählt er mir von seinen Versuchen, seine Vespa zu reparieren, die seit Jahren vergessen herumstand. Nach einigen Sitzungen, die sich um dieses Thema drehen, wage ich mich mit der Bemerkung vor, dass ›eine *vespa* [Italienisch für Wespe] manchmal auch sticht‹. Daraufhin folgt ein langes Schweigen.
> In der folgenden Sitzung berichtet mir Paolo, der bis dahin immer ein Laptop dabeihatte: ›In meinen Rechner hat der Blitz eingeschlagen, und er ist buchstäblich ausgebrannt.‹ Ich nehme daher den Druck meiner Deutungen zurück, mit dem ich bestimmte Aspekte des Patienten entmechanisieren wollte. Als ich später zu einem strengeren Deutungsmodus zurückkehre, erscheint da ›der Nachbar, der Waffen sammelt und anscheinend eine bedrohliche Maschinenpistole im Anschlag hatte‹. Als ich zu einem eher spielerischen Deutungsstil zurückgehe, erwähnt Paolo den Nachbarn erneut und sagt, dessen Schusswaffe – jetzt kann er sie genau sehen! – habe an der Oberseite einen roten Stopfen. Es ist also offenbar eine Spielzeugwaffe, und es besteht kein Grund zur Sorge.

6 Anm. der Übers.: Ich zitiere hier Christoph Trunks Übersetzung dieser Fallgeschichte sowie auch der anschließenden von Bromberg, die er für seine Übertragung einer anderen und wesentlich kürzeren Version dieses Kapitels (Knoblauch 2019) angefertigt hat.

Im weiteren Verlauf der Analyse erzählt er mir vom Bauernhof seiner Großmutter, wo es unzählige Tiere gibt, Hühner, Enten, Schafe, Kühe und so weiter – bis ich ihn eines Tages frage, ob er denn alle diese Pflanzenfresser (!) nicht satt hat. Paolo reagiert zunächst, als werde er von einer Welle der Verfolgungsangst erfasst, doch in der letzten Sitzung vor der Sommerpause überrascht er mich damit, dass er mir kleine Spielzeug-Wildtiere schenkt. Nach den Ferien entdeckt er, dass in die Balken an der Decke meines Behandlungszimmers ein fünfzackiger Stern eingeritzt ist, das Symbol der Roten Brigaden. Weder ich noch die Patienten auf meiner Couch haben während dreißig oder mehr Jahren den Stern jemals bemerkt.

Mir wird klar, dass nun Wut und Revolution im Raum sind. Als ich aber versuche, die Schnitzerei wiederzufinden, kann ich den Blick nicht darauf fokussieren: Diese Aspekte Paolos neigen zum Verschwinden. Als er mir bei einem anderen Anlass den fünfzackigen Stern zeigt, das Emblem der Roten Brigaden, ergreife ich die Gelegenheit und sage ihm, er habe die Augen eines Falken. So setze ich den Falken an die Stelle des verlorenen kleinen Spatzen, den er in einem Käfig hielt und von dem er mir ausführlich erzählt hatte.[7]

Diese leidenschaftlicheren Aspekte werden in die Sitzung eingebracht, allerdings in gebleichter weißer Form, als er einen Brief von seiner Freundin bekommt, von der er lange Zeit nichts gehört hatte. Nach ausgedehntem Schweigen meinerseits bemerkt er: ›Ich war mir nicht sicher, ob ich ihn aufreißen/zerreißen oder mit dem Brieföffner öffnen sollte.‹

Es zeigt sich also, dass die Metapher im strengen Wortsinn (als ein wortbezogener Fakt) der Ordnung der narrativen Abkömmlinge eines Wachtraumgedankens angehört. Deutlich wird aber auch, dass der Prozess, durch den dies geschieht, derselbe ist wie der des unbewussten Denkens. Die Transformation des Sensorischen in narrative Abkömmlinge ist ›metaphorisch‹, und umgekehrt sind die Metaphern narrative Abkömmlinge.« (S. 202)

Civitarese und Ferro beschreiben hier das Erleben des Analytikers und seine Verwendung von Reverie und Metapher in der Arbeit mit seinem Patienten Paolo. In dieser Illustration der Entwicklung ungesättigter Deu-

7 Übersetzung der folgenden zwei Absätze des Zitats von E. Vorspohl.

tungen (die nicht versuchen, Bedeutung zu entschlüsseln, sondern eher durch Interagieren mit den Charakteren und Bildern des Patienten an dessen Wachtraum teilhaben) beschreibt der Analytiker seine Aktivität mit Worten wie: »[…] wage ich mich mit der Bemerkung vor«, »Ich nehme daher den Druck meiner Deutungen zurück« oder »Als ich zu einem eher spielerischen Deutungsstil zurückgehe« (S. 200). In diesen Beispielen beschreibt der Analytiker Aspekte wie den Klang und Rhythmus seiner Stimme lediglich im Hinblick darauf, wie sie die Wirkung seiner Deutungen modulieren. In Übereinstimmung mit Racker und den Nebbiosis behaupte ich jedoch, dass der Analytiker seine Fähigkeit ungenutzt lässt, andere verkörperte Dimensionen seiner eigenen Präsenz, etwa seiner Mimik, seines Blicks, seiner Haltung, seiner Atmung oder Bewegung, wahrzunehmen und über sie nachzudenken. Die Aufmerksamkeit für diese Dimensionen könnte vieles über das emotionale Erleben des Analytikers im Fluss der Interaktion sagen und Aufschluss darüber geben, wie er zu dem, was agiert wird, beiträgt. Verschärft wird diese Aufmerksamkeit durch einen mikroanalytischen Fokus auf einen kurzen Abschnitt von weniger als einer Minute Dauer, wie ich es in meiner Fallgeschichte illustriert habe. In dieser Fallgeschichte werden Emotionen beschrieben, die in mehreren verschiedenen Sitzungen und über einen weit größeren Zeitraum verteilt auftauchten. Während der Analytiker in den oben genannten Beispielen über die fluiden emotionalen Ausdrucksregister nachzudenken scheint, die seinen Stimmklang und -rhythmus charakterisieren, würde ich vorschlagen, Beispiele zu untersuchen, in denen der Analytiker aufgrund seiner eigenen Vulnerabilität zu desorganisieren oder zu dissoziieren beginnt. Aufmerksamkeit für verkörperlichte rhythmische Fluidität kann dem Analytiker Aufschluss über seinen eigenen Beitrag zu dem, was agiert wird, geben. In diesem Fall ist es Aggression.

Der Analytiker berichtet uns z. B., wie ihm bewusst wird, dass »Wut und Revolution« ins Spiel kommen. Ich frage mich, ob seine verkörperlichte emotionale Fluidität an diesem Punkt möglicherweise das Nachdenken über »Wut und Revolution« erleichtern könnte, statt eine Dissoziation zu triggern oder einen Gegenangriff in der Gegenübertragung auszulösen. Von den Bauernhoftieren bis zur Metapher der unterschiedlichen Vögel scheint es dem Analytiker darum zu gehen, dass sein Patient seine eigene Fähigkeit zu Wut und Revolution erkennt und anerkennt. Aber der Patient signalisiert schon frühzeitig, dass er die Bemühungen des Analytikers, Deutungen als Containment anzubieten, als Angriffe/Verfolgung erlebt. Wie könnte sich der Analytiker seines eigenen emotionalen Aufruhrs bewusst werden, der möglicherweise für seine eigenen Erfahrungen von Wut und Revolution eine Rolle spielt? Wie hat er es geschafft, das Symbol an der Decke dreißig Jahre oder länger zu übersehen? Könnte diese Dissoziation etwas damit zu tun haben, wie und wann er solche emotionalen Turbulenzen in seinen eigenen, sich verändernden sozio-politischen Kontexten erlebt hat? Wenn der Analytiker seine Aufmerksamkeit auf seine eigenen verkörperlichten Emotionsäußerungen und ihre möglichen persönlichen Ursprünge gerichtet hätte, statt sich bewusst auf seine Containerfunktion zu konzentrieren, hätte er vielleicht beginnen können, sich über die Bemerkungen des Patienten bezüglich der Intensität seiner Deutungen und über ihre Bedeutung für den Patienten Gedanken zu machen, statt sie schleunigst zu modulieren. Ist vielleicht denkbar, dass der Analytiker sich durch eine Art (oder Arten) von Wut veranlasst gesehen hat, diese Behandlung als Teil der Revolutionierung des Denkens durchzuführen, die er voranzutreiben versucht? Während Jacobs (1986) diese Art Reverie benutzt hat, um das Leiden seiner Patienten zu verstehen, unterstreiche ich hier die Gelegenheit, die sich uns als Analytikern bietet, unsere eigene emotional fluide Verwundbarkeit als einen entscheidenden Moment zu nutzen, wenn wir auf die Bilderwelt, die Charaktere und Bühnendramen zusteuern, auf die sich Civitareses und Ferros Fokus richtet.

Wir könnten nun fragen, wie dieses Material es uns ermöglicht, über ein Enactment von Wut und Revolution nachzudenken. Meiner Ansicht nach gehen die Enactments mit größter intersubjektiver Signifikanz nicht aus dem Inhalt kategorialer Affekte hervor, die es zu containen gilt, sondern aus der fluiden, kontinuierlichen Musterbildung der emotionalen Rhythmen des analytischen Paares. Der Analytiker bemüht sich, die Intensität (Wut und Revolution?) seiner eigenen Versuche zu modulieren, die Angst des Patienten vor Wut und Revolution mithilfe von Schusswaffen- und Tiermetaphern zu deuten. Wie könnte die bisweilen scheinbar unerträgliche Angst des Patienten durch die Angst des Analytikers vor seiner eigenen Wut, die sich durch die verkörperlichte Modulierung seiner Beteiligung mitteilt, beeinflusst werden? Könnte der Analytiker emotionale Navigationsstrategien entwickeln, indem er seine Aufmerksamkeit auf diesen Interaktionseffekt lenkt? Meiner Ansicht nach ist eine solche Erweiterung des Aufmerksamkeitshorizontes klinisch hilfreich.

Brombergs Fallgeschichte illustriert den relationalen Ansatz des Autors. Ich benutze sie, um zu veranschaulichen, wie seine charakteristische, klinisch effektive Arbeit Gelegenheiten schafft oder durchkreuzt, mit seinen eigenen verkörperlichten Emotionsäußerungen – sowie denen seines Patienten – und ihrer emotionalen Bedeutsamkeit zu arbeiten. Besondere Betonung liegt auf Punkten der Vulnerabilität. Ich erörtere darüber hinaus klinische Gelegenheiten, die sich aus einer erweiterten Aufmerksamkeit herleiten könnten.

3. Begegnung mit Bromberg und seinem Patienten

Bromberg beschreibt seine Arbeit

> »mit einem Mann, für den das Routinethema von ausgefallenen Sitzungen und ›Kompensationen‹ eine komplexere Angelegenheit war, als ich geahnt hatte. Dies hatte schließlich zur Folge, dass in unerwartet eindrücklicher Weise zutage trat, wie brüchig bei ihm der Bezug zwischen Subjektivität und der Kontinuität von Vergangenheit, Gegenwart und Zukunft war. Aufgrund seiner tiefgreifend dissoziierten Persönlichkeitsstruktur war er außerstande, die physische Abwesenheit eines Objekts zu verarbeiten und dessen mit einem Empfinden der Kontinuität verbundene mentale Repräsentation zu sichern. Es war, als seien sowohl das Objekt (ob es sich nun um einen Menschen oder einen Ort handelte) und das Selbst, welches das Objekt erlebt hatte, ›gestorben‹ und als sei nichts als eine Leerstelle zurückgeblieben. Seine Lösung gründete, wie bei vielen solchen Menschen, darin, dass er die Ereignisse, aus denen sich der Aktivitätsablauf jedes Tages zusammensetzte, in einer konkreten Form zu fixieren und auswendig zu lernen vermochte, in der Hoffnung, dass dieser kognitive Zusammenhalt zu einem gewissen Erleben von Selbst-Kontinuität führen

würde, mit der er im sozialen Kontakt ›durchkäme‹. Die einzige Ausnahme von seiner ›Laissez-faire‹-Haltung gegenüber dem Leben war seine Entschlossenheit, versäumte Sitzungen ›nachzuholen‹. Weil ich von ihm verlangte, dass er für Sitzungen zahlte, die er absagte und für die es keinen Ersatztermin gab, nahm ich an, sein energisches Beharren darauf, dass jede Sitzung nachgeholt werden müsse, ganz gleich wann, habe mit den Themen Macht und Geld zu tun. Dies kam mir vor allem deshalb plausibel vor, weil sich unsere Diskussionen darüber meist wie dünn verschleierte Machtkämpfe anfühlten.

Ich habe den Augenblick noch in lebendiger Erinnerung, in dem deutlich wurde, dass etwas viel Tieferreichendes auf dem Spiel stand. Wir waren wieder einmal mitten in der Auseinandersetzung über dieses Thema, in unserer gewohnten Konstellation der Gegnerschaft, als ich bemerkte, dass sich in mir unerklärlicherweise gütige und zärtliche Gefühle für ihn regten. Ich hatte sogar die Phantasie, dass ich ihm gern den Arm um die Schulter legen wollte. Diese eigentümliche Veränderung in meinem Gefühlszustand lenkte dann meine Aufmerksamkeit auf etwas in seinem Tonfall, das ich bis zu diesem Moment nie wahrgenommen hatte, und ich fragte ihn danach. Ich sagte, da sei gerade etwas im Klang seiner Stimme, das mir den Eindruck vermittle, ein Teil von ihm sei traurig oder verängstigt, könne dies aber nicht sagen. Sei ihm denn etwas in dieser Art bewusst, das in ihm vor sich gehe? Er begann dann mit einer Stimme zu sprechen, die ich so noch nicht gehört hatte – einer Stimme, in der sich zögerlich, aber offen die Traurigkeit und Verzweiflung mitteilten, die ich zuvor nur als ein schemenhaftes Etwas herausgehört hatte. Er begann voller Scham zu gestehen, wonach es ihn wirklich verlangte und was er zuvor nie preisgegeben hatte, nämlich dass ich nicht nur die Sitzungen neu ansetzen solle, die er absagte, sondern dass ich *alle* ausgefallenen Sitzungen neu ansetzen solle, einschließlich derer, die ich selbst hatte absagen wollen, und auch derer, die wegen eines gesetzlichen Feiertags ausgefallen waren.

Das Thema mit ihm zu besprechen war nicht einfach, weil er sich, sobald ich direkte Verbindung zu dem Selbstzustand aufnahm, der das Empfinden von Verzweiflung und Sehnsucht in sich barg, dem Moment zu entziehen versuchte. Seine Dissoziation verschärfte sich in dramatischer Weise, und er verlor jedes Bewusstsein davon, dass sein Wunsch irgendeine persönliche Bedeutung für ihn hatte: Der Wunsch zeige ja nur, dass er eine Neigung zum ›Unprak-

> tischen‹ habe. Ich sagte ihm daraufhin, welche Gefühle sich ihm gegenüber in mir geregt hätten und dass sie mich dazu gebracht hätten, diesen Teil von ihm zu hören, den ich bis dahin ignoriert hatte. Seine Augen wurden größer, und nach und nach begann er ungehinderter zu sprechen, doch nun als ein verängstigtes und verwirrtes Kind. ›Wenn ich eine Sitzung verpasse …‹, sagte er stockend, ›wenn ich nicht dort in der Sitzung bin, werde ich nicht erfahren, was in ihr geschehen ist … Und wenn Sie sie nicht nachholen, werde ich das niemals erfahren. Ich werde sie niemals wieder haben.‹« (Bromberg 1998, S. 275–277)

Im ersten Absatz seines Berichts stellt Bromberg uns die theoretische Perspektive vor, die er mit diesem Fallbeispiel aus seinem ersten Buch, *Standing in the Spaces* (1998), entwickelt und veranschaulicht. Er beschreibt die Schwierigkeiten seines Patienten, ein Gefühl der Selbstkontinuität aufrechtzuerhalten, und führt sie auf dessen »tiefgreifend dissoziierte Persönlichkeitsstruktur« zurück. Die Verwendung einer struktur- statt einer prozessorientierten Perspektive zur Kategorisierung der Art und Weise, wie der Patient die Kontinuität seines Selbst erlebt, ist nicht zwangsläufig problematisch. Sie kann aber dazu führen, dass der Behandler bzw. der Verfasser des Fallberichts die eigenen mikroanalytischen emotionalen Rhythmen und die des Patienten übersieht, denen in Momenten einer erhöhten emotionalen Verwundbarkeit, wie Bromberg sie hier offenbar beschreibt, maßgebliche Bedeutung zukommt. Bromberg deutet auf einen solchen Moment voraus, indem er vom »energischen Beharren« des Patienten im Zusammenhang mit Machtkämpfen spricht.

Im zweiten Absatz wendet sich Bromberg einem spezifischen klinischen Moment zu und lenkt die Aufmerksamkeit auf sein eigenes emotionales Erleben, insbesondere weil es der »gewohnten Konstellation der Gegnerschaft« zuwiderlief. Er beschreibt »gütige und zärtliche Gefühle« und die Phantasie, dem Patienten den Arm um die Schultern legen zu wollen. Diese Gefühle wecken seine Aufmerksamkeit für den Tonfall des Patienten. Hier liefert er uns ein klares Beispiel jener mikrofokussierten Aufmerksamkeit für die eigene ebenso wie für die verkörperlichte Adressierung des Patienten, der Cornell, die Nebbiosis, Racker, Reis, Sletvold, Shapiro und ich eine potenzielle katalytische Wirkung zuschreiben. Sodann schildert Bromberg seinem Patienten, dass dessen Tonfall ihm den Eindruck vermittelt habe, dass er (»ein Teil von ihm«) »traurig und verängstigt« sei, dies aber »nicht sagen« könne. Die Stimme des Patienten verändert sich daraufhin; Bromberg hört Traurigkeit und Verzweiflung, und der Patient macht ihm beschämt ein Geständnis.

Brombergs klinische Entscheidung, das emotionale Erleben des Patienten anzuerkennen, das in einem Enactment (ihrer gewohnten – sich wiederholenden – Konstellation der Gegnerschaft) auftauchte, und in Worte zu fassen, ist eine typische relationale Strategie. Seine Aufmerksamkeit für die mikroverkörperlichten Dimensionen, also Körper und Stimme (seines Patienten und seiner selbst), die seiner Anerkennung einer wichtigen Veränderung des emotionalen Feldes zugrunde lag, macht seine Arbeit noch überzeugender.

Im dritten Absatz aber sehen wir ein Auseinanderbrechen dessen, was sich nur Sekunden zuvor zu konstituieren schien. Bromberg versucht, mithilfe der kontinuierlichen Dimension des emotional fluiden Erlebens seine Überlegungen zu Dissoziationsprozessen und Veränderungen des Selbstzustandes zu illustrieren. Er berichtet, der Patient habe »als ein verängstigtes und verwirrtes Kind« zu sprechen begonnen, als er ihm von seinen warmherzigen Gefühlen berichtete, die ihn bewogen hatten, dessen emotionales Erleben zu beobachten. Bromberg versteht diese klinische Vignette als Veranschaulichung der Dissoziation als »Bruch des Zeiterlebens«.

Ich möchte betonen, dass Bromberg immens wertvolle Beiträge zu unserem Verständnis des klinischen Prozesses und insbesondere zum Verständnis von Dissoziationsprozessen sowie dem Auftauchen und Wiederverschwinden von Selbstzuständen in der Behandlung geleistet hat. Ich betone auch unmissverständlich, dass meine folgenden Kommentare nicht als Kritik an diesen Beiträgen oder an seiner hier berichteten (wirklich brillanten) klinischen Arbeit zu verstehen sind. Ich möchte aber an diesem Beispiel zeigen, wie hilfreich es ist, dem Mikroprozess, der emotionalen Fluidität des interaktiven Feldes und der Verwundbarkeit des Analytikers Aufmerksamkeit zu widmen. Wir können hierzu eine Reihe von Fragen stellen, die sich nicht definitiv beantworten lassen, aber uns Gelegenheit geben, die Aufmerksamkeit für kategoriale Strukturen und Prozessfluidität, die Brombergs Arbeit mir zu entwickeln hilft, zu vertiefen.

Kehren wir zu Brombergs Entscheidung zurück, seine Frage/Beobachtung bezüglich des eigenen emotionalen Zustandes und der Gefühlslage des Patienten auszusprechen. Mit dem Vorteil, diesen Punkt der Begegnung rückblickend anschauen zu können, frage ich mich, ob sich dem Analytiker wie auch dem Analysanden möglicherweise eine andere Erfahrung erschlossen hätte, wenn Bromberg die emotionalen Zustände lediglich als Teil eines sich entfaltenden, rasch ablaufenden Prozesses (den er selbst als einen Bruch/eine Konfusion im Zeitablauf bezeichnet) betrachtet und nichts gesagt hätte. Ich frage mich, ob die emotionalen Dimensionen des Feldes, die Bromberg nun wahrnahm und »bis zu diesem Moment« nicht beachtet hatte, nicht immer schon präsent, aber durch das Muster der beschriebenen, sich wiederholenden »Machtkämpfe« verdeckt worden waren, durch eine Form eines in der Interaktion mit dem Patienten erfolgenden »re-membering« – einer Adressierung im Sinne von Reis – früher Traumata, die mit grundlegenden Existenzfragen wie Handlungsurheberschaft, Präsenz und Verlust zusammenhingen. In diesem Fall hätte eine andere Strategie des Erkennens darin bestanden, der Fluidität der eigenen emotionalen Rhythmen und derjenigen des Patienten Aufmerksamkeit und Reflexion zu widmen, die im Interaktionsmuster des analytischen Paares Spannungen im Zusammenhang mit Kontrolle und Macht konstituierten und auflösten. Ein solcher Aufmerksamkeitsfokus ist ein maßgeblicher Aspekt des Sich-Einlassens auf die Wirkung, die das emotionale Feld auf die Bemühungen des Analytikers ausübt, nachzudenken, präsent zu bleiben und seine Handlungsurheberschaft zu wahren, ohne das zuvor beschriebene Muster des Machtkampfes zwangsläufig zu wiederholen.

Ich frage mich hier, wie es sich für Bromberg (und für uns alle) emotional anfühlt, derjenige zu sein, der vom Patienten verlangt, das dieser für die von ihm abgesagten Sitzungen zahlt, und dann derjenige zu sein, der ihm den Arm um die Schulter legen möchte. In den Selbstzuständen des Analytikers hat sich (in der Sprache kategorialer Strukturen ausgedrückt) eine deutliche Veränderung vollzogen, ohne dass Bromberg darüber weiter nachdenkt, und ich frage mich, wie es um die Verwundbarkeit des Analytikers steht, der sich mit der Verletzlichkeit des Patienten beschäftigt. In meiner Reverie tauchen eigene widersprüchliche Gefühle auf, die mit dem Setzen von Grenzen und Regeln für Patienten (und andere Menschen in meinem Leben, einschließlich Studenten, Kollegen, Freunde und Familienangehörige) zusammenhängen. Ich erlebe oft, dass mich Gefühlswogen überkommen, die das ganze Spektrum von Scham- bis Machtgefühlen überspannen. Hat Bromberg vielleicht ähnliche emotionale Regungen in diesen oder jenen Behandlungsabschnitten erlebt, die sich bis zu diesem Moment, den er schildert, nicht in Worte fassen ließen? Er entschied sich dafür, dem Patienten gegenüber ein liebevolles Gefühl zum Ausdruck zu bringen, das es diesem erleichterte, Zugang zu seiner Vulnerabilität zu finden. Dass Bromberg sein Empfinden ausdrückte, trug aber auch zu einem Prozess des Auseinanderbrechens/der Dissoziation im Patienten bei. Wiederholte sich darin ein Machtgradient zwischen dem Patienten und einer anderen Person (hier Bromberg)? Hätte diese spezifische Form des Enactments zur Knüpfung weiterer Verbindungen und zur Entwicklung eines Empfindens von Selbstkohärenz und Handlungsurheberschaft führen können? Unter einer solchen Perspektive könnte man diesen Moment auch als einen Dringlichkeitspunkt für das Bezeugen der emotionalen Fluidität/Ungewissheit/Komplexität betrachten, die in der Adressierung, die der Patient an den Analytiker richtet, katalysiert wurde. Davon erfahren wir nichts.

Doch was wäre geschehen, wenn Bromberg in seiner Reverie weiter über die emotionalen Rhythmen des Moments nachgedacht hätte? Hätte diese Aufmerksamkeit das Auftauchen *seiner eigenen Schamgefühle und Machtbedürfnisse* (die in einem Kontext persönlicher Identität und kultureller Normen bezüglich Privilegierung und Verwerfung gründeten) erleichtern können, bevor er beschloss, seine Gefühle auszusprechen? Hätte die Aufmerksamkeit des Analytikers für seine eigenen Schamgefühle und seine eigene Vulnerabilität, für die Kongruenz oder Inkongruenz von Privilegierung und Macht in der eigenen Rolle, für den Patienten (und den Analytiker) zu einer andersartigen emotionalen Erfahrung geführt? Wie hätte eine solche Verschiebung der Aufmerksamkeit auf das emotionale Erleben des Analytikers das analytische Feld beeinflusst? Ich stelle diese

Fragen, auch wenn sie sich natürlich nicht definitiv beantworten lassen, weil – unter relationaler Perspektive betrachtet – die erinnerte Adressierung, die das beschriebene emotionale Feld zunächst prägte, ein Enactment der Macht war. Auch wenn die Vignette den klinischen und theoretischen Fokus des Textes brillant illustriert, scheint sich das eingangs beschriebene Enactment zu wiederholen und den Grundton des Feldes weiterhin zu bestimmen, während das emotionale Erleben beider Beteiligter ein ganzes Spektrum an Möglichkeit durchmisst und sich in die emotionale Unerträglichkeit hinein und hinaus und wieder hinein bewegt. Hat die Unerträglichkeit womöglich für den Analytiker dasselbe Ausmaß angenommen wie für den Analysanden? Und hätte die Aufmerksamkeit für die verköperlichten Emotionsäußerungen innerhalb der Fluidität solcher rhythmischen emotionalen Spannungen dem Analytiker vielleicht helfen können, mit seiner Scham und Vulnerabilität anders umzugehen? Hätte dies vielleicht beiden Beteiligten eine andere Erfahrung ermöglicht?

Abschließende Überlegungen

Fragen der Art, wie ich sie bezüglich der Fallberichte von Civitarese und Ferro sowie Bromberg stelle, können uns eine Vorstellung davon vermitteln, wie wir als Analytiker die fluiden Spannungen schildern und navigieren, die unsere emotionalen Erfahrungen mit unseren Patienten konstituieren. Die Aufmerksamkeit für verkörperlichte Ausdrücke emotionaler Erfahrungen[8], die agiert werden und noch nicht re-präsentierbar sind, können als Dringlichkeitspunkt des Reflektierens und Navigierens dienen und dem Analytiker auf diese Weise helfen, mit seinen eigenen Schwierigkeiten mit der emotionalen Erträglichkeit klinischer Mikromomente in Kontakt zu kommen. D. N. Sterns Anerkennung der ineinander verwobenen fluiden emotionalen Dimensionen mit kategorialem Affekterleben erleichtert es dem Analytiker, angesichts emotional unerträglicher, desorganisierter,

8 Siehe dazu Racker (1968), Knoblauch (1997, 2000, 2005, 2008, 2011a, 2011b), Cornell (2015), Nebbiosi & Federici-Nebbiosi (2008), Sletvold (2014) und Shapiro (1996).

vielleicht gar dissoziierter Begegnungsmomente sein Gleichgewicht zurückzuerlangen. Die Erweiterung der Aufmerksamkeit auf die eigene emotionale Vulnerabilität kann somit Möglichkeiten der Wiederherstellung und Verbundenheit, aber auch der absichtsvollen Aufrechterhaltung von Ungewissheit eröffnen, die für die katalytische Wirkung der psychoanalytischen Begegnung von zentraler Bedeutung sind. Derzeit besetzt das kognitive Imaginieren noch immer einen überprivilegierten Platz in unserem psychoanalytischen Milieu, da es als Ideal der emotionalen Selbstkontrolle gilt. Diese Art der Privilegierung macht den Körper allzu häufig unsichtbar oder stellt ihn hin, als sei er »primitiv« und müsse containt werden, statt dass wir ihn als eine Quelle glaubwürdiger und hilfreicher semiotischer Bedeutungen begrüßen. Diese kulturelle Wahrnehmungsverzerrung kann zur Auslöschung oder zumindest zur Trübung der Fähigkeit des Analytikers führen, den therapeutischen Wert seiner eigenen Verletzlichkeit zu erkennen und damit zu arbeiten.

Ich halte es für wichtig, dass wir unser Bedürfnis nach theoretischen Perspektiven sowie die Diskurse, durch die wir uns miteinander verständigen, als emotionale Rettungsringe verstehen und anerkennen, die uns helfen, die emotionale Signifikanz der einzigartigen Charaktere (Selbstzustände) und kategorialen Bilder, die unsere eigenen Narrative und die unserer Patienten bevölkern, zu navigieren. Es ist außerdem wichtig, dass wir emotional verstörende Behandlungsmomente besser zu verstehen lernen, die so viel häufiger vorkommen, als in der Vergangenheit berichtet, und in denen wir die Orientierung verlieren, verwirrt und sogar verängstigt sind. Wir müssen uns an unseren Vorstellungen und diskursiven Kategorien orientieren, demütig anerkennen, dass sie für unser psychisches Gleichgewicht, unsere Selbstfürsorge, von zentraler Bedeutung sind, uns zugleich aber auch ihre Grenzen und unsere eigene Verletzlichkeit bewusst machen. Diese Grenzen scheinen in uns das Gefühl zu wecken, als würden wir die Verbindung zwischen uns selbst und Anderen verlieren, als täte sich eine unüberbrückbare Kluft auf, und gleichzeitig wecken solche Grenzen stets aufs Neue Hoffnung und Zuversicht, die von der Sehnsucht nach emotionalem Kontakt/Gemeinsamkeit getragen sind. So entwickelt sich ein ergreifender emotionaler Rhythmus, für den es in der englischen

Sprache keine symbolische Re-Präsentation, kein Wort, gibt. In der Tradition der brasilianisch-portugiesischen Dichtung und Musik finden wir den Begriff *saudade*. Die beste Umschreibung, die ich dafür gefunden habe, wäre Nostalgie oder Sehnsucht nach jemandem, der noch da ist, oder nach etwas, das es noch gibt. Vielleicht hängt dieses emotionale Erleben mit der *Nachträglichkeit* [im Original deutsch] zusammen, einer emotional bezwingenden Erfahrung der Gegenwärtigkeit des Vergangenen, einem Grad an emotionaler Erträglichkeit, der die bedrängende Gegenwart bestimmt. Vielleicht unterscheidet es sich von *Nachträglichkeit* auch insofern, als letztere ein Modus des Verstehens ist, während *saudade* voraussetzt, dass Verstehen, selbst wenn es vorübergehend auftaucht, unweigerlich und immer wieder in der fluiden Bewegung des Begehrens, den unausweichlichen Polyrhythmen des Gefühlslebens, verlorengeht und wiedergefunden wird. Diese emotionalen Rhythmen können in eine Zukunft der Hoffnung, aber auch der Verzweiflung weisen. Wir können über sie nachdenken, sofern wir sie in unseren Aufmerksamkeitsbereich einbeziehen. Wir können unsere Vulnerabilität wie auch die Verletzlichkeit unserer Patienten erkennen. Wir können uns auf die Chancen von Wachstum, Erkenntnis und Befreiung einlassen, die sich in den Momenten bieten, in denen unser emotionales Gleichgewicht ins Wanken gerät, auf die Chance eines durch Zusammenbruch oder Unterbrechung herbeigeführten Durchbruchs. Wenn Worte versagen, stehen jedem von uns jeder Zeit unsere verkörperlichten Fähigkeiten der Rezeptivität und Gemeinsamkeit zur Verfügung.

6. Kapitel
Fanons Konzipierung des verkörperlichten Rassismus für die psychoanalytische Theorie und Praxis

In diesem Kapitel knüpfe ich an Reflexionen über verkörperlichte Erfahrung und Vulnerabilität im Unbewussten und im Sozialen an, die ich im 2. und 4. Kapitel formuliert habe. Im 2. Kapitel habe ich gezeigt, wie Konzepte und Sprache aus anderen kulturellen Traditionen als den europäischen und nordamerikanischen Diskursen der Aufklärung theoretische Blickwinkel und klinische Strategien zum Verstehen unbewussten Erlebens und intersubjektiver Erfahrung erweitern können. Im 4. Kapitel habe ich mich darauf konzentriert zu zeigen, wie kulturell strukturierte Überzeugungen und Praktiken mit unbewussten Re-Präsentationen und Konflikten im Zusammenhang mit ethischen und moralischen Dilemmata einer zwischen unterschiedlichen Klassen und kulturellen Gemeinschaften lebenden Patientin interagieren und diese prägen. In diesem Kapitel veranschauliche ich die Theorie anhand eines Fallbeispiels und untersuche die Beiträge Frantz Fanons über Rasse und ihre häufig verkörperlichten Manifestationen in den Spannungen zwischen dem Sozialen und dem Unbewussten. Fanons Perspektiven und seine klinische Arbeit sind nicht in den psychoanalytischen Kanon eingegangen, den die meisten Ausbildungskandidaten kennenlernen. Dieses Kapitel belegt den Wert, den seine Beiträge für die psychoanalytische Arbeit in den sozialen Kontexten des 21. Jahrhunderts besitzen.

Der Kampf

»Natürlich, wir müssen miteinander sprechen. Aber müssen wir so viel über den Anderen sprechen? Und vielleicht sollten wir ultravorsichtig sein, wenn wir für den Anderen sprechen?« (Samuels, 2018) Ich versuche, in diesem Kapitel die Besonnenheit und Zurückhaltung walten zu lassen, zu der uns Samuels' Worte anhalten. Warum sollte mein Versuch, der Versuch eines Weißen, über meine klinische Arbeit mit meinem Patienten Waverley, einem Schwarzen, zu sprechen, unter dem von Frantz Fanon beschriebenen Blickwinkel irgendeinen anderen Sinn haben als den, meine eigenen rassistischen Schuld- und Schamgefühle zu besänftigen? Schließlich erinnert dieses Projekt unweigerlich an Strakers Warnung, dass das,

> »was wir als Psychoanalytiker und Therapeuten [...] bewusst beabsichtigen, gewöhnlich eine unbewusste Schattenseite haben wird [...]. In dem Moment, in dem wir unsere Menschlichkeit unterstreichen und den Anderen retten wollen, können wir paradoxerweise Gefahr laufen, den Anderen zu sabotieren und erneut Machtbeziehungen festzuschreiben, wenn wir unbewusst von ihm erwarten, sich kontrapunktisch zu unserem Status als Retter zum Status des Opfers zu bekennen.« (Straker 2018, S. 297)

Und so untersuche ich in diesem Kapitel eine Begegnung zwischen meinen Rettungsphantasien und dem Opferstatus meines Patienten innerhalb eines Raumes, den die repressiven wirtschaftlichen und politischen, zum Großteil auf rassistischen Annahmen und Praktiken beruhenden Verhältnisse errichtet haben. Zu betonen ist darüber hinaus ein entscheidender Punkt, nämlich das »Feuer« der Vitalisierung, das durch die Aufmerksamkeit für die emotionalen Wahrheiten meines Patienten und meine eigenen Reaktionen – die beide zunächst nicht verbalisiert wurden, sondern verkörperlichten Ausdruck fanden – entfacht wurde. Entscheidend für den Wert dieser Erfahrung waren meine Überlegungen, wie Fanon sowie die Beiträge anderer Autoren, die Fanon zurzeit lesen, um die Bedeutsamkeit seiner Vision weiterzuentwickeln, mir/uns helfen können, von der klinischen Weisheit, die aus einer solchen Begegnung gewonnen werden kann, zu profitieren. Dieses Projekt hat es erleichtert, (a) den Schreibprozess mit Waverley, (b) den Einfluss unserer Interaktionen auf seine Fähigkeit, sich selbst zu lokalisieren und zu vitalisieren, und (c) den Beitrag unserer Gespräche zu diesem Versuch, unseren Prozess narrativ zu re-präsentieren und zu reflektieren, kritisch zu prüfen.

Der Einfluss des Ortes auf Fanon, mich und Waverley

Fanon ist schwierig zu lesen, weil sein Denken mannigfaltige, durch seine Erfahrungen unwiderruflich geprägte Perspektiven miteinander verwebt. Er betont drei kritische Phasen. Er beschreibt, was es heißt, als Schwarzer in der Kolonialkultur Martiniques aufzuwachsen, und schildert sodann seine Ausbildungserfahrung in Paris, wo ihn die europäischen philosophischen, politischen und medizinischen Diskurse und Praktiken sozialisierten. Schließlich – und dies ist für seine Botschaft von größter Bedeutung – spricht/schreibt er von seinen Erfahrungen in der algerischen Revolution und in den Befreiungskämpfen anderer afrikanischer Länder. Er war in der Lage, über sein kurzes Leben – Fanon starb im Alter von 36 Jahren an Leukämie – in rassifizierten Dimensionen *erdrückender politischer Gewalt* nachzudenken. Diese Gewalt prägte sein unverwechselbares kritisches Verständnis der *Vitalität von Gewalt* angesichts der vernichtenden Unterdrückung, Armut und Verzweiflung, des Hungers und der Folter in einem Kampf, als Mensch zu leben. Ich halte Fanons Perspektiven auch für relevant, um den Einfluss traumatischer Erfahrungen von Asylbewerbern unserer heutigen Zeit zu verstehen. Aber dies wäre ein Thema für einen anderen Text.

Fanons Schriften wurden zumeist als repräsentativ für postkoloniale Studien, kritische Theorie und Marxismus proklamiert. Seine wesentliche Kritik an der europäischen Psychiatrie und insbesondere an der Psychoanalyse, die in jenen professionellen Communities zumindest am Rande zur Kenntnis genommen wurde, findet in der klinischen psychoanalytischen Welt als zentraler Beitrag zur Theorie und Praxis keine Anerkennung. Im Unterschied zu manch anderen Persönlichkeiten wie etwa Adler, Jung, Reich und Ferenczi, die einst aus der Welt der Psychoanalyse verbannt worden waren, ist Frantz Fanon niemand, dessen Arbeiten heute wieder ein Platz im Epizentrum unserer Gespräche eingeräumt wird.

Und dennoch hat Fanon ein Konzept der *Soziotherapie* eingeführt, das eine Vision der *Soziogenie* darstellt. Für Fanon war die Soziogenie eine theoretische Perspektive, die auf der kulturell bedingt kurzsichtigen Vision von Freuds Betonung der Sexualität und rivalisierenden Aggression aufbaute, diese aber ausblendete (dazu später mehr). Fanon las Freuds Forschungsbereich stattdessen als stets kontextualisiert in einem kulturellen Feld, das spezifische Diskurse und Praktiken wertschätzte und/oder verwarf. Er betonte und kritisierte die Bedeutsamkeit rassistischer Vorurteile, die als eine Entwicklungshierarchie Ausdruck fanden, der Vergleiche zwischen körperlichen Eigenschaften, insbesondere der Hautfarbe, und phantasierten angeborenen Unterschieden physiologischer Fähigkeiten zugrunde lagen. Solche auf rassistischen Vorurteilen beruhenden Mutmaßungen über die menschliche Entwicklung wurden im anthropologischen Feld, wo sie ursprünglich aufgetaucht waren, schließlich widerlegt.[1] Trotzdem sickern sie weiterhin in das psychoanalytische Denken und in die Praxis ein.

Um die rassistischen Annahmen zu berichtigen und die Perspektiven zu erweitern, denen er in Europa begegnete, formulierte Fanon eine Theorie des Leidens, die insbesondere die prägende Wirkung sozial verstärkter Unterdrückung auf das durch Ohnmacht und Mittellosigkeit induzierte klinische Trauma betont. Sein Behandlungsverständnis bezog konsequent den Kampf der Unterdrückten wie auch der Unterdrücker ein, ein Gefühl der Kontrolle und Macht wiederzubeleben – nach Möglichkeit die Vitalität zu finden, die in den Annahmen und Praktiken der Unterdrückungsgewalt erstickt worden war. Ähnlich wie Winnicott nahm Fanon an, dass die Freisetzung dieser Vitalität häufig und ironischerweise durch Formen erbarmungsloser Gewalt erfolgen müsse. Während über die Art von Fanons Beteiligung an kollektiver revolutionärer Gewalt in der Vergangenheit ausführlich berichtet wurde, ist über sein innovatives Verständnis jener Art von – psychologisch verstandener – Gewalt, die Vitalität freisetzt, wenig geschrieben worden. Vor einigen Jahren hat Swartz (2018) eine einschlägige psychoanalytisch fundierte Anerkennung dieser Beziehung zwischen Fanons Sicht und Winnicotts Konzept der Erbarmungslosigkeit [ruthlessness] verfasst. Es handelt sich um eine Art Gewalt, die durch die – für die Vitalität zentrale – Erfahrung der Anerkennung geprägt ist und diese einfordert (Benjamin 1988, 2004, 2009; Winnicott 1958b).

Ich habe nie aktiv an einem ausgewiesenen revolutionären Kampf teil-

1 Für eine historische Analyse siehe Brickman (2018).

genommen, wuchs aber in den 1950er/60er Jahren im Kontext des amerikanischen Rassismus auf und habe erlebt, wie Unterdrückung und Widerstand auf den Straßen und in der Presse ständig zusammenprallten. Diesen Kontext habe ich in der Einleitung dieses Buches beschrieben. In der Stadt im Nordosten, in der ich meine Kindheit und Jugend verbrachte, markierten Avenues und Streets die Grenzen ethnischer und rassischer Enklaven, die leicht erkennbar waren, aber von den Jugendlichen, zu denen auch ich gehörte, gleichermaßen leicht überschritten werden konnten, während wir die Chancen und vor allem die Misserfolge der lokalen und nationalen Maßnahmen zur Aufhebung der Rassentrennung miterlebten. Dieser multikulturelle Erfahrungsmix prägte meine Verwirrung und war ausschlaggebend für meinen Wunsch nach Verbundenheit mit dem Anderen – in diesem Fall meinen Kindheitsfreunden mit anderer Hautfarbe und anderem sozioökonomischen Hintergrund. Auf dem Basketballplatz, im Klassenraum, bei Tanzveranstaltungen und anderen Aktivitäten kamen Angehörige aller ethnischen Gruppen zusammen, aber wir kehrten stets wieder in unsere auch ökonomisch sehr unterschiedlichen Wohnviertel zurück. Dennoch trieb unser Verlangen nach Vitalität uns ständig, immer kreativere Möglichkeiten zu finden, um die geographischen wie auch gesellschaftlichen »roten Linien« in Jersey City zu überschreiten. Wir waren »Refuseniks«, Renegaten, adoleszente Oppositionelle, die sich der Rassentrennung, die von den sozialen, politischen und ökonomischen Strukturen, in die wir hineinsozialisiert wurden, vorgegeben waren, trotzig widersetzten (auch wenn wir kein Oppositionelles Trotzverhalten im Sinne des DSM-5 zeigten). Ich war soziologisch als Weißer kategorisiert, und die Erfahrungen, die ich damals machte, verfolgen mein Ringen um Vitalität in Spannung mit der kognitiven Dissoziation/emotionalen Abgestorbenheit, wenn ich mein Gewahrsein dieser Welt voller mehr oder weniger subtil verstärkter institutionalisierter weißer Privilegien schärfe, in die ich eingebettet bin/in die wir eingebettet sind und an der ich/wir häufig auf so vielerlei Weise, oft ohne mir/uns dessen bewusst zu sein, teilnehme/teilnehmen. Meine Schwierigkeiten, mit der emotionalen Gewalt, die ein solcher Machtgradient in mir und anderen erzeugt, fertigzuwerden, dauern an. Diese Schwierigkeiten spiegeln sich in meiner klinischen Begegnung mit meinem Patienten Waverley wider, anhand deren ich hier den Wert beleuchte, den Fanons Denken für die psychoanalytische Praxis besitzt.

Waverley hatte als Kind, Jugendlicher und junger Erwachsener in einer ähnlichen, aber anderen Stadt im Nordosten, obgleich er soziologisch schwarz war, ähnliche Erfahrungen mit dem Überschreiten der unsichtbaren, aber fühlbaren Linien der Rassentrennung gemacht wie ich. Die folgende Fallgeschichte zeigt, dass er sich physisch über die roten Linien hinwegsetzte und emotional ähnlich verwirrt war wie ich selbst; aber sein Blickwinkel als Mensch mit schwarzer Hautfarbe war ein anderer als meiner und katalysierte emotionales Trauma, depressive Phasen und Wut. Meine Lebenserfahrung und vor allem die klinische Arbeit haben mich an die Grenzen dessen gebracht, was ein weißer Mensch zu verstehen allerhöchstens versuchen kann. In diesem Text berichte ich von meinen Schwierigkeiten, mich angesichts dieser häufig unbewussten sozialen normativen Überzeugungen und Praktiken, die auf unsere Interaktionen einwirkten, emotional mit den Erfahrungen eines schwarzen Patienten zu verbinden. Meine Schwierigkeit, das zu erlangen, was Fanon meint, wenn er das Wort *menschlich* für Verstehen und emotionale Verbundenheit dieser Art benutzt, prägt sowohl die folgende Vignette als auch mein Bemühen, dieses Kapitel innerhalb der begrenzten sprachlichen Möglichkeiten einer kulturell determinierten diskursiven Praxis zu schreiben, mit deren Hilfe wir als Psychoanalytiker unsere Erfahrungen mitzuteilen versuchen, weil wir sie für klinisch wertvoll erachten.

Ein Moment dringlicher Begegnung

Mit hängenden Schultern und abgewandtem Blick betritt Waverley mein Behandlungszimmer. Er steuert direkt auf die Couch zu und setzt sich, vornübergebeugt, den Kopf in beide Hände gestützt. Er schaut auf. Seine Gesichtsmuskeln sind angespannt, in seinem Blick spiegelt sich Schmerz. Er sieht mich direkt an. Er spricht nicht. Eine Pause entsteht. Er wartet ab in der Erwartung, dass ich seinen emotionalen Zustand/Zustände in mich aufnehme. Wir sind mit diesem Rhythmus vertraut. Pausen und Akzente wie diese haben in unserer Interaktion die Spannung häufig ansteigen und wieder sinken lassen. Oft scheinen diese körperlichen Ausdrucksregister für Waverley angenehmer zu sein als verbale Formulierungen, auch wenn er seine Gedanken mitunter eloquent, klar und zusammenhängend zu formulieren vermag. Ich habe die Erfahrung gemacht, dass er mit der Unerträglichkeit seines Leidens und der Wut, die es in ihm schürt, ringt, wenn er sich gegen das Sprechen entscheidet. Waverley hat die Erfahrung gemacht, dass auch mir körperliche Interaktionsregister oft lieber sind. Im Laufe meiner jahrzehntelangen Praxis habe ich die Grenzen und Stolperfallen kennengelernt, die die verbale Kommunikation für die psychoanalytische Arbeit bereithält.[2]

In dieser sich herausbildenden Sequenz habe ich das Gefühl, körperlich aufgerüttelt zu werden. Manchmal betritt Waverley, anders als heute, den Raum mit einem Lächeln. Der unerwartete Unterschied stimmt mich überaus wachsam. Ich frage mich, was passiert ist/gerade passiert. Sein durchdringender Blick unterstreicht, wie schlecht es ihm geht. In den vorangegangenen Sitzungen hat er über die Schwierigkeiten in der Beziehung zu seiner Freundin Evelyn gesprochen, einer Beziehung, die sich zunehmend vertieft. Er hat auch die Machtverhältnisse an seinem Arbeitsplatz beschrieben, wo er für seine Kompetenz anerkannt und geschätzt, zugleich aber auch finanziell ausgenutzt wird. Ausgenutzt fühlt er sich insbesondere dann, wenn seine Firma Probleme mit Klienten hat und Waverley hinzuzieht, damit er die Schwierigkeiten dank seiner Sachkenntnisse löst. Für die Zeit und die Energie, die er dabei investiert, wird er aber nie angemessen entschädigt.

In welchem Bereich seines Lebens findet sein Leiden in mir in diesem Moment Resonanz? Sein Bedürfnis nach väterlicher Anerkennung auf der Arbeit, in seiner Beziehung zu Evelyn, in unserem Raum und in der Vergangenheit wie auch gegenwärtig in der Beziehung zu seinem Vater, der aus Altersschwäche und mit entsprechenden Gebrechen im Sterben liegt, blitzen in meiner Reverie auf. Mein Körper ist angespannt. Mein Blick

2 Für Erörterungen und Diskussionen solcher Grenzen und Schwierigkeiten siehe Cornell (2015), Knoblauch (2017), Levenson (2003), Saketopoulou (2019) und Sletvold (2014).

umfängt ihn. Er wendet den Blick zunächst ab, bevor er mich schließlich ansieht. Dieser Blickkontakt signalisiert mir, dass ich an der Reihe bin. Er ist sowohl ein Flehen, gehalten zu werden, als auch herausfordernde Rivalität. Vor dem Hintergrund der gemeinsamen Lektüre eines früheren Entwurfs dieses Textes und Waverleys und meiner eigenen Rekonstruktion dessen, was möglicherweise gerade geschieht, stelle ich folgende Überlegungen an.

Ich übersetze mir seinen sprechenden Blick in die Worte: »Nun? Was ist? Was werden Sie sagen und tun können? Jeder erwartet, dass ich mich zusammenreiße. Aber ich leide, und ich bin mir nicht sicher, ob ich es vergeige … es wirklich vergeige!!« (Beide erinnerten wir uns an die Ahnung eines drohenden Ausbruchs entweder innerer oder äußerer Gewalt, die sich in den Erfahrungen, die er anschließend an seinem Arbeitsplatz machte, bestätigen sollte.)

Für mich ist dieses kostbare und doch leicht zu übersehende »es« vage und komplex. Ich sage nichts. Mein Innehalten löst sich auf in Waverleys ruhiger, aber dennoch verstörender Vokalisierung, die sich diesem Mikromoment des Spannungsaufbaus nun anschließt. Er beschreibt den Druck, eine neue Wohnung finden zu müssen. Der Druck ist entstanden, weil sein Mietvertrag ausläuft und er ihn wegen der damit verbundenen Mieterhöhung nicht verlängern möchte. Zudem haben Evelyn und er beschlossen, zusammenzuziehen. Sein Schmerz hängt mit seiner Befürchtung zusammen, dass ihrer beider Erwartungen in Konflikt geraten können – ein emotional wesentlicher, schwer erträglicher Punkt in ihrer sich entwickelnden Beziehung. Waverley sieht zwar voraus, dass ihr unterschiedlicher Umgang mit den Räumlichkeiten – er ist nicht gut organisiert und überhaupt nicht praktisch veranlagt, sie ist überaus ordentlich und brillant in ihrer Planung und Nutzung des Raumes und seiner Ausstattung – womöglich zu Schwierigkeiten führen wird … aber das ist gar nicht das Thema! Er zieht die Augenbrauen hoch und reckt das Kinn, wie um anzukündigen/mir zu signalisieren, dass ich mich auf einen Schlag einstellen soll. Er und Evelyn haben sich Mietwohnungen in verschiedenen Wohnvierteln angesehen. Sie haben eine gut geschnittene und bezahlbare Wohnung gefunden. Evelyn liebt sie. Sie liebt die Gegend. Ihm gefällt sie ebenfalls. Sozioökonomisch fühlt es sich dort gut an. Nicht aber kulturell … für ihn. Als er nach der Wohnungsbesichtigung die Straße entlanglief, fiel ihm auf, dass es dort kaum Schwarze wie ihn gab, stattdessen mehrheitlich Latinos, Weiße und Asiaten. Evelyn fühlt sich wohl damit. Die Bevölkerung dieses Viertels harmoniert mit ihrem eigenen multikulturellen Hintergrund. Er behält sein Unbehagen für sich, um sie nicht zu enttäuschen. Sie brauchen die Wohnung. Er möchte ihr die Freude daran nicht nehmen. Auf seiner Stirn zeigen sich tiefe Falten als Ausdruck der Anspannung, in die ihn diese schwierigen Umstände versetzen.

Ich erkundige mich nach ihrer augenblicklichen Wohngegend, die er als »eher schwarzes Viertel« beschreibt, auch wenn er die in Gang gekommene Gentrifizierung kritisch sieht und selbst einer Nachbarschaftsgruppe angehört, die sich gebildet hat und sich um die veränderungsbedingten Probleme kümmert. Sollten sie umziehen, wird er auch die vitalisierende Anerkennung verlieren, die ihm das Gemeinschaftsgefühl in dieser Gruppe vermittelt. Er wird dann an ihren Treffen nur noch als »Außenseiter« teilnehmen. Ich bitte ihn, mir mehr über die Vor- und Nachteile beider Wohnviertel zu erzählen (ich frage mich, ob er sich an einem paranoid-schizoiden Ort befindet oder von einer eher depressiven Position aus nachdenken und die Vor- und Nachteile nuanciert abwägen kann; dass ich dabei durch eine kurzsichtige psychoanalytische theoretische Linse blicke, ist mir nicht sogleich bewusst). … Es entsteht eine Pause … Sein Blick ist durchdringend, teils ungläubig, teils besorgt, teils verdrießlich, und katalysiert einen Kurzschluss zu der Möglichkeit, Überlegungen in der von mir vorgeschlagenen Richtung anzustellen.

> »Sie wissen nicht, wie es sich anfühlt, schwarz zu sein und durch die Straßen eines Viertels zu laufen, dass mit Schwarzsein nicht identifiziert ist […]. Wie andere einen ansehen, wie ihre Körperhaltung und Körperspannung, ihre misstrauischen und angsterfüllten Blicke zeigen, dass sie deine Gegenwart zur Kenntnis genommen haben.«

Ich schweige. Innerlich überfluten mich Verwirrung und Scham. Ich sollte es wissen … ich kenne es doch … … Aber, stimmt das überhaupt? … …

Kann ich wirklich jemals ... wirklich???? ... ... Ich arbeite mittlerweile seit mehreren Jahren mit Waverley. Wir haben seine Erfahrungen mit dem Besuch einer vorwiegend weißen privaten High-School, den seine zur Mittelschicht gehörenden Eltern voller Stolz finanziert haben, offen und unvoreingenommen erforscht ... seine Erfahrungen damit, weiße Frauen zu daten ... mit ihrer oft verstörenden Art, eine Beziehung zu ihm als schwarzem Mann aufzunehmen ... mit den Reaktionen/Antworten anderer Menschen – zumeist Weißen, aber auch Schwarzen –, aus deren Blicken Verurteilung sprach oder Abscheu, wenn sie nicht sogar verbal aggressiv auf diese gemischtrassigen Paarbildungen reagierten. (Ich erkenne die rassifizierten Begriffe, die ich hier benutzt, als Artefakte einer sozial konstruierten imaginären Landschaft an, die auf unser beider Subjektivitäten lastet, als normatives Unbewusstes[3], das Kategorien konstruiert, die Linien der Macht, Privilegierung und Abjektion ziehen.) Doch in diesem Moment finden mein Privileg, die Erfahrung, als Körper, der durch Farbe markiert ist, nicht machen zu müssen, meine Grenzen der empathischen Verbundenheit ... diese privilegierte Blindheit ... einen tiefen inneren Widerhall in mir in Gefühlen der Distanz, Einsamkeit, Bestürzung und Verwirrung. Es ist nicht so, dass ich mir Konflikt, koloniale Entfremdung und rassistische Gewalt psychoanalytisch nicht erklären könnte. Ich versuche vielmehr, am Rand der Klippe zu balancieren, unter der ein (sozial konstruierter) unheimlicher, nicht zu überbrückender Abgrund gähnt, der Waverleys und meine Erfahrungen auf ewig voneinander trennt. Waverley starrt mir durch dieses Schweigen hindurch direkt in die Augen. Er wartet auf mich. Er beobachtet mein unbehagliches Ringen mit Gefühlen der Distanz, Einsamkeit, Bestürzung, Verwirrung und nun, ja, auch einer wachsenden Wut und eines Selbsthasses, der mit meiner Vulnerabilität und Begrenztheit zusammenhängt. Wir sprechen nicht. Aber ich schürze die Lippen und atme kurz vernehmlich aus, zum Zeichen meiner Anerkennung. In diesem Moment hoffe ich, dass Waverley spürt, dass seine eigene Bestürztheit in meinem Ringen mit meiner Einsamkeit und Bestürzung und meinen emotionalen Aufruhr Resonanz findet. Er scheint die Grenzen meiner Bemühungen,

3 Siehe Layton (2006).

Anerkennung auszudrücken, wahrzunehmen. Seine Pause und sein Blick scheinen eine Bestätigung seiner Erwartung zum Ausdruck zu bringen, dass ich sein Erleben nicht (an-)erkennen werde. (Waverley hat diese Interpretation seiner körperlichen Emotionsäußerungen bestätigt und das Unbehagen und die Verwirrung hervorgehoben, die sein Erleben meines Erlebens in ihm katalysierte.)

Nun verändert sich etwas. Auf merkwürdige Weise lässt diese *ausbleibende Anerkennung* (oder diese Verkennung) eine Öffnung entstehen, die von der Theorie und Praxis, in der ich ausgebildet worden bin, nicht erfasst wird. Das ist verwirrend. Diese Öffnung scheint sich aus meiner Unfähigkeit als Psychoanalytiker im Kontext dieser Performanz von Machtarrangements zu ergeben, die durch koloniale Annahmen bezüglich Gesundheit, Behandlung und akzeptablen Benehmens geprägt sind. Ich bin derjenige, der Bescheid wissen sollte. Ich treffe hier auf die schwachen – präziser vielleicht: falschen – Prämissen/Übereinkünfte bezüglich meiner Performanz als Dienstleister. Auf welcher Basis bin ich befugt, Versorgung anzubieten? Gehen wir von der Annahme aus, dass ich als Psychoanalytiker über die Macht des Wissens gebiete, die sozial für mich konstruiert wurde? Oder erwartet man von mir als Psychoanalytiker nicht eher, dass ich mich häufig an dem Platz in der klinischen Begegnung finde, an dem die Ausbildung als ein Refugium des Mentalisierens und des emotionalen Gleichgewichts versagt und ein Dringlichkeitspunkt sich zu einer Gelegenheit für interaktive Erweiterung und persönliches Wachstum beider klinischer Interakteure öffnet? Waverley wirkt gar nicht so mitgenommen, sondern eher ruhig. Empfindet er Resignation, oder fühlt er sich bestätigt? Wir sind an dieser zumindest für mich schmerzlichen Kluft angelangt – einem Aussetzer der mir gesellschaftlich übertragenen Macht und Privilegiertheit. Waverleys Blick, den ich als Ausdruck eines enttäuschten Verstehens meiner emotionalen Grenzen erlebe, kommuniziert mir auf beruhigende Weise, dass er nicht beschädigt oder abjekt ist, dass diese Momente meines gescheiterten Versuchs, sein Erleben (an-)zuerkennen, seine geistige Gesundheit bestätigen. Dass ich außerstande bin, sein Erleben zu verstehen, scheint für ihn mit einer Art Hoffnung verbunden zu sein. Für mich konstituiert diese merkwürdige Erfahrung eine Verdichtung der Gefühle, in der

Nähe/Verstehen und Distanz/Differenz sich mischen. Wir sind, und sei es für einen kurzen Moment, in einen Raum der Differenz und Vitalität hineingefallen/eingebrochen/trans-formiert(?) worden, den die gemeinsame Vulnerabilität, Wut und Demütigung haben entstehen lassen.

Seither habe ich diese Beschreibung unserer Interaktion zusammen mit Waverley durchgesehen. Er hat das Manuskript gelesen und es mit mir besprochen. Am schwierigsten war es, in Bezug auf die Möglichkeit, die Dichte unseres jeweiligen emotionalen Erlebens verbal repräsentieren zu können, nicht zu verzagen. Vorerst sind wir beide mit dem, was und wie es erzählt wird, zufrieden. Wichtig ist aber darüber hinaus, dass diese Sitzung etliche Wochen später zum Katalysator für einen heftigen Emotionsausbruch an Waverleys Arbeitsplatz wurde. Das Geschehen hat ihn erschüttert und ließ ihn fürchten, dass er seinen Arbeitsplatz verlieren oder mit einer Vergeltungsmaßnahme würde rechnen müssen. Tatsächlich aber wurde es zum Anlass für eine Reihe von Gesprächen zwischen ihm und seinem Vorgesetzten, die zu einer besseren Arbeitsaufteilung führten. Auch wurde der Wert seiner Arbeit nun anders als früher ausdrücklich anerkannt. Die Rolle, die der Rassismus bei jenem Zwischenfall und in weiteren Diskussionen spielte, ist bis zum Zeitpunkt dieser Niederschrift noch nicht thematisiert worden.

Mir ist bewusst, dass sich diese Beschreibung meiner klinischen Begegnung mit Waverley von Espreys Fallbericht unterscheidet, in dem sie ihre Arbeit mit Denesh und Thabi schildert und ihren eigenen Einfluss darauf unter dem Blickwinkel einer Theorie beurteilt, die dem Containment einen besonderen Stellenwert beimisst (Esprey 2017). Es ist wichtig zu betonen, dass ich mich in meiner Begegnung mit Waverley um Containment weder bemühe, noch dieses für therapeutisch wünschenswert erachte. Dieser Moment und das, was er repräsentiert, wird nicht als etwas beschrieben, das es »durchzuarbeiten« oder zu containen galt. Das Auftauchen dieses Momentes wurde zunächst gar nicht bewusst wahrgenommen. Empathie und/oder Anerkennung kann nicht in Momenten erfolgen, in denen der Analytiker sich emotional überwältigt fühlt und kognitiv erstarrt oder in dem Maße beeinträchtigt ist, wie ich es tatsächlich war.[4] Ich schildere diesen Moment vielmehr deshalb, weil er den Einfluss einer unbewussten und unbeabsichtigten, aber gleichwohl nachdrücklichen, wenn nicht gar gewaltsamen Umkehr eines Machtgefälles illustriert, das die klinischen Möglichkeiten potenziell einschränken kann. In meiner Schilderung wird dieses Machtgefälle durch soziale Positionen vorgegeben, die innerhalb eines mit impliziten – und daher unbewusst konstruierten – rassistischen Phantasien verminten sozialen Diskurses definiert sind. Weder Waverley noch ich selbst setzen großes Vertrauen in Worte, wiewohl wir sie benutzen. Wahrheit empfinden wir, so wie in diesem Narrativ, häufiger in verkörperlichten Registern wie Blick, Atmung, rhythmischer Akzentuierung oder Pausen, in denen Fluidität gegenüber Containment überwiegt und gleichwohl vitalisierend wirkt.

Die Begegnung unterscheidet sich auch von Swartz' Fallbericht über ihre Arbeit mit Alphus (Swartz 2018). Der Zusammenbruch der Anerkennung ist hier keine Explosion, die alles in Stücke sprengt à la Swartz' Winnicott-Interpretation durch die Linse Fanons. Die sozialen Kategorien, denen Waverley und ich begegnen und die wir agieren, zerfallen nicht, so wie es etwa in Südafrika zu der Zeit, die Swartz' Text schildert, möglich gewesen wäre. Diese Kategorien enthalten stabile strangulierende Möglichkeiten der *Gegen-Anerkennung* im sozial konstruierten Feld, in dem unsere Interaktion gestaltet und begrenzt wird. Swartz (2018) erklärt, wie *Gegen-Anerkennung* möglich wird, wenn frühere Kategorien der Entfremdung zerstört werden, was »zu einer Rekonstituierung oder, mit Winnicotts Worten, zur Auflösung einer Welt führt, die durch Objektbeziehungen prekär gemacht wurde« (S. 526). Hier befinden (befanden) wir uns in einem gewalterfüllten intersubjektiven Prozess, der Vorstellungsstrukturen sowie nicht repräsentierbare Traumata befördert und festschreibt, das verfolgende Phantomatische (D. Butler 2019a), das Macht durch Rassismus prägt und von dem wir beide befreit zu sein wünschen/träumen.

4 Im 5. Kapitel erörtere ich die Bedingungen, unter denen Empathie oder Anerkennung möglich bzw. nicht möglich sind.

Hier von Gewalt zu sprechen bedeutet, von einer Gewalt des *Verkennens* [*mis-recognition*] zu sprechen. Doch meiner Ansicht nach verhielt es sich wie folgt: Das Versagen der Anerkennung wirkte mutativ, weil es das Versagen einer Art von Anerkennung war, die auf einer rassistischen Ordnung des Erkennens, der Organisation von Erfahrung und des eigenen Platzes in dieser Organisation beruhte. Stephen Hartman versteht dies als eine Art der Nicht-Anerkennung, die zu einer Öffnung im phantomatischen Register führt (Hartman, pers. Mitteilung, 15. August 2019). Auf die Einbeziehung des Phantomatischen komme ich in der weiteren Erörterung unserer Begegnung zurück. Vorerst möchte ich betonen, dass das, was passierte, gegen die Erwartung einer Wiederholung des Machtgradienten verstieß. Dieser Verstoß kehrte den sozial konstruierten Machtgradienten der Patient-Behandler-Beziehung um und wirkte auf den Patienten vitalisierend. Somit schien dieser Moment mehr mit verletzten Normen zu tun zu haben als mit Gewalt gegen Normen ... vielleicht war aber auch beides im Spiel.

In solchen Momenten unerträglich schmerzvollen emotionalen Leidens klingen (kulturell konstruierte) Worte oft hohl, weil sie die Anerkennung der Erfahrung des Anderen weder repräsentieren noch kommunizieren können. In solchen Momenten sind wir nicht in der Lage, bewusst darauf zu achten oder uns klar zu machen, wie wir die verkörperlichten Kommunikationen Anderer – Mikro- oder Ganzkörperrhythmen der Bewegung wie Atemrhythmus, Gesichtsausdruck, Blickrichtung und -ausdruck, Stimmfall und -rhythmus oder Körperhaltung – lesen oder wie unsere eigenen verkörperlichten Kommunikationen von Anderen gelesen werden. Ich behaupte, dass diese Aufmerksamkeitsverzerrung durch eine Reihe kulturell konstruierter Regeln/Annahmen vorgegeben wird, die die Worte und Bilder verstärken, die das normative Unbewusste (Layton 2006) bilden, in dem wir symbolisch eingekerkert sind. Einfach formuliert: Unsere klassische Ausbildung legt größten Wert auf Worte und Gedanken, wobei der Körper oft verschwindet (entweder hinter der Couch oder wie in einer Zwangsjacke erstarrt, kein lebendiges Wesen voller Vitalität, sondern wie aufgebahrt in all seiner Vulnerabilität). Dieser Zugang wurde anfangs damit begründet, dass er der Neutralisierung der Beeinflussung und dem Kontakt mit unbewussten Prozessen zuträglich sei. Heutige psychoanalytische Perspektiven erkennen die Grenzen, wenn nicht gar die Unmöglichkeit an, die wechselseitige Beeinflussung auf diese Weise unter Kontrolle zu halten, und demonstrieren, dass solche Strategien unbeabsichtigt retraumatisierend wirken können (siehe Knoblauch 2011a). Darüber hinaus lassen sie den bestimmenden Einfluss unberücksichtigt, den verkörperlichte Erfahrung sowie die soziale Umgebung auf die unbewusste Vorstellungswelt und auf Machtbeziehungen ausüben. Die mögliche unbewusste Dynamik dieser Art von Verletzung oder Zusammenbruch in sozial normativen Machtbeziehungen wird auch im Diskussionsteil noch einmal thematisiert, und zwar mit Blick auf Überlegungen aus aktuellen Beiträgen von Daniel Butler und Francisco Gonzalez. Die Diskussion dreht sich um eine kritische Fanon-Lektüre und fragt insbesondere, wie normative Regeln/Annahmen bezüglich Rasse aus unbewusster Erfahrung hervorgehen und auf diese einwirken. Unbewusste Erfahrung dieser Art kann Verzerrungen in der psychoanalytischen Theorie und Praxis bewirken. Ich möchte mit diesen Überlegungen einen Beitrag zum Verständnis der potenziell schädigenden Wirkung solcher Verzerrungen auf die Erfahrung von Anerkennung – ganz gleich, ob Gegen-Anerkennung, Verkennung oder Nicht-Anerkennung – leisten, die manchmal explodieren können und zu anderen Zeiten auf einfache, langsame und schmerzvolle Weise, vulnerable und somit entscheidende Gelegenheiten zur therapeutischen Arbeit eröffnen. Zentral für meine Betrachtung dieser Grenzen der Anerkennung ist das befreiende Potenzial der Hingabe des Behandlers, seines Sich-Einlassens auf seine Vulnerabilität, als eine Form des brachialen Durchbruchs, der es dem Patienten ermöglicht, seine eigene Vitalität wahrzunehmen. Wie Swartz feststellt, ist diese Art Durchbruch nur möglich, wenn frühere Kategorien der Entfremdung zerstört werden, so dass Raum entsteht, in dem Beziehungen eine andere Erfahrung des Platzes, des eigenen Platzes in Beziehung zum Anderen und zum sozialen Kontext, in den beide eingebettet sind, rekonstituieren können.

a) Phantomisierung und Laktifizierung in einem soziogenen Feld

In diesem Abschnitt rücke ich mithilfe einzelner Aspekte von Fanons Vision Register in den Fokus, die in der Schilderung meiner Begegnung mit Waverley auftauchten und ohne Berücksichtigung dieser Aspekte verborgen/maskiert bleiben würden. Eine Betrachtung unserer Begegnung durch Fanons Linse macht deutlich, in welch entscheidender Hinsicht die Interaktion zwischen dem Unbewussten und dem Sozialen unsere Erfahrungen katalysiert/katalysierte. Ich komme hier also zu Fanons Konzipierung des von ihm so genannten »Soziogenen«. Das Soziogene betrifft die Strukturierung des Unbewussten durch Bilder, die innerhalb einer bestimmten sozialen Ordnung kategorisiert und mit hierarchischer Bedeutung ausgestattet wurden. Relevant für die Lektüre meiner Begegnung mit Waverley ist die *rassistische* Strukturierung dieser Ordnung.

Daniel Butler (2019a) trifft eine Unterscheidung, die für das Verständnis des soziogenen Prozesses in der psychoanalytischen Arbeit wichtig ist und die ich hier nützlich finde. Er unterscheidet Objekte der Phantasie von Gespenstern (siehe Harris et al. 2016) und erklärt, dass historische Spukgebilde (Gespenster) als Phantome oder als das Phantomatische (D. Butler 2019a, S. 146) fungieren. Statt innerer Objekte, die die Phantasielandschaft bevölkern, löschen Phantome die Präsenz aus und erzeugen in der Fähigkeit, etwas als Erinnerung zu repräsentieren, eine Art Leerstelle. Gonzalez (2019b, S. 160) hat dieses Phänomen in einer medizinischen Metapher mit dem Phantomschmerz verglichen. Etwas scheint den Raum zu füllen, aber dieses Etwas ist eine Absenz – eine Abwesenheit – von Präsenz. So werden Erfahrungen von Ort [place] oder Verortung [placement], von Umortung [displacment] zwischen/durch Imagination und soziale(r) Interaktion vernebelt, wenn nicht gar amputiert. Und auf diese Weise wird historische Erfahrung, die für die Strukturierung von Identität und Handlungsurheberschaft unverzichtbar ist, zum Verschwinden gebracht oder verschleiert. Diese Verschleierung kann den Bedürfnissen einer hegemonialen Ordnung mit Weißen an der Macht dienen und dient ihnen.

Lewis Gordon (1996) hat die unbewusste Dynamik untersucht, die Butler und Gonzalez in den Fokus rücken. Mir hilft Gordons Verwendung von Fanons Überlegungen zu der Art und Weise, wie der schwarze Körper in Diskursen, die durch rassistische Überzeugungen und Praktiken charakterisiert sind, re-präsentiert wird, meine Begegnung mit Waverley besser zu verstehen. Gordon rekurriert auf Fanons Sichtweise, um unbewusste Prozesse zu erklären, denen eine geweißte Hierarchie rassistischer Annahmen über die Minderwertigkeit des schwarzen Körpers, die für Überzeugungen und Praktiken bestimmend sind, zugrunde liegt. Um diese Perspektive zu entwickeln, führt Fanon die Begriffe *phobogenes Objekt* und *Laktifizierung* ein. Ich konzentriere mich hier auf die Signifikanz dieser Begriffe und der Prozesse, die sie für die Begegnung zwischen Waverley und mir besitzen.

Gordon (1996) zufolge demonstriert Fanon, dass es der Psychoanalyse nicht gelungen ist, »den schwarzen Menschen zu erklären« (S. 76). Er betont Fanons Sicht eines soziogenen Kontextes, der aus »der subjektiven und der intersubjektiven gelebten Erfahrung sozialgeschichtlicher Realität« (S. 76) besteht. Ich unterscheide, wenn ich mit Fanons Überlegungen arbeite, zwischen intersubjektiver Erfahrung als wechselseitiger Einflussnahme, die symbolisch als Bild/Imagination Ausdruck findet, und verkörperlichten gelebten Ausdrucksregistern, die – zumindest in dem Moment ihrer emotionalen Einwirkung – nicht symbolisiert werden. Für unsere Zwecke ist es hier wichtig festzuhalten, dass verkörperlichte Emotionsäußerungen häufig durch traumatische sozialgeschichtliche Ereignisse geprägt sind, die derart unerträglich sind, dass sie nicht im intersubjektiven Raum als Symbol/Bild re-präsentiert/erinnert/re-membered werden können. Intersubjektivität setzt also die Fähigkeit voraus, ein Verstehen/Anerkennung von symbolischer Signifikanz symbolisch zu re-präsentieren und zu kommunizieren. Wenn der emotionale Eindruck der Erfahrung unerträglich ist, findet keine Symbolisierung statt. In diesem Fall wird die Erfahrung, wie Butler und Gonzalez schreiben, dissoziiert/amputiert und/oder maskiert, um die emotionale Unerträglichkeit abzumildern. Die Schwierigkeit, meine Begegnung mit Waverley zu verstehen, hängt mit der Frage zusammen, wie soziale, in rassistischen Überzeugungen und

Praktiken gründende Diskurse zu einem solchen Prozess der Vernebelung oder Auslöschung beitragen.

Gordon verweist auf Fanons Beschreibung von »blackness« als »phobogen« und »anxiogen« (S. 79), um zu zeigen, dass die Menschlichkeit des schwarzen Subjekts ausgelöscht wird. Der Schwarze wird stereotyp als gefährliches Objekt internalisiert und als impulsive, unkontrollierbare, *primitive*, fehl- oder unregulierte emotionale Erfahrung projiziert, die Angst und Begehren bestimmt: »Das bedeutet, dass der schwarze Körper nicht auf der symbolischen Ebene in einer anti-schwarzen Welt lebt« und dass »ihre [der Schwarzen] Entfremdung nicht neurotisch ist« (S. 80).

Wenn die Entfremdung des schwarzen Subjekts nicht neurotisch ist, wie ist sie dann zu verstehen? Gordon betont, dass »Kontext und Inhalt dessen, was in der Psychoanalyse auftaucht, grundlegend von der gelebten Erfahrung der Weißen abhängig ist«. Fanon führt dieses »Weißmachen« auf eine Phantasie der Laktifizierung, das unanfechtbare Privileg, weiß zu sein, zurück; ein Traum/Ideal, von dem alle, Weiße und Nichtweiße, in einem manichäischen Machtarrangement, das errichtet wurde, um die bewussten Phantasien [fantasies] und die unbewussten Phantasien [phantasies] von dem essenziellen Stellenwert dieses Unterschiedes zu erhalten, unbewusst besessen sind.[5] Ta-Nehisi Coates bezeichnet diese von Weißen und Nichtweißen geteilte unbewusste Phantasie/Halluzination in seinem Text *Between the World and Me* (2015, S. 130–132) wiederholt als einen *Traum*, weiß zu sein. Waverley und ich bemühen uns, den Einfluss dieses Sozialisierungsprozesses auf unsere unbewussten und intersubjektiven Prozesse aufzudecken.

Vor dem Hintergrund von Gordons, D. Butlers und Gonzalez' Ausführungen über Fanon erläutere ich im Folgenden, inwiefern der Einfluss des

5 Anm. der Übers.: Der Autor weist darauf hin, dass Fanons Begriff der »lactification hallucinatoire« aus *Peau noire, masques blancs* (1952) in der im selben Jahr erschienenen englischen Übersetzung von Richard Philcox mit »lactification« wiedergegeben wird und in der 1967 erschienenen Neuübersetzung von Charles Lam Markmann mit »hallucinatory whitening«. Eva Moldenhauer hat in ihrer deutschen Übersetzung, die unter dem Titel *Schwarze Haut, weiße Masken* erstmals 1980 erschien, »Laktifizierung« gewählt.

Soziohistorischen auf das Unbewusste im freudianischen Modell der Psychoanalyse keinen Platz findet. Indem die Psychoanalyse die klinische Untersuchung auf trianguläre und dyadische Dynamiken konzentriert, lässt sie das sozial konstruierte Beziehungsfeld außeracht, in das intersubjektive Erfahrung und familiäre Beziehungen eingebettet sind und durch das sie geformt und kategorisiert werden. Die Implikationen dieser Auslassung betreffen sowohl das Wo als auch das Was und bestimmen, wie der Behandlungsrahmen von Patient und Behandler erlebt wird. Ich hinterfrage hier den *Einfluss von Re-Präsentationen, die aus Diskursmöglichkeiten hervorgehen, welche durch die spezifischen Implikationen einer auf rassistischen Unterscheidungen beruhenden theoretischen Ordnung geprägt und begrenzt werden*. In der Behandlung Waverleys half mir meine Aufmerksamkeit für körperliche Ausdrucksregister, solche stereotypisierenden Sündenbockkategorien zu navigieren, die unsere Wahrnehmung von Ort, Verortung oder Umortung in Bezug aufeinander und in den Kontexten der Behandlung und der gesellschaftlichen Ordnung, in die Behandlung eingebettet/eingeschlossen ist, untergraben können. Ich achtete in diesem Prozess darauf, wie mein Erleben sowie die Art und Weise, wie Waverley mich erlebte – beides eingebettet in ein solches rassistisches Diskursfeld –, möglicherweise zu seiner Selbstwahrnehmung beitrugen.

Zu untersuchen wäre, inwiefern die Sündenbockkategorisierung des Schwarzen als eines Alptraums *primitiven* Begehrens, der zu dem Laktifizierungstraum motiviert, uns veranlassen könnte, Waverleys häufiges Innehalten und/oder Schweigen als passiv-aggressive Wut und oppositionellen Trotz zu interpretieren. Waverley und ich haben über diese stereotype Reaktion auf People of Color, die er selbst oft beobachtet und erlebt hat, gesprochen, und zwar sowohl vor als auch nach der oben geschilderten Begegnung. Die Akzeptanz solcher Annahmen und entsprechendes Handeln verlangen, sich über die Signifikanz von komplexer und differenzierter polyrhythmischer, verkörperlichter Kommunikation/Erfahrung hinwegzusetzen und sie zu verwerfen. Wichtig ist hier, dass Kliniker berichten, dem Schweigen eines Patienten emotionale Verwirrung und ein Retraumatisierungspotenzial abzulesen. Manchmal wird dieses Schweigen als Containment beschrieben, manchmal als Dissoziation. Aber könnte es nicht auch eine signifikante und zentrale Bedeutung für ein Gefühl von Ort oder Umortung/Vertreibung [place and displacement] für den Patienten haben, das durch die Muster von Akzentuierung und Pause kommuniziert wird? Wenn das Schweigen des Patienten keine Dissoziation oder kein Bemühen um Containment signalisiert – was erlebt/kommuniziert der Patient dann? Wäre es möglich, dass er bewusst mit der Schwierigkeit ringt, eine emotionale Erfahrung auszudrücken, die im rassistischen sozialen Diskurs nicht vorgesehen ist? Könnte diese Erfahrung mit dem Gefühl zusammenhängen, fehl am Platz zu sein, nicht am richtigen Ort (bei der richtigen Person) zu sein, keinen Platz zu haben, kein Recht auf einen Platz zu haben? Oder könnte das Schweigen des Patienten eine körperliche Aktion sein, die einen emotionalen Ort, einen Raum für Reflexion erzeugt? Könnte eine solche Aktion von Waverley (oder anderen auf diese Weise verstandenen/missverstandenen Persons of Color) sowohl seinem eigenen Bedürfnis dienen, dem Ausdruck zu verleihen, was die soziale Ordnung nicht zulässt, als auch mir/einem Anderen die Möglichkeit geben, mein Ringen um die Anerkennung ihres Ringen zu erleben, das ansonsten von den diskursiven Möglichkeiten zwischen uns ausgeschlossen ist? Solche Phänomene haben offenbar mehr mit einer Schwierigkeit zu tun, emotionalen Ausdruck zu finden, als mit Containment. Dies ist ein wichtiger Unterschied. Ein lineares Entwicklungsmodell, das den eindimensionalen, von emotionalem Containment begleiteten Sprachfluss hervorhebt, ist in der Psychoanalyse für das Verständnis von Fähigkeiten, die Entwicklungskompetenz zu erkennen geben, noch immer bestimmend. (Diese lineare Form der Theoriebildung wird derzeit durch nichtlineare entwicklungspsychologische systemische Modelle in den Hintergrund gedrängt, die Sprache als eine – nicht immer realisierte – potenzielle Elaboration verkörperlichter Emotionsäußerungen verstehen, die eine solche emotionale Kommunikation manchmal erleichtert, sie aber an kritischen Punkten in der Behandlung nicht angemessen ersetzen kann.)

Wie können wir die Frage klären, ob wir es mit der Abwesenheit verbaler Repräsentation von Emotionen als (1) Containment oder als (2) Dissoziation zu tun haben? Ich habe gelernt, meine analytische Aufmerksamkeit auf verkörperlichte Hinweise zu richten, die als Kommunikation von Emotionen gelesen werden können, die häufig aufgrund ihrer sozial normativen Bedeutungen und/oder mangelnder ziviler Akzeptierbarkeit auf einen Konflikt verweisen (siehe Knoblauch 2008, 2011, 2017). Diese mitunter aggressiven, mitunter um Trost und Verständnis bittenden Emotionsäußerungen finden in einem intersubjektiven Raum gemeinsam geteilter Vermeidung von und Angst vor Missverständnissen, Zusammenbruch oder Emotionsausbrüchen allzu oft keine Verbalisierung/symbolische RePräsentation. Deshalb betreffen meine kritischen Bedenken hier nicht das Containment oder die Dissoziation. Es geht auch nicht lediglich um Fragen der Empathie, Anerkennung, Übertragung und/oder Gegenübertragung. Mein vorrangiges Anliegen ist vielmehr der Ort oder der Fokus der Aufmerksamkeit, ein Problem der Theorie, die durch kulturelle Überzeugungen und Praktiken, die erweitern oder beschneiden können, unbewusst geprägt wird. Allzu oft wird die nonverbale verkörperlichte Interaktion, die häufig bestimmt wird durch einen soziohistorischen (versus dyadischen oder triadischen) Kontext, im kurzsichtigen, der klassischen psychoanalytischen Vorstellung entsprechenden Aufmerksamkeitsbereich übersehen.

Sowohl Swartz (2018) als auch ich (Knoblauch 2017) haben diese kurzsichtige Aufmerksamkeit und die daraus resultierenden Missverständnisse intensivierter Emotionsäußerungen, die oft als »anti-sozial« kategorisiert werden, obgleich sie mit Blick auf mögliche Bedeutungen von Handlungsurheberschaft und Identität in sozialer Hinsicht tatsächlich entscheidend sind (Winnicott 1958b), infrage gestellt. Ich kehre zu Swartz im weiteren Verlauf noch einmal zurück, um dieses Verständnis näher zu erörtern. Vorerst aber wende ich mich Beiträgen von Stephens und Marriott zu, die die Signifikanz jener Art Aggression herauszuarbeiten helfen, die Swartz und ich als eine hochemotionale Bitte um Anerkennung verstehen würden.

b) Epidermalisierung und Petrifizierung in meiner Begegnung mit Waverley

Im Folgenden erörtere ich mithilfe der Erkenntnisse von Stephens, Swartz und Marriott die Auswirkungen des Unbewussten und des Sozialen auf Interaktionen. Stephens zeigt, wie die Signifikanz der Hauptfarbe oder die im Diskurs einer rassistischen Gesellschaftsstruktur auftauchende *Epidermalisierung* die Wahrnehmung des eigenen Platzes und seines hierarchischen sozialen Wertes bestimmt. Marriott fokussiert auf die phantomatischen Auswirkungen von Fanons Konzept der Petrifizierung – der Art und Weise, wie die soziale Ordnung die historische Signifikanz des Traumas aus der bewussten Erinnerung herausschneidet und sie durch starre Bilder rassifizierter Möglichkeiten/Unmöglichkeiten der Identität und Urheberschaft ersetzt. Swartz beschreibt die gewaltsame Zerschlagung der unbewussten Phantasie [phantasy], die Gonzalez als ein Zerreißen und Auseinanderreißen der phantasmatischen Struktur charakterisiert, das notwendig ist, »damit die im Phantomatischen gefangenen Kräfte freigesetzt« werden können (Gonzalez 2019b, S. 163). Diese Lesart Fanons verleiht dem Ausloten meiner Begegnung mit Waverley zusätzliche Tiefe und Komplexität.

Stephens' lacanianische Interpretation eines weiteren kritischen Moments der Begegnung, beschrieben von Fanon, ist hier ausgesprochen hilfreich (Stephens 2018). Fanon (2013 [1952] schildert den Moment, in dem ein weißes Kind in der Öffentlichkeit mit dem Finger auf ihn zeigt. Die berühmten Worte: »Sieh mal, ein Neger!« (S. 93), werden unter dem Aspekt analysiert, wie der Blick des Kindes sich in Worte und Verhaltensweisen übersetzt, die aus der Einwirkung einer emotionalen, durch die Hautfarbe katalysierten Destabilisierung hervorgehen. Diese Destabilisierung äußert sich als Affekt, den die Sprechakte und der Blick des Kindes vermitteln, sowie als Resonanz/Dissonanz von und durch Fanons Selbst-Blick und die aus seinem Text sprechende stumme Wut. Ich zitiere Stephens' akribische Interpretation dieser sozialen Begegnung, die das Sichtbare um ein Verständnis des Unsichtbaren oder einer unbewussten Erfahrungsebene ergänzt, die offenbar in meiner Begegnung mit Waverley ins Spiel kam.

Stephens (2018) benutzt Lacans Konzipierung, um zu unterscheiden »zwischen dem Sehen von Schwärze [blackness] als *Anderer* und (als) anders [other*wise*]« (S. 311). Sie schreibt:

> »In dieser Unterscheidung liegt die Diskrepanz zwischen dem Sehen von Schwärze als Quelle eines wesentlichen Unterschiedes und dem Erleben der rassischen Lokalisierung eines Anderen als irgendwie ›abseits/außerhalb [off]‹,

fehlerhaft – so unheimlich anders als das Selbst, dass es zu einem Bruch im eigenen Kohärenzgefühl kommt, *aber dennoch nicht unumstößlich und essenziell anders*. Das erste Phänomen repräsentiert nicht die Tatsache des Unterschiedes, sondern das *Begehren eines Unterschiedes*, und ist zu einer interkulturellen Bedingung der Möglichkeit geworden, die Psychen moderner Subjekte auf multiplen Seiten der Rassengrenze zu determinieren. [...] Im Gegensatz dazu geht das zweite Phänomen, die Wahrnehmung des Anderen als anders als das Selbst, aus den traumatischen, interpersonalen Begegnungen rassifizierter Subjekte miteinander und mit einem unheimlichen Realen hervor.« (S. 311)

Stephens' Erklärung hilft, Fanons Konzept der Laktifizierung (Fanon 2013 [1952], S. 41) zu ergründen. Wie oben erwähnt, bin ich der Ansicht, dass Fanon mit dem Begriff *Laktifizierung* das unbestreitbare Privileg, weiß zu sein, betont: ein Traum/Ideal, den/das jeder, Kolonisator/Besatzer und Kolonisierte inbegriffen, inmitten eines Machtarrangements, dessen Funktion die Aufrechterhaltung der (bewussten) Phantasie von der Wesenhaftigkeit dieses Unterschiedes ist, unbewusst in sich trägt. Und so wird diese (unbewusste) Phantasie/dieser Traum in Koordination mit der Phantasie des Primitivismus als unbestreitbar, fundamental, essenziell aufrechterhalten, um die Annahmen zu stützen, die der Rechtfertigung und Konservierung kolonialer Besatzung und Sozialisierung zugrunde liegen. Fanon (1981 [1961]) hat diese Phantasie psychoanalytisch wie folgt interpretiert:

»Der Kolonialismus versuchte also, sich dem Unbewußten der Eingeborenen nicht als eine gütige und wohlwollende Mutter einzuprägen, die das Kind vor einer feindlichen Umgebung schützt, vielmehr als eine Mutter, die ein völlig perverses Kind ständig daran hindert, sich das Leben zu nehmen und seinen unheilvollen Trieben freien Lauf zu lassen. Die koloniale Mutter schützt das Kind vor sich selbst, vor seinem Ich, seiner Physiologie, seiner Biologie, seinem ontologischen Unglück.« (S. 179)

Fanon (2013 [1952]) charakterisierte die Auswirkungen diese Phantasie auf die verkörperlichte Erfahrung des schwarzen Subjekts in der folgenden Beobachtung:

»In der weißen Welt stößt der Farbige auf Schwierigkeiten bei der Herausbildung seines Körperschemas. […] Die Elemente, die ich verwendete, waren mir nicht durch ›Reste von Empfindungen und Wahrnehmungen vor allem taktiler, auditiver, kinästhetischer und visueller Natur‹ […] geliefert worden, sondern durch den Anderen, den Weißen, der mich aus tausend Details, Anekdoten, Erzählungen gesponnen hatte.« (S. 95)

Die Laktifizierung ist somit eine Mystifizierung, die Identitäts- und Urheberschaftserfahrungen kontinuierlich »färbt«. Damit Erfahrung nicht *anders [otherwise]* ist, muss der Traum der Laktifizierung als eines auf Hautfarbe basierenden Ideals zerschlagen werden. Diese Interpretation scheint mit meiner eigenen und mit Swartz' Betonung der Bedeutsamkeit übereinzustimmen, verkörperlichte Äußerungen extremer Emotion als zentrale Begleitung verbaler Re-Präsentation von Emotionen – und häufig sogar als essenziellere und direktere Emotionsäußerung – anzuerkennen, da sie ein Gefühl der Verbundenheit und des gemeinsamen Verstehens konstituieren. Meiner Ansicht nach kann diese Aufmerksamkeit für verkörperlichte Emotionsäußerungen zum »Abbau einer inneren Beziehung der Abjektion« (Swartz 2019, S. 167) beitragen. Swartz betont: »Dem ›Ertrinken im Zufall‹[6] zu entkommen bedeutet, sich aus den Ketten zu befreien, lediglich zu den von einem verfolgenden Anderen festgelegten Bedingungen wahrgenommen zu werden; um dies zu erreichen, ist eine ›irreversible Auflösung‹[7] notwendig« (S. 167).

Meine Begegnung mit Waverley erforderte eine »irreversible Auflösung«, ein Zerschlagen des auf uns beiden lastenden Mythos der Laktifizierung. In unserer klinischen Begegnung konnte Waverly diese Erfahrung zumindest einen Moment lang für uns beide herbeiführen. *Andersheit* konnte nicht innerhalb einer Ordnung kultureller Vorschriften darüber um-

6 Anm. der Übers.: Fanon (2013 [1952], S. 197) schreibt: »Zu Beginn seiner Existenz steigt dem Menschen das Blut zu Kopf, er ertrinkt im Zufall.«

7 Anm. der Übers.: Fanon (2013 [1952], S. 184) schreibt: »Wer zögert, mich anzuerkennen, stellt sich mir entgegen. In einem wilden Kampf akzeptiere ich, die Erschütterung des Todes zu spüren, die irreversible Auflösung, aber auch die Möglichkeit des Unmöglichen.«

grenzt/definiert werden, wie man zu erscheinen und was man zu verstehen hat. Diese unausgesprochenen, sozial konstruierten Erwartungen haben unsere emotionale Responsivität gegenüber der psychoanalytischen Arbeit, die wir leisteten, und die Erfahrungen, die der analytische Prozess hervorbrachte, damit wir sie untersuchten, infiziert. Waverley musste mein Vertrauen in die psychoanalytische Praxis der Anerkennung erschüttern – sowohl meine Fähigkeit, anzuerkennen, als auch seine Fähigkeit, sich in seinen Erfahrungen des Leidens und der Vitalität anerkennen zu lassen. Sein Auftreten (am Arbeitsplatz, im Privatleben und in der Behandlung), seine emotionale Kontrolliertheit, stellte die Anders-heit [otherwise-ness) infrage und verstieß somit gegen die stereotypen Erwartungen von Gefühlsausbrüchen seitens Persons of Color; gleichzeitig machte die Kontrolliertheit es für ihn schwierig, die Authentizität seiner emotionalen Erfahrung, nämlich Wut und Empörung, zum Ausdruck zu bringen. Ich musste dieses verkörperlichte Ringen bezeugen. In gewisser Weise konnte ich diese Zeugenschaft verkörpern, entscheidend ist aber, in welcher Weise ich diese notwendige Zeugenschaft nicht verkörpern konnte. Und so kam es zu einer weiteren Zerschlagung, die intersubjektiv und kulturell kontextualisiert war und zugleich intrapsychisch in mir selbst stattfand, zu einer Zerschlagung des Machtgefälles zwischen uns, die es paradoxerweise ermöglichte, das, was man als *eine Art Anerkennung einer Verkennung* bezeichnen könnte, wiederaufzugreifen und neu zu kontextualisieren. Dies geschah, *indem er anerkannte, dass ich die Grenzen meines Verständnisvermögens erfuhr* – meine professionelle Hybris, wenn man so will (eine für ihn keineswegs abstumpfende, sondern emotional vitalisierende Erfahrung).

Ich stütze mich auf weitere Beobachtungen von Marriott und Butler, um diese Zerschlagung der Anerkennung [re-cognition] und ihren auftauenden Einfluss auf das emotionale Erleben – eine Bearbeitung dessen, was erkannt [cognized] wird, und seines Einflusses auf den Platz der Beziehungen – zu beleuchten. Marriott arbeitet Implikationen für die psychoanalytische Praxis aus, indem er den ursprünglich von Fanon konzipierten Prozess der *Petrifizierung* einführt. Er erläutert, dass Fanon den Begriff in *Die Verdammten dieser Erde* (1981 [1961]) benutzt, um »eine Art der

Verhärtung zu bezeichnen, eine Verwandlung in Stein; denn die gesamte Auswirkung des Kolonialismus besteht darin, die ›Kultur‹ […] schwarzen verkörperlichten Lebens zu demütigen, […] das Gefühl, fliehen oder sprechen zu wollen, aber zu erstarren« (Marriott 2018, S. 68). Ich verstehe Marriott hier so, dass er die Prozesse der Epidermalisierung und der Petrifizierung miteinander zusammenführt. Wie stellt er diese Verbindung her?

Indem Marriott die Petrifizierung als eine »Hemmung der motorischen Fähigkeit in der Kolonie« (S. xv) charakterisiert, betont er, dass Fanon »die Gewalt des Kolonialismus mit Sprache, Visualität und Sexualität verbindet« (S. 5) und auf

> »zwei Formen psychischer Gewalt [verweist]: die Gewalt, welche die Phantasie [fantasy] oder das Träumen hemmt […], und die Gewalt, die zulässt, dass die Phantasie [fantasy] via die racheerfüllte sadistische Phantasie [fantasy] lebendig bleibt oder abgeführt wird, die zur Dauerhaftigkeit des rassistischen Status quo der Kolonie beiträgt, ihn aufrechterhält, bestätigt, gewährleistet«.[8] (S. 52f.)

Gestützt auf Marriotts Beobachtung arbeite ich im Folgenden D. Butlers Verwendung des Begriffs »phantomatisch« weiter aus. Marriott erklärt, dass diese Gewalt ihre Wirkung »auf der Ebene des Phantasmas« entfaltet, auf der »die *reale Unwirklichkeit* des Lebens in der Kolonie verstanden werden kann: Seine Realität ist die eines Gruppenphantasmas […], obwohl sie nie als Illusion erlebt wird; seine Realität ist die einer Art imaginären Ausweichens« (S. 47). Ich verstehe dies in dem Sinn, dass Marriott die verkörperlichte Erfahrung der Abgestorbenheit (Dissoziation?) mit der sozialen Gewalterfahrung verbindet, die in Form einer unbewussten Phantasie (der realen Unwirklichkeit des Lebens in der Kolonie) als unbestrittene kulturelle Wahrheit (transportiert in Sprache, Blick und Begehren)

8 Marriott schreibt hier nicht »phantasy«, sondern »fantasy«. Seine Unterscheidung zwischen sozial konstruierten Überzeugungen (fantasies) und unbewusster Vorstellungswelt (phantasies) ist entscheidend, um meine Begegnung mit Waverley und Fanons Beschäftigung mit der Kurzsichtigkeit der psychoanalytischen Praxis bezüglich des Rasseproblems zu verstehen.

fungiert, Hoffnungen und Träume abtötet und Sadismus freisetzt – was unvorstellbar wäre, wären ihre Objekt einfach menschlich. Auf diese Weise können wir verstehen, wie Prozesse der *Epidermalisierung* und *Petrifizierung* zu den Grundannahmen werden, die der Phantasie von der Wahrheit der *Laktifizierung* als Untermauerung dienen und durch sadistische Enactments immer und immer wieder bekräftigt werden. Jedes Enactment wiederholt und bestätigt die Phantasie, dass Schwarze Unmenschen sind und deshalb gefürchtet und niedergekämpft werden müssen. Diese sozialen Erwartungen und Rituale der Interpellation[9] finden sich außerhalb des Bereichs der traditionellen psychoanalytischen Vorstellung und Praxis. Traditionell wurden solche Erwartungen u. U. kurzsichtig in Bezug

9 Anm. der Übers: Der Terminus Interpellation (lat. »Unterbrechung im Reden«) bezeichnet im Französischen sowohl die parlamentarische Anfrage als auch die vorübergehende polizeiliche *Festnahme*. Als ein philosophischer Begriff wird er vom französischen, marxistischen Philosophen Louis Althusser (1918–1990) Ende der 60er Jahre in seinem Essay »Ideologie und ideologische Staatsapparate« eingeführt, um den Prozess zu bezeichnen, durch den die Ideologie das Individuum als Subjekt *anruft* und konstituiert. Althusser vergleicht dieses Verfahren mit dem Ruf des Polizisten »He, Sie da!« Indem das Individuum sich umwendet, erkennt es an, dass der Anruf genau ihm galt, und nimmt die ihm von der Ideologie zugewiesene Subjektposition an. Das Individuum, das sich so in seine Unterwerfung fügt, wird zum Subjekt, indem es die ihm zugewiesene gesellschaftliche Position (in den Parametern von Klasse, Gender und Rasse) als seine eigene (v)erkennt.
Judith Butler nimmt den Begriff der Interpellation auf, um jene Akte der Benennung zu beschreiben, in und durch die einem menschlichen Individuum ein Geschlecht verliehen und zugeschrieben wird (z. B. der konstativ-performative Ausruf der Hebamme: »Es ist ein Mädchen!«). Während jedoch bei Althusser diese Anrufung die Form eines göttlichen Performativums annimmt, das in einem einmaligen Akt das vollständig konstituiert, was es benennt, und folglich keine Möglichkeiten des Widerstands und der Reartikulationen offen lässt, argumentiert Butler, dass jedem Performativum kraft seiner Iterabilität sein eigenes Scheitern notwendig inhärent ist. Die Interpellation ist eine Äußerung, die nur insofern wirksam wird, als sie selbst eine zitathafte Kette von sedimentierten Bedeutungen und Konventionen anruft. Zugleich hat die Anrufung des Gesetzes (verkörpert in der Figur des Polizisten), durch die das Individuum Subjektstatus innerhalb des Diskurses erlangt, nicht nur verletzende, sondern auch befähigende Effekte. Das Ich, das durch die Anrufung hervorgebracht wird, erlangt sein Handlungsvermögen gerade durch seine Einbezogenheit in die Machtbeziehungen, die es bekämpft. © Gerald Posselt (Stand 6. Oktober 2003) https://differenzen.univie.ac.at/glossar.php?sp=27

auf Entwicklungsverläufe von Verhalten und Emotionskontrolle verstanden, die durch dyadische und triadische Beziehungserfahrungen bestimmt werden, allzu häufig von der Aufmerksamkeit für unbewusste rassistische soziale Überzeugungen und Praktiken abgetrennt, die solches Verhalten und emotionales Erleben prägen. Aber Fanon kontextualisiert das Entwicklungstrauma in einer Matrix, in der das Unbewusste vom Sozialen geprägt ist und umgekehrt – ein Prozess, der zu einer schwindelerregenden Reziprozität bidirektionaler Einflussnahme wird.

Marriott sieht diese Matrix oder dieses Feld konstituiert durch »Worte [...], eingesperrt in den körperlichen Bildern, die das Subjekt in Fesseln halten [...] in der Petrifizierung von Sprechen und Sprache, Traum und Begehren« (S. 62). Er charakterisiert Fanons klinischen Fokus dahingehend, dass dieser »das Subjekt nicht lediglich sehen lässt, was verborgen oder verdrängt ist, sondern [...] es die imaginären Dimensionen seiner Geschichte und Sprache erkennen lässt« (S. 62). Diese Sichtweise ist durch die Erfahrungen bedingt, die Fanon machte, als er versuchte, innerhalb des durch die rassistische Machtstruktur konstituierten sozialen Feldes psychoanalytisch zu praktizieren und die Auswirkungen dieses Feldes auf die unbewussten Prozesse seiner klinischen Subjekte zu verstehen. Waverley und ich sind unwiderruflich innerhalb einer solchen rassistischen Struktur konstituiert und ringen mit Prozessen sowohl der bewussten als auch der unbewussten Phantasie.

Wie könnten Waverley und ich unter Fanons Perspektive einen Prozess der Anerkennung realisieren? Fanon fordert uns auf, mehr als nur die Dynamik zu erklären, die für die Vulnerabilität unserer selbst und unserer Patienten hinsichtlich der dyadischen und triadischen Entwicklungsgeschichte oder einer Hierarchie von Entwicklungsaufgaben konstitutiv ist. Die Implikationen seiner Vision reichen über die intersubjektive Konstruktion von Tatsubjekt und Tatobjekt – doer/done to (J. Benjamin 2004) – und die binäre Falle, aus der uns die Intersubjektivitätstheorie befreit, hinaus. Anerkennung wird durch die Diskursbedingungen problematisch, die durch die soziale Ordnung beleuchtet/zum Verschwinden gebracht/verkleidet/verzerrt werden. Diese Definitionen katalysieren rassistische Kurzsichtigkeit von Analytikern wie auch von Patienten. Der Horizont von Fanons

Vision schließt einen in der Geschichte sich wiederholenden Prozess der Laktifizierung ein, durch den Worte ermächtigt werden, Unterdrückung mittels einer Hierarchie der Kategorisierung von Zivilität/Primitivität auszuüben. Solche Worte, Bilder und Gesten prägen sadistische Phantasien rassisch organisierter Macht, dazu bestimmt, sowohl in den Entmachteten als auch in den Ermächtigten Selbstliebe auszulöschen und einen unmöglichen Traum der Laktifizierung zu nähren.

Ich verstehe Waverleys durchdringenden, aber mitfühlend traurigen Blick in jenem Mikromoment, in dem ich ihn zur kognitiven Reflexion über die Vor- und Nachteile der Wohnviertel anrege, die für ihn und Evelyn infrage kommen, rückblickend als ein verkörperlichtes Ringen mit einer Art emotionaler Erstarrung (Versteinerung). Ist diese Versteinerung eine Reaktion auf meine Verständnislosigkeit, auf eine fehlende emotionale Responsivität meinerseits, auf einen sozialen Kontext, der durch unbewusste wie auch bewusste rassistische Überzeugungen und Praktiken charakterisiert ist und in den unsere Arbeit und seine täglichen Aktivitäten eingebettet sind? Oder ist sie eine Reaktion auf all dies? Ich bekomme das Ringen mit der Versteinerung in seinem emotionalen Erleben nicht augenblicklich mit. Tatsächlich bin ich »versteinert«, emotional erstarrt in einem Mikromoment, bevor ich die Wirkung seines Blicks innerlich aufzunehmen beginne. Wie erlebt Waverley meine Erstarrung? Bedeutet sie für ihn einen meine Frage begleitenden kolonisierenden Blick? Wiederholt sich in meiner Frage die Möglichkeit des psychoanalytischen Projekts, einem kolonialen Imperativ des »Durcharbeitens« und »Weiterkommens« zu gehorchen, damit mir in der Rolle des Erretters Befriedigung zuteilwird? Repräsentiert dieses »Durcharbeiten« eine rassistische Phantasie, die Gonzalez (2019b) als das beschrieben hat, »was so leicht verschwindet im Verhältnis zum rassifizierten Unterschied – insbesondere in der gutgemeinten, aber kurzsichtigen und eigennützigen klinischen Arbeit, die unter dem Banner der Weiße geleistet wird« (S. 160)? Oder können wir das mutative Ziel erreichen, »die imaginären Dimensionen« von Waverleys »Geschichte und Sprache« zu erkennen, den Schmerz von Trauma und Wut zu ertragen und sie in ihrer Signifikanz für jeden von uns beiden zu verstehen?

Waverleys Blick, in dem sich Wut, Traurigkeit und Mitgefühl mischen, katalysiert meine Furcht, meine Scham- und meine Einsamkeitsgefühle, die mir bewusst zu werden beginnen. Er ist darauf angewiesen und wünscht sich, dass ich *sein Ringen* anerkenne; in einem gewissen Sinn vermag er *mein Ringen* mit meinen Grenzen anzuerkennen, ihn außerhalb des sozialen Diskurses anzuerkennen, der den Kontext unserer Begegnung bildet. Wie kann ich ihn sehen/erleben als jemanden, der unausgesetzt ausgelöscht wird, weil er schwarz ist – wegen seiner Hautfarbe und der mit ihr assoziierten und sie kategorisierenden Phantasien –, ohne dieses Bild durch die Wiederholung rassifizierender Prozesse der Epidermalisierung und Versteinerung zu reduzieren, die in den emotional betäubenden soziologischen Kategorien »männlich« und »schwarz« vermittelt und bestätigt werden? Wie kann ich ihn, so wie Fanon hoffte, als einen Menschen sehen, der in diesem rassistischen soziogenen Kontext leidet? Wie kann ich seinen Schmerz verstehen, den er empfindet, weil er erkannt hat, dass ich ihn nicht verstehe ... indem ich die Komplexität seines Leidens und meinen kolonisierenden Blick innerhalb der Bedingungen und Grenzen unserer – infolge der Machtarrangements, die uns zusammengeführt haben, kurzsichtigen – Vorstellungsfähigkeiten nicht (an-)erkenne. Dies zu schreiben ist *mir* zu einem gewissen Grad hilfreich, aber wie kann eine solche Reflexion Waverley in seinem Ringen, jenseits von Stereotyp und Sündenbockschema, jenseits des Opferseins, wahrgenommen zu werden, zur Vitalität verhelfen?

In dem Moment, den ich Ihnen, der Leserin / dem Leser, beschreibe, gibt es für uns beide nichts als Ringen, Ungewissheit und Bemühungen, das emotionale Leiden sensibel zu navigieren. Rückblickend verstehe ich dies als einen Moment der relationalen Spannung, der nicht verlangt, mit »Empathie« und »Anerkennung« durchgearbeitet zu werden, sondern erfordert, dass wir uns der Verwundbarkeit *ergeben*, uns einlassen darauf, dass wir in einem sozialen Kontext geboren wurden, der unser Bemühen um emotionale Verbundenheit traumatisch beeinträchtigt. Hier gibt es keine Siege ... hier und da mag Vitalität aufscheinen ... aber beide bleiben wir Gefangene der Sprache und der Sitten der Unterdrückung, des soziogenen Feldes, in dem unsere Erfahrungen ihr emotionales Ausdrucksregister finden.

D. Butler (2019b) fragt, ob »die Klinik nationale Phantome lebendig machen kann, indem der Analytiker sich auf die Zerstörung des klinischen Settings einlässt« (S. 175). In meiner Begegnung mit Waverley habe ich mich auf seine Zerstörung des Machtgefälles eingelassen, das den klinischen »Platz« phantomatisch als sicher und genesungsfördernd konstruiert und, solange dies nicht anerkannt wurde, verdeckte, dass der klinische Raum zu einem Ort der Retraumatisierung werden kann. Die Zerschlagung dieser phantasiegetriebenen Phantomisierung der klinischen Struktur/des klinischen Ortes ermöglichte Waverley und mir die verkörperlichte Erfahrung einer Machtverschiebung. Wir haben dies im Anschluss an diese Begegnung wiederholt aufgegriffen und bearbeitet, und unsere Überlegungen haben zu einer Umstrukturierung der Vereinbarungen zu Honorarzahlung und Kommunikationsgelegenheiten zwischen den Sitzungen sowie anderer Machtdimensionen im klinischen Rahmen geführt. Man darf deshalb fragen, ob der Ort als Phantom in diesem Moment zerschlagen wurde. Unsere Begegnung konnte/sollte nicht (von mir oder dem sozial konstruierten Diskurs der Psychoanalyse) containt werden. Etwas musste Gelegenheit zum Durchbruch finden und trat, zunächst im Register unserer verkörperlichten Rhythmen, tatsächlich zutage. D. Butler (2019b) fragt,

> »inwiefern das ›Durchbrechen des Rahmens‹ einen psychopolitischen Akt darstellt und im Einklang mit solchen Akten die ›Elastizität‹ des Analytikers im Sinne Ferenczis oder die ›Spannung des Öffnens‹ im Sinne Fanons psychopolitische Auswirkungen haben kann, die nicht auf das klinische Setting beschränkt bleiben. Solche Fragen betreffen weniger das Überleben einer destruktiven Spannung durch den Analytiker als vielmehr die Bereitschaft, *nicht* als eine Vitalisierung dieser Spannung an sich *zu überleben*.« (S. 175)

Meiner Ansicht nach unterstreicht Butlers Frage den Ruf nach politischem Bewusstsein, den Samuels mit seinem Konzept des *inneren Politikers* formuliert hat (Samuels 2004, S. 829). Waverley und ich haben die Implikationen unserer Begegnung weiterhin erforscht. Diese Arbeit scheint zu seiner gestärkten Vitalisierung beigetragen zu haben, dank deren er ungerechte Arbeitsbedingungen/Praktiken erfolgreich angefochten hat. Darüber hinaus begann er, sowohl mit Evelyn als auch mit mir über Möglichkeiten des Spannungsabbaus in der Beziehung zu sprechen, die er vorher nicht hatte sehen können.

Dass ich mich auf die verkörperlichte Einwirkung von Waverleys verkörperlichten Emotionsäußerungen einließ und bereit war, nicht gemäß den sozial rassistischen Machtoptionen zu überleben, die der psychoanalytische Platz strukturierte, sondern mich dem zerschlagenden Moment unserer Begegnung zu ergeben, hat es uns offenbar erleichtert, die imaginären Dimensionen der Geschichte und der Sprache zu erkennen, in der wir beide phantomatisch gefangen waren. Diese Beobachtung könnte bewusste und unbewusste Phantasien, in denen ich mich als den Erlöser sah, bestätigen. Sie könnte auch nahelegen, dass mein Verstoß gegen meine eigenen und gegen Waverleys Erwartungen dieses psychoanalytischen Stereotyps, meine Hingabe an oder mein Mich-Einlassen auf die Macht seiner verkörperlichten emotionalen Kommunikation in dieser Begegnung, uns von den psychopolitischen Stereotypen befreite, die uns in rassistischer Entfremdung getrennt halten können und getrennt gehalten haben. Meiner Ansicht nach ist es wichtig, nicht zu vergessen, dass beide Beobachtungen zutreffend sein können.

7. Kapitel
Woher kommen wir, und wohin werden wir gehen?

Kanten an Schwellen

Die Kapitel dieses Buches dokumentieren eine Odyssee des Versuchs, das zu erzählen, was wir durch Klärung zu verstehen hoffen und doch immer wieder verfehlen, weil sich die Re-Präsentation durch Worte und Kategorien der Gewissheit oder Beständigkeit entzieht. Warum ist dies … war dies so …, und sollten wir genau dies bei jedem Ansatz, den wir verfolgen könnten, erwarten?

Dieses Ringen um Kommunikation, um Verbundenheit zwischen Ihnen, der Leserin/dem Leser, und mir, dem Sprecher/Schreiber – zwei oder mehr Subjekten auf der Suche nach kognitiver/affektiver Resonanz –, mündet ein ums andere Mal in eine Paradoxie. Diese Paradoxie taucht auf als flüchtige Erscheinung von etwas Stabilem, das festgehalten werden kann, und dem gleichzeitigen Erleben von etwas, das blitzartig in Zeit und Raum auftaucht und sofort wieder verschwindet. In meinem ersten Buch, *The Musical Edge of Therapeutic Dialogue* (2000, S. 29), habe ich die Metapher der Rauchringe benutzt, um diese Erfahrung zu veranschaulichen; also vielleicht weniger etwas Blitzartiges als vielmehr eine langsame, schleierartige Trübung, in der sich Zeit und Zeitmessung/Zeiteinteilung – time and timing – auflösen, so dass die Erfahrung von etwas, das verschwindet oder trans-formiert wird, die Illusion von etwas Präsentem unterläuft. Eine solche Erfahrung zu beschreiben kommt dem Versuch gleich, einen Traum zu re-präsentieren. Sie schiebt sich ins Bewusstsein hinein und gleitet wieder heraus, während ich mich um Formulierung, Erinnerung und Reflexion bemühe. Hier liegt die Paradoxie in meinem Bemühen, einen Titel zu ersinnen, »the musical edge«, obwohl edges – Kanten, Ränder, Flanken – in Wirklichkeit nie vollständig hervortreten oder zusammenlaufen.[1] Falls Hervortreten oder Auftauchen überhaupt zutreffend ist, scheint es sich vielmehr um eine Erfahrung von Bewegung zu handeln, die durch ein Gefühl von *Schwelle* signalisiert wird. Schwellen signalisieren scheinbare, subtile und schwer zu erkennende Verschiebungen oder Veränderungen, die einen Platz/Zustand fließend von einem anderen trennen oder in einen anderen übergehen lassen, ohne klaren Anfang, klare Mitte und klares Ende. Mit den Beschreibungen, die ich in diesen Kapiteln entfalte, erweitere ich eine Linse der klinischen Aufmerksamkeit, die sich auf das richtet, was Ogden (1989) als eine Art paranoid-schizoider Organisationsform bezeichnet hat – die Schaffung klarer binärer Unterscheidungen, beruhend auf Kleins gleichnamiger Position –, um etwas, das Ogden als eine Organisationsform beschreibt, die nonverbal, präsymbolisch, unformuliert (D. B. Stern 1997) ist und in körperlichen Ausdrucksregistern zutage tritt.

Im Rahmen dieser Art von Erfahrung, die Ogden als *autistisch-berührend* bezeichnet und D. B. Stern als *unformuliert*, versuche ich, *Größenordnung* oder *Intensität* als notwendige Bedingung für das Auftauchen emotionaler Ausdruckregister mitzuberücksichtigen. Diese Schwierigkeit, häufig als ein Problem der *Wahrnehmung* (Merleau-Ponty 2002) verstanden/diskutiert, betrifft auch die Aufrechterhaltung des psychischen Gleichgewichts nach *emotionalen Turbulenzen*, die kognitive Repräsentations- und Wahrnehmungsprozesse häufig ausschalten. Tatsächlich hat dieses Problem nicht nur mit Definition und Organisation zu tun. Vielmehr ist, wie Freud mit gesellschaftlich revolutionierenden Konsequenzen gezeigt hat, die Erfahrung von *Hedonik* (Aufstieg und Fall, Auftauchen und Verschwinden, flüchtige und deliröse Palpitationen von Begehren, Sexualität, häufig übersetzt in oder verwechselt mit oder verquickt mit destruktiver Kraft – Todestrieb) immer ein verkörperlichtes Erleben emotionaler Intensität.

1 Anm. der Übers.: Die Metapher »the musical edge« lässt sich nicht wörtlich übersetzen. Gemeint ist so etwas wie die musikalische Seite des Dialogs, das musikalische Element.

Zustand/Zustandsveränderungen kontinuierliche Bewegung – Navigation

Ich frage mich, ob Freuds zentrale Strategie der psychoanalytischen Praxis – Unbewusstes bewusst zu machen – womöglich verfehlt ist. Wie kann ich so etwas denken? Meiner Ansicht nach verwechselt Freuds Methode häufig die Förderung von Identität/Urheberschaft mit der Linderung emotionalen Leidens. Damit sage ich nicht, dass diese Ziele nichts miteinander zu tun hätten. Ich denke aber, dass die Unterstützung von Identität/Urheberschaft emotionales Leiden nicht zwangsläufig lindert. Meine Arbeit mit Jugendlichen (aber auch mit vielen Erwachsenen) hat mir vielmehr das Gegenteil vor Augen geführt! Oft erschaffen die Diskurse, in die wir hineinsozialisiert werden (innerhalb der Familienmuster und der sozialen Normen, die Familie und individuelle Erfahrung konstituieren) Ideale und eine daraus resultierende narzisstische Verwundbarkeit, die Angst und affektive Destabilisierung fördern.

Der kognitive Prozess der Symbolisierung ist für Vorhersagbarkeit und Bedeutung unverzichtbar: zwei Erfahrungen, die zu finden und an denen festzuhalten vielen Patienten Freuds – wie auch vielen unserer eigenen Patienten – Schwierigkeiten bereitete, die aber für die Identität und für Beziehungserfahrungen in einem sozialen Feld zentrale Stellenwert besitzen. Diese Sicht auf »his-her/story« der psychoanalytischen Praxis gibt eine Evolution von Strategien zu erkennen: von Freuds Empfehlung, Assoziationen zu deuten, über Kleins Überlegungen zur Objektrepräsentation durch Projektions- und Introjektionsprozesse, Bions Strategien des Containments andernfalls überwältigender und oft traumatisierender Emotionen, Benjamins Modell des Ringens, den Fesseln der Tätersubjekt-/Täterobjektrolle (doer/done-to roles) (*Objektifizierung*) durch Prozesse der Anerkennung zu entkommen, das in Spannung steht mit einem Winnicott'schen Gefühl der Zerstörung (und daher Befreiung *subjektiver Erfahrung*). Es ist kein Zufall, dass Benjamin (1990 [1988]) die Erfahrung der Fesselung, die für ihr Buch titelgebend wurde, auf Liebe und nicht auf *re-cognition* – Anerkennung – bezog (ich schreibe *re-cognition* mit Bindestrich, um eine Rückkehr der *cognition* nach ihrer Abwesenheit herauszustreichen).

Ich ringe hier mit den Fesseln der *recognition* [sic!], nicht der *cognition* an sich. Benjamins theoretische Beiträge besitzen offensichtlich das Potenzial, unsere Aufmerksamkeit von der Fesselung eines *gefesselten Verstehens – captured understandig* – ab- und auf die Möglichkeiten umzulenken, die mit den/durch die emotionalen Turbulenzen von Furcht und Begehren freigesetzt werden. Aber diese Möglichkeiten der Befreiung und/oder Transzendenz sind letztlich abhängig von den durch eine soziale Linse bestimmten Bedeutungen/Bedingungen. *Die Möglichkeit der Erfahrung eines Dritten scheint immer innerhalb eines sozialen Feldes aufzutauchen und formuliert zu werden.* Könnten wir uns dieses Auftauchen vielleicht weniger als eine strukturierte Position (ein Drittes) vorstellen denn als einen laufenden Prozess der Auseinandersetzung mit Schwellen der Ungewissheit (die möglicherweise ein sozial konstruiertes Viertes, Fünftes und mehr enthalten – verwirrend in ihrer Komplexität und Fluidität)? Auf diese Weise beginnen wir, nicht auf die »Kanten«, »edges«, des Unterschiedes zu achten, sondern auf die Schwellen als liminale Räume für neue oder zuvor untergrabene emotionale Verbundenheit oder Wiederverbindung. (Ich bevorzuge hier den Begriff »re-connection« gegenüber »re-cognition«, weil er die Betonung von der Re-Präsentation auf verkörperlichte Gemeinsamkeit verschiebt.) Diese Formulierung erfasst Erfahrungsstrukturen als kurze Momente oder umgrenzte Re-Präsentationen von Kohäsion/Kohärenz, die unvermeidlich durch die Transformationskraft fluider Rhythmik kontextualisiert und gefärbt sind. Solche Strukturen und/oder Kategorien bilden die Bausteine von Geborgenheit, Sicherheit, Organisation. Gleichzeitig wirken Strukturen und Kategorien in diskursiven Praktiken, die ermächtigen und entmachten, eingrenzend und einkerkernd. Sie sind hilfreich für das Erleben des Selbst und das Erleben des Selbstzustandes. Aber vielleicht sind diese Unterscheidungen gar nicht so klar. Vielleicht kann Anerkennung eine Form/Formen der Liebe sein. Vielleicht kann in einer schwindelerregenden Spirale des Ringens um subjektive Vitalität Struktur paradoxerweise Fluidität freisetzen und umgekehrt.

Wir können Brombergs Formulierung von Zustand und Zustandsveränderungen im Lichte dieser möglichen Resonanz zwischen Liebe und Anerkennung neu betrachten, d.h. im Lichte einer Resonanz, die dem

Blick die Fähigkeit verleiht, Identität, Urheberschaft, Geborgenheit/Sicherheit und Erfahrungen der Gemeinsamkeit zu prägen (Bromberg 1998). Bromberg und andere (siehe insbes. Davies & Frawley 1994) haben Kohuts Konzept des *Kohäsion* des Selbst mit einer differenzierten Infragestellung der Illusion/des Ideals psychischer Kohäsion erweitert und neu formuliert. Dies steht im Einklang mit Lacans Annahme, dass der Spiegel eine Illusion der Kohärenz erzeuge, die Verwirrtheitsgefühlen und drohender innerer Turbulenz entgegensteht (Lacan 1977, S. 2). Dieses Modell erkennt die Signifikanz *fragmentierter* (*zerschlagener?*) *oder diskontinuierlicher Erfahrung* als notwendiger Teil eines in klinischer Hinsicht hilfreicheren Modells des Selbsterlebens an. Im Sinne dieser theoretischen Neuerung führt Bromberg das Konzept der *Selbstzustände* ein. Ich verstehe es dahingehend, dass Selbstzustände im psychoanalytischen Diskurs theoretisch als *Strukturen* der Erfahrung auftauchen. Tatsächlich aber besteht der entscheidende Prozess der relationalen psychoanalytischen Therapie, wie Bromberg sie praktiziert (vgl. 5. Kapitel), darin, *Selbstzustandsveränderungen* – eine Erfahrung der durch die Spannungen zwischen unbewusstem und bewusstem Erleben konstituierten Bewegung und Kontextualisierung – zu navigieren. Die Signifikanz eines Selbstzustandes ergibt sich aus dem Intensitätsgrad, den die Veränderung/Veränderungen zwischen einem Zustand und einem anderen erzeugen. Damit Selbstzustand und Selbstzustandsveränderungen (an-)erkannt werden können, muss der Intensitätsgrad moduliert werden, um eine Dissoziation als Reaktion auf unerträgliche emotionale Turbulenz zu vermeiden. Wenn die Modulierung durch Dissoziation, katalysiert durch emotionale Unerträglichkeit, unterlaufen wird, sind weder Empathie noch Anerkennung und/oder Containment möglich. Die Signifikanz von Brombergs Ansatz und seiner Weiterentwicklung durch D. B. Stern (1997, 2010, 2015, 2018) besteht also nicht in dem Versuch, das Erleben eines strukturierten Zustands bewusst zu machen, zu benennen und/oder zu deuten (was die Gefahr mit sich bringen kann, die Komplexität emotionaler Fluidität auf einen affektiven Begriff wie Furcht oder Angst zu reduzieren und die emotionale Erfahrung gleichzeitig nicht zu containen), sondern darin, dass er uns hilft, den häufig grundstürzenden, wenn nicht gar unerträglichen, schwindelerregenden Veränderungen in und zwischen Zuständen standzuhalten.

Vor dem Hintergrund dieser unfassbaren Entwicklung habe ich eine Vision entwickelt, die über die Ideale der Deutung, der linearen Projektionsprozesse und/oder des Containments hinausreicht und die nichtlinearen Herausforderungen des *Navigierens* der Emotionswogen einschließt, der inneren und interpersonalen Turbulenzen, die ihren Teil zu Ungewissheit, Angst und/oder Trauma sowie zu Erfahrungen, die als Gewissheit, Ruhe, Freude/Lust oder Befriedigung/Erfüllung beschrieben werden, beitragen. Und diese Gefühlswogen werden immer durch Begriffe/Kategorien, die durch den Bereich und die Grenzen der diskursiven Dimensionen des sozialen Feldes umgrenzt und umschrieben sind, in das solche Erfahrungen eingebettet sind, zu Form(ulierung)en gefasst. Das Ringen mit den Spannungen zwischen den Diskursgrenzen und der emotionalen Fluidität gelebter Erfahrung erzeugt einen Prozess, den D. N. Stern, wie schon erwähnt, als *Gemeinsamkeit – communion* – bezeichnet. Mein Ringen hat es mir ermöglicht, die zentrale formative Signifikanz der rhythmischen Dimensionen für Gemeinsamkeitserfahrungen zu erkennen.

Die Rhythmen von Struktur und Fluidität

Die Verlagerung der Aufmerksamkeit von Struktur auf Bewegung rückt die Bedeutsamkeit des Rhythmus in den Blick. Rhythmus konstituiert Übergang. Die Bildung und Auflösung von Mustern ist immer ein fluider Prozess. Diese kontinuierliche rhythmische Bewegung macht es ganz und gar unmöglich, das Auftreten/Auftauchen von unformulierter Erfahrung oder den Beginn ihrer Formierung zu verorten. Was sich innerhalb polyrhythmischer Bewegung als Struktur zu verhalten scheint, ist in ständiger Ausfällung und/oder Auflösung begriffen. Unter diesem Blickwinkel betrachtet, ist das subjektive Rhythmuserleben keine Struktur, sondern Fluidität, die durch Muster aus Pausen und Akzenten, manchmal synkopiert, manchmal nicht, konstituiert wird und als Wiederholung, Variation oder einem Mix aus beidem zutage tritt. Rhythmuserfahrungen sind zwar keine symbolischen oder repräsentationalen Ausdrucksregister, sondern verkörperlichte, sind aber emotionsintensiv und übersetzen sich häufig in ein Streben nach Gemeinsamkeit.

Ich habe versucht, die Signifikanz dieses fluiden mikrorhythmischen Wechselspiels mit meiner schriftlichen Trans-lation in die verschiedenen klinischen Vignetten der Kapitel dieses Buches herauszuarbeiten und zu illustrieren. Ich habe signifikante Dringlichkeitspunkte im intersubjektiven Feld zu illustrieren versucht, die durch Pausen und Akzente in der polyrhythmischen Musterbildung der klinischen Trans-aktion gekennzeichnet sind. Entscheidend ist aber, dass die Aufmerksamkeit für die rhythmische Musterbildung des fluiden Wechselspiels nicht auf die theoretischen Strukturen begrenzt bleibt, vor deren Potenzial, spontane, kreative Responsivität zwischen Patient und Kliniker zu hemmen, ich warne. Die Aufmerksamkeit für die Konflikte und Lösungen, die aus den Spannungen fluider Ungewissheit hervorgehen, wird durch eine Linse erweitert, die nicht allein das interpersonale Feld erfasst, sondern auch das Makrofeld, das dem interpersonalen als Einbettung dient. Und dieses Feld baut sich emotional auf durch die Spannungen zwischen dem Unbewussten und dem Sozialen.

Kulturelle Kontextualisierung und intersektionale Kategorien

Die klinischen und theoretischen Beiträge Frantz Fanons rufen uns dazu auf, die Spannungen zwischen dem Unbewussten und dem Sozialen ins Zentrum unserer Aufmerksamkeit zu rücken. Dabei war Fanon eine von relativ wenigen Stimmen, die dieses Anliegen vor mehr als einem halben Jahrhundert vertreten haben. Fanon skizziert in seinen Texten ein ganzes Spektrum von Ansätzen, die durch die sozialen Auswirkungen der Macht auf die individuelle und relationale Erfahrung konstituierten Interpellationsprozesse zu erkennen und anzuerkennen. Er betont, dass die Diskurse, Überzeugungen und Praktiken der Besatzung das Gefühl von Identität, Vitalität und Urheberschaft auf einen einzigen Zweck, nämlich den der Beherrschung, reduzieren. Dieses hierarchische Machtarrangement beruht auf kategorialen Illusionen des »Rassenunterschiedes«, die konstruiert werden, um die Auswirkungen eines solchen linearen und reduktiven Machtarrangements auf Identitäts- und Urheberschaftserfahrungen zu repräsentieren und zu verstärken. Prozesse der Epidermalisierung, Petrifizierung und Laktifizierung erfüllen, wie im 6. Kapitel beschrieben, die Funktion, kolonisierte/der Besatzung unterliegende Subjekte zu entvitalisieren, und zwar durch Furcht, Dissoziation oder durch Pervertierung des Begehrens (z. B. würde ein solches entfremdetes Subjekt davon träumen, weiß zu sein/Weiße zu besitzen).

Fanons Beiträge wurden bis vor wenigen Jahren kaum zur Kenntnis genommen. Sie betreffen die Erfahrung schwarzer Populationen, auf die solche Prozesse einwirken, sind aber für alle Patienten und Behandler im gesamten Spektrum epidermaler Unterschiede relevant, da diese immer in die Kontexte unbewusst agierter sozialer Praktiken und Diskurse eingebettet und entsprechend geprägt sind. Allzu oft erfahren Bevölkerungsteile, die als »Andere« kategorisiert werden, durch diese Praktiken und Diskurse Interpellation[2] und Abjektion, d. h. Angriffe auf Identität und Urheberschaft.

Körper und soziale Rhythmen, Anerkennung und Gemeinsamkeit

Ich habe mit diesem Text die Betonung verkörperlichter Dialoge, die ich erstmals in *The Musical Edge of Therapeutic Dialogue* (Knoblauch 2000) thematisiert habe, über die Grenzen der klinischen Begegnung im Behandlungszimmer hinaus erweitert. Jenes Buch leitete eine Erweiterung der Aufmerksamkeit auf die mikrorhythmische Aktivität ein, deren Bedeutsamkeit ursprünglich durch Säuglingsforscher und deren Untersuchungen von Mutter-Kind-Interaktionen aufgezeigt wurde. Die in meinem ersten Buch enthaltenen Illustrationen waren narrative Versuche einer Trans-lation oder Trans-duktion der Dichte kontinuierlicher, verkörperlichter polyrhythmischer Fluidität. Es ist schwierig, diese Erfahrungen aufzugliedern und emotional zu beschreiben, ohne körperliche Äußerungsregister zu be-

2 Siehe oben, S. 179, Fn. 9.

rücksichtigen, die allzu opak sind und sich allzu rasch verändern, als dass man sie mit Bezeichnungen emotionaler Zustände fassen könnte. Statt eine Sprache der Struktur und Definition – der Anerkennung – anzustreben, habe ich ein Narrativ formuliert, das einem Prozess des Navigierens emotionaler Turbulenz nachspürt. Ich habe diese Strategie vorgeschlagen – und schlage sie weiterhin vor – für die Auseinandersetzung mit emotionaler Vulnerabilität, die mit der Hybris einer Praxis, die sich in so hohem Maße auf das Bedürfnis stützt, zu verstehen, zu deuten, zu *form-ulieren*, verleugnet/dissoziiert/gemieden wird.

Dieses Buch setzt die Erweiterung des narrativen Prozesses fort und ergänzt diese Mikroexpansion um eine Makroexpansion, in die ich die Beeinflussung emotionaler Stabilität/Turbulenz durch soziale Diskurse und Praktiken einbeziehe. Ich habe mich auf die Art und Weise konzentriert, wie die Polyrhythmik verkörperlichter Austauschvorgänge durch soziale Erwartungen geprägt wird und wie sie, umgekehrt, die soziale Performanz prägt. Soziale Performanz macht Erfahrung in Spannung mit einer sich verändernden Woge emotionaler Möglichkeiten sichtbar/unsichtbar. Diese Möglichkeiten ergeben sich oder verschwinden auf einem Kontinuum von belebend/vitalisierend bis destabilisierend/abtötend. Sie tauchen mit subtilen, oft kaum erkennbaren Konturen auf, etwa als Blickrichtung oder Abwendung des Blicks und in rhythmischen Veränderungen der Stimme oder Gestik. Diese Möglichkeiten markieren oder verwischen emotional einflussreiche rhythmische Akzente und Pausen. Sie können auch in der Tonart und/oder im kontextuellen Potenzial des gesprochenen oder geschriebenen Wortes zutage treten, da sie nicht nur repräsentative Funktionen erfüllen, sondern auch als verkörperlichte Affektäußerungen dienen. Solche Affektäußerungen können ein Gefühl der Gemeinsamkeit verstärken oder dämpfen.

Gegen Ende dieses Textes stellt sich mir folgende Frage: Inwieweit hat Gemeinsamkeit Ähnlichkeit mit Anerkennung oder worin unterscheidet sie sich von ihr? Kann Anerkennung intersubjektiv ohne Aufmerksamkeit für den spezifischen sozialen Diskurs verstanden werden, der die Identitäten und Urheberschaften, die sich bei Anerkennung zu erkennen geben, zulassen oder verwerfen? Ich möchte die erste Frage beantworten, indem ich Benjamins Buchtitel *Die Fesseln der Liebe* (*Bonds of Love*) neu fasse und behaupte, dass *Fesseln der Liebe die fluide Möglichkeit von Gemeinsamkeit in Spannung mit der kategorialen Möglichkeit von Anerkennung betreffen*. Meine Antwort auf die zweite Frage besteht folglich darin zu betonen, dass *Fesseln des Diskurses* durch soziale Kategorien geknüpft werden, welche die bewusste, aber auch die unbewusste Aktivität der Vorstellung (Erzeugung von Symbolen/Bildern) unweigerlich strukturieren. Auf diese Weise sind der Bereich und die Grenzen der Anerkennung ungeachtet ihrer intersubjektiven Konstituierung immer durch den spezifischen sozialen Diskurs und die Machtarrangements (Valorisation/Interpellation) vorgegeben, die ihn prägen.

Wie schon erwähnt, wird Gemeinsamkeit verstanden als Baustein der Gemeinschaft, einer Erfahrung wechselseitig aufgenommener/konstituierter Muster und Rhythmen, die Geborgenheit und Sicherheit vermittelt, indem sie für die Unterschiedenheit der Erfahrung eines Anderen offen ist. Allzu häufig aber werden Bemühungen um Gemeinschaftlichkeit durch Erwartungen und Enactments schreckenerregender Gefahr und Gewalt untergraben. Auf uns und unseren Patienten lastet das generationenübergreifende Trauma der aus dem Zusammenbruch von Gemeinsamkeit und Gemeinschaft resultierenden Gewalt, und zwar häufig phantomatisch, verkörperlicht, und nicht in Form von Bildern der unbewussten oder bewussten Phantasie. Fanons Schriften enthalten psychoanalytisch wertvolle Ansätze zum Verständnis und zur Bearbeitung des Einflusses, den ein solches Trauma auf jeden von uns ausübt. Seine Vision kann Psychoanalytikern als Ausgang dienen, um die unvermeidlichen Turbulenzen der mit den Spannungen zwischen dem Unbewussten und dem Sozialen verbundenen emotionalen Komplexität zu navigieren. Auch diese Spannungen lassen oft Furcht, Aggression, Dissoziation und/oder Selbsthass entstehen, die von einem Anderen ausgehen oder sich gegen einen Anderen richten. Wir haben es hier mit der Aporie des Zusammenpralls von Idealen zu tun. In diesem Kollisionsstrudel kann Anerkennung gegenüber Furcht, Sündenbocksuche und Stereotypisierung in den Hintergrund treten, so dass Gemeinsamkeit ständig bedroht ist. Wie navigieren wir die Spannungen zwischen einem Ideal der Anerkennung und einem Ideal der Gemeinsamkeit/

Gemeinschaft? In dem durch die Spannungen von Furcht und Begehren bedingten Ringen kann die Psychoanalyse ihre Bedeutung neugestalten – für ein 21. Jahrhundert, in dem das Schicksal der Gemeinschaft lokal wie international untrennbar gebunden ist an und bestimmt ist durch unsere Fähigkeiten, die sozialen Rhythmen unserer verkörperlichten Emotionsäußerungen zu navigieren. Was wir tun, kann uns der Erfahrung von Gemeinschaft und Anerkennung näher bringen oder uns von ihr entfernen.

Literatur

Alfano, C. F. (2005): Traversing the caesura: Transcendent attunement in Budhist mediation and psychoanalysis. *Comtemp. Psychoanal.,* 41: 225–247.

Altman, N. (1995): *The analyst in the inner city: Race, dass, and culture through a psychoanalytic lens.* Hillsdale, NJ: The Analytic Press.

Altman, N. (2021): *White privilege: Psychoanalytic perspectives.* New York, NY: Routledge.

Alvarez, A. (2001 [1992]): *Zum Leben wiederfinden. Psychoanalytische Psychotherapie mit autistischen, Borderline-, vernachlässigten und mißbrauchten Kindern.* Übers. von H. Fehlhaber. Frankfurt a. M.: Brandes & Apsel.

Anderson, F. S. (1998): Psychic elaboration of musculoskeletal back pain: Ellen's story. In: L. Aron & F. S. Anderson (Hrsg.): *Relational perspectives on the body* (S. 287–322). Hillsdale, NJ: The Analytic Press.

Anderson, F. (2008): *Bodies in treatment: The unspoken dimension.* New York, NY: The Analytic Press, Taylor and Francis Group.

Aron, L. (1996): *A Meeting of minds: Mutuality in psychoanalysis.* Hillsdale, NJ: The Analytic Press.

Aron, L. (1998): The clinical boy and the reflexive mind. In: L. Aron & F. S. Anderson (Hrsg.): *Relational Perspectives on the Body.* (S. 3–37). Hillsdale, NJ: The Analytic Press.

Aron, L. & Anderson, F. (1998): *Relational perspectives on the body.* Hillsdale, NJ: The Analytic Press.

Atwood, G. E. & Stolorow, R. D. (1993): *Faces in a cloud.* Northvale, NJ: Jason Aronson Inc.

Baranger, M. & Baranger, W. (1961–1962): La situacion analtica como campo dinamico. *Rev. Urag Psicoanal,* 4(1): 3–54.

Baranger, M. & Baranger, R. D. (2008): The analytic Situation as a dynamic field. *Int. J. Psycho-Anal.,* 89: 795–826.

Bass, A. (2003): »E« enactments in psychoanalysis: Another medium, another message. *Psychoanal. Dial.,* 13: 657–675.

Bass, A. (2007): When the frame doesn't fit the picture. *Psychoanal. Dial.,* 17: 1–27.

Beebe, B. (2005): Faces-in-relation. Forms of intersubjectivity in an adult treatment of early trauma. In: B. Beebe, S. Knoblauch, J. Rustin & D. Sorter (Hrsg.): *Forms of intersubjectivity in Infant Research and adult treatment.* (S. 89–143). New York, NY: Other Press.

Beebe, B., Knoblauch, S., Rustin, J. & Sorter, D. (2005): *Forms on intersubjectivity in infant research and adult treatment.* New York, NY: Other Press.

Beebe, B. & Lachmann, F. (1998): Co-constructing inner and relational processes: Self and mutual regulation in infant research and adult treatment. *Psychoanal. Psychol.*, 15: 1–37.

Beebe, B. & Lachmann, F. (2002): *Infant research and adult treatment; Co-constructing interactions*. Hillsdale, NJ: Analytic Press.

Beebe, B. & Lachmann, F. (2002): *Infant research and qdult treatment.* Hillsdale, NJ: The Analytic Press.

Beebe, B. & Stern, D. N. (1977): Engagement-disengagement and early object experiences. In: N. Freedman & S. Grand (Hrsg.): *Communicative structures and psychic structures; A psychoanalytic interpretation of communication.* New York, NY: Plenum Press.

Benjamin, J. (1990 [1981]): *Die Fesseln der Liebe. Psychoanalyse, Feminismus und das Problem der Macht*. Übers. von T. Lindquist & D. Müller. Frankfurt a. M.: Stroemfeld/ Roter Stern.

Benjamin, J. (2004): Beyond doer and done to: An intersubjective view of thirdness. *Psychoanl. Q.*, 73: 5–46.

Benjamin, J. (2009): Psychoanalytic controversies: A relational psychoanalytic perspective on the necessity of acknowledging failure in order to restore the facilitating and containing features of the intersubjective relationship (the shared third). *Int. J. Amer. Psychol. Assoc.*, 53: 693–729.

Bion, W. R. (1977): *Seven servants.* New York, NY: Aronson.

Black, M. J. (2003): Enactment: Analytic musings on energy, language, and personal growth. *Psychoanal. Dial.,* 13: 633–655.

Bollas, C. (1997 [1987]): *Der Schatten des Objekts. Das ungedachte Bekannte. Übers. von* C. Trunk. Stuttgart: Klett-Cotta.

Boston Change Process Study Group (2005): The something more than interpretation revisited. Sloppiness, and co-creativity in the psychoanalytic encounter. *J. Amer. Psychol. Assoc.,* 53: 693-729.

Boston Change Process Study Group. (2008): Forms of relational meaning: Issues in the relations between the implicit and reflective-verbal domains. *Psychoanal. Dial.,* 18: 125–148.

Breuer, J. & Freud, S. (1893): Über den psychischen Mechanismus hysterischer Phänomene. Vorläufige Mitteilung. *G.W. 1*, S. 81–98.

Brickman, C. (2018): *Race in psychoanalysis: Aboriginal populations in the mind.* New York, NY: Routledge.

Bromberg, P. (1998): *Standing in the spaces: Essays on clinical process, trauma & dissociation.* Hillsdale, NJ: The Analytic Press.

Bruner, J. S., Oliver, R. R. & Greenfield, P. M. (1966). *Studies in cognitive growth.* New York, NY: Wiley.

Bucci, W. (1997): *Psychoanalysis and cognitive Science: A multiple code theory.* New York, NY: The Guilford Press.

Butler, D. (2019a): Racialized violence and the violence of the setting. *Stud. Gender Psychoanalysis,* 20(3): 146–158.

Butler, D. (2019b): Setting (on) fire: Reply to discussion. *Stud. Gender Psychoanalysis,* 20(3): 171–176.

Butler, J. (2021 [1990]): *Das Unbehagen der Geschlechter. Gender Studies*. Übers. von K. Menke. Berlin: Suhrkamp.

Civitarese, G. (2013): *The violence of emotions: Bion and post-Bionian psychoanalysis*. New York, NY: Routledge.

Civitarese, G. & Ferro, A. (2013): The meaning and use of metaphor in analytic fieldtheory. *Psychoanalytic Inq,* 33: 190–209.

Clyman, R. B. (1991): The procedural Organization of emotions: A contribution from cognitive Science to the psychoanalytic theory of therapeutic action. *J. Amer. Psychoanal. Assn.*, 39S: 349–382.

Coates, T. (2015): *Between the world and me.* New York, NY: Penguin Random Flouse.

Cohn, J. & Tronick, E. (1988): Discrete versus scaling approaches to the description of mother-infant face-to-face interaction: Convergent validity and divergent applications. *Dev. Psychol.,* 24(3): 396–397.

Cooper, S. H. (2003): You say oedipal, I say postoedipal: A consideration of desire and hostility in the analytic relationship. *Psychoanal. Dial.,* 13(1): 41–61.

Cooper, S. H. (2007): Begin the beguine: Relational theory and the pluralistic third. *Psychoanal. Dial.,* 17: 247–271.

Cooper, S. H. (2008): Privacy, reverie, and the analyst's ethical imagination. *Psychoanalytic Q.,* 77: 1045–1073.

Cornell, W. F. (2011): SAMBA, TANGO, PUNK: Commentary on paper by Steven H. Knoblauch. *Psychoanalytic Dialogues,* 21: 428–436.

Cornell, W. F. (2015): *Somatic experience in psychoanalysis and psychotherapy*. New York, NY: Routledge.

Davies, J. M. (1998): Between the disclosure and foreclosure of erotic transference-countertransference: Can psychoanalysis find a place for adult sexuality? *Psychoanal. Dial.,* 8: 747–766.

Davies, J. M. (2003): Falling in love with love: Oedipal and postoedipal manifestations of idealization, mouming and erotic masochism. *Psychoanal. Dial.,* 13: 1–27.

Davies, J. M. (2005): Transformations of desire and despair: Reflections on the termination process from a relational perspective. *Psychoanal. Dial.,* 15: 779–805.

Davies, J. M. & Frawley, M. G. (1994): *Treating the adult survivor of childhood sexual abuse.* New York, NY: Basic Books.

Dirnen, M. (1998): Polyglot bodies: Thinking through the relational. In: L. Aron & F. S. Anderson (Hrsg.): *Relational perspectives on the body.* (S. 65–93). Hillsdale, NJ: The Analytic Press.

Dirnen, M. (2003): *Sexuality, intimacy, power.* Hillsdale, NJ: The Analytic Press.

Dirnen, M. (2011): *With culture in mind; Psychoanalytic studies*. New York, NY: Routledge.

Downing, G. (2004): Emotion, body and parent-infant interaction. In: J. Nadel & D. Muir (Hrsg.): *Emotional development: Recent research advances.* (S. 429–449). Oxford, UK: Oxford University Press.

Downing, G. (2008): A different way to help. In: A. Fogel, B. King & S. Shanker (Hrsg.): *Human development in the 21st Century: Visionary ideas from Systems scientists.* (S. 200–220). Cambridge, England: Cambridge University Press.

Ehrenberg, D. B. (1992): *The intimate edge.* New York, NY: W.W. Norton & Co.

Esprey, Y. M. (2017): The problem of thinking in black and white: Race in the South African clinical dyad. *Psychoanal. Dial.,* 27: 20–35.

Fanon, F. (2013 [1952]): *Schwarze Haut, weiße Masken.* Übers. von E. Moldenhauer. Wien: Turia + Kant.

Fanon, F. (1981 [1961]): *Die Verdammten dieser Erde.* Übers. von T. König. Frankfurt a. M.: Suhrkamp.

Fairbaim, W. R. D. (1958): On the nature and aims of psycho-analytical treatment. *Internat. J. Psycho-Anal.,* 39: 374–385.

Feldman, R., Greenbaum, C., Yormaya, N. & Mayes, L. (1996): Relations between cyclicity and regulation in mother-infant interaction at 3 and 9 months and cognition at 2 years. *J. Appl. Dev. Psychol,* 17: 347–365.

Ferrari, A. B. (1992): *L'eclissi del corpo.* Rome: Borla.

Fivaz-Depeursinge, E. & Corboz-Wamery, A. (1999): *The primary triangle.* New York, NY: Basic Books.

Fogel, A. (1992): Movement and communication in human infancy: The social dynamics of development. *Hum. Movement Sei.,* 11: 387–423.

Fogel, A. (1993): Two principles of communication: Co-regulation and framing. In: J. Nadel & L. Camaioni (Hrsg.): *New perspectives in early communicative development.* London, UK: Routledge.

Fonagy, R, Gergely, G., Jurist, E. L. & Target, M. (2004 [2002]): *Affektregulierung, Mentalisierung und die Entwicklung des Selbst.* Übers. von E. Vorspohl. Stuttgart: Klett-Cotta.

Freud, S. (1950 [1895]) (zusammen mit Josef Breuer): *Studien über Hysterie.* S.E. Bd. 2.

Freud, S. (1912): *Ratschläge für den Arzt bei der psychoanalytischen Behandlung.* G.W. 8, S. 376–387.

Freud, S. (1923): *Das Ich und das Es.* G.W. 13, S. 237–289.

Fromm, E. (1976 [1947]): *Die Furcht vor der Freiheit.* Frankfurt a. M.: EVA.

Fromm, E. (1954 [1947]): *Psychoanalyse und Ethik.* Zürich.

Fromm, E. (1960 [1955]): *Der modern Mensch und seine Zukunft.* Frankfurt a. M.: EVA.

Fromm, E. (1962): *Beyond the chains of Illusion: My encounter with Freud and Marx.* New York, NY: Open Road, Integrated Media.

Gentile, K. (2007): *Creating bodies: Eating disorders as self-destructive survival.* Mahwah, NJ: The Analytic Press.

Gerson, S. (2009): When the third is dead: Memory, mourning, and witnessing in the aftermath of the holocaust. *Int. J. Psycho-Anal.,* 90: 1341–1357.

Ghent, E. (1999): Masochism, Submission, surrender: Masochism as a perversion of surrender. In: S. A. Mitchell & L. Aron (Hrsg.): *Relational psychoanalysis: The emergence of a tradition* (S. 211–242). Hillsdale, NJ: The Analytic Press.

Glover, E. (1955): The therapeutic effect of inexact interpretation: A contribution to the theory of Suggestion. In: *The technique of psychoanalysis.* (S. 353–366). New York, NY: International Universities Press. (Original work published 1931).
Gonzalez, F. (2019a): *Interstitial belonging: Centrifugal force, agression, futurity.* Paper presented at 17th Annual Conference of The International Association of Relational Psychoanalysis and Psychotherapy, Tel Aviv, Israel.
Gonzalez, F. (2019b): Necessary disruptions: A discussion of Daniel Butler's »Racialized bodies and the violence of the setting«. *Stud. Gender Psychoanalysis*, 20(3): 159–164.
Gordon, L. R. (1996): The black and the body politic: Fanon's existential phenomenological critique of psychoanalysis. In: L. R. Gordon, T. D. Sharpley-Whiting & R. T. White (Hrsg.): *Fanon: A critical reader.* (S. 74–84). Oxford, UK: Blackwell Publishers.
Grand, S. (2000): *The reproduction of evil.* Hillsdale, NJ: The Analytic Press.
Gunsberg, L. & Tylim, I. (1998): The body-mind: Psychopathology of its ownership. In: L. Aron & F. S. Anderson (Hrsg.): *Relational perspectives on the body.* (S. 117–135). Hillsdale, NJ: The Analytic Press.
Guralnik, O. (2011): Ede: Race, the law and I. *Stud. Gender Sexuality,* 12(1): 22–26.
Guralnik, O. (2014a): History disclosed in a nightmare: Response to commentaries. *Psychoanal. Dial.,* 24(2): 167–174.
Guralnik, O. (2014b): The dead baby. *Psychoanal. Dial.,* 24(2): 129–145.
Guralnik, O. (2016): Sleeping dogs: Psychoanalysis and the socio-political. *Psychoanal. Dial.,* 26(6): 655–663.
Harris, A. (1998): Psychic envelopes and sonorous baths: Siting the body in relational theory and clinical practice. In: L. Aron & F. S. Anderson (Hrsg.): *Relational perspectives on the body.* (S. 39–64). Hillsdale, NJ: The Analytic Press.
Harris, A. (2005): *Gender as soft assembly.* Hillsdale, NJ: The Analytic Press.
Harris, A., Kalb, M. & Klebanoff, S. (2016): *Ghosts in the 21st Century Consulting room.* New York, NY: Routledge.
Harrison, A. M. (2003): Change in psychoanalysis: Getting from A to B. *J. Am. Psychol. Assoc.,* 51(1): 221–256.
Heller, M. & Haynal, V. (1997): A doctor's face: Mirror of his patient's suicidal projects. In: J. Guimon (Hrsg.): *The body in psychotherapy* (S. 46–51). Basel, Switzerland: Karger.
Hoffman, I. Z. (1983): The patient as Interpreter of the analyst's experience. *Contemp. Psychoanalysis,* 19: 389–422.
Hoffman, I. Z. (1998): *Ritual and spontaneity in the psychoanalytic process.* Hillsdale, NJ: The Analytic Press.
Hoffman, I. Z. (2006): The myths of free association and the potentials of the analytic relationship. *Int. J. Psycho-Anal.,* 87: 43–61.
Holmes, D. E. (1992): Race and transference in psychoanalysis and psychotherapy. *J. Psycho-Analy.,* 73: 1–11.
Holmes, D. E. (2016): Come hither, American psychoanalysis: Our complex multicultural America needs what we have to offer. *J. Amer. Psych. Ass.,* 64(3): 569–586.

Ingram, P. (2008): *The signifying body: Toward an ethics of sexual and racial difference.* Albany, NY: State University of New York Press.

Jacobs, T. J. (1986): On countertransference enactments. *J. Amer. Psychoanal. Assn.,* 34: 289–307.

Jacobs, T. J. (1991): *The use of the self.* Madison, CT: International University Press.

Jacobs, T. J. (1994): Nonverbal Communications: Some reflections on their role in the psychoanalytic process and psychoanalytic education. *J. Amer. Psychoanal. Assoc.,* 42: 741–762.

Jaffe, J., Beebe, B., Feldstein, S., Crown, C. & Jasnow, M., (2001): *Rhythms of dialogue in infancy.* Monographs of the Society for Research in Child Development, Serial No. 265, Vol. 66, No. 2.

Kimble Wrye, H. (1996): Bodily States of mind: Dialectics of psyche and soma in paycho-analysis. *Gender Psychoanalysis,* 1: 283–296.

Kimble Wrye, H. (1998): The embodiment of desire: Relinking the body-mind within the analytic dyad. In: L. Aron & F. S. Anderson (Hrsg.): *Relational perspectives on the body.* (S. 97–116). Hillsdale, NJ: The Analytic Press.

Knoblauch, S. H. (1997): Beyond the word in psychoanalysis: The unspoken dialogue. *Psychoanalytic Dialogues,* 7: 491–516.

Knoblauch, S. (1999): The third, minding and affecting: Commentary on paper by Lewis Aron. *Psychoanalytic Dialogues,* 9(1): 41–51.

Knoblauch, S. (2000): *The musical edge of therapeutic dialogue.* Hillsdale, NJ: The Analytic Press.

Knoblauch, S. (2005): Body rhythms and the unconscious: Toward an expanding of clinical attention. *Psychoanalytic Dialogues,* 15: 807–827.

Knoblauch, S. (2008): Tipping points between body, culture and subjectivity: The tension between passion and custom. In: F. S. Anderson (Hrsg.): *Bodies In treatment: The unspoken dimension.* (S. 193–221). New York, NY: The Analytic Press.

Knoblauch, S. (2011a): Conceptualizing attunement within the polyrhythmic weave: The psychoanalytic samba. *Psychoanalytic Dialogues,* 21: 414–427.

Knoblauch, S. (2011b): Body rhythms and the unconscious: Expanding clinical attention within the polyrhythmic weave. In: L. Aron & A. Harris (Hrsg.): *Relational psychoanalysis, volume 5, evolution of process.* (S. 183–204). New York, NY: Psychology Press.

Knoblauch, S. (2017): The fluidity of emotions and clinical vulnerability: A field of rhythmic tensions. *Psychoanalytic Perspectives,* 14: 283–308.

Knoblauch, S. (2019): Fluidität der Emotionen und Verletzlichkeit in der therapeutischen Situation. Übers. von C. Trunk. *Psyche – Z Psychoanal,* 73: 235–263.

Kohut, H. (1975 [1966]): Formen und Umformungen des Narzißmus. In: ders., *Die Zukunft der Psychoanalyse.* Frankfurt a. M.: Suhrkamp, S. 140–172.

Kohut, H. (1973 [1971]): *Narzißmus.* Übers. von L. Rosenkötter. Frankfurt a. M.: Suhrkamp.

Kuchuck, S. (2014): Clinical implications of the psychoanalysts's life experience: When the personal becomes professional. New York, NY: Routledge.

Kuhn, T. S. (1996 [1962]): *Die Struktur wissenschaftlicher Revolutionen.* Übers. von H. Vetter & K. Simon. Frankfurt a. M.: Suhrkamp.

La Barre, F. (2001): *On moving and being moved: Nonverbal behavior in clinical practice.* Hillsdale, NJ: The Analytic Press.

La Barre, F. (2005): The kinetic transference and countertransference. *Contemp. Psychoanal.,* 41: 249–279.

Lacan, J. (1977): *Ecrits: A selection.* London, UK: Norton.

Layton, L. (2006): Racial identities, racial enactments, and normative unconscious processes. *Psychoanal. Q.,* 75(1): 237–269.

Leary, K. (1997): Race, self-disclosure, and »forbidden talk«: Race and ethnicity in contemporary clinical practice. *Psychoanal. Q.,* 66: 163–189.

Levenson, E. (2003): On seeing what is said: Visual aids to the psychoanalytic process. *Contemp. Psychoanalysis,* 38(2): 277–285.

Lewis, M. & Goldberg, S. (1969): Perceptual-cognitive development in infancy: A generalized expectancy model as a function of mother-infant interaction. *Merrill-Palmer Q.,* 15: 81–100.

Lichtenberg, J. D., Lachmann, F. M. & Fosshage, J. L. (2002): *A spirit of inquiry: Communication in psychoanalysis.* Hillsdale, NJ: The Analytic Press.

Loewald, H. W. (1965): Some considerations on repetition and repetition compulsion. In: J. Lear (Hrsg.): *The essential Loewald: Collected papers and monographs.* (S. 87–101). Hagerstown, MD: University Publishing Group.

Lyons-Ruth, K. (1998): Implicit relational knowing: Its role in development and psychoanalytic treatment. *Infant Mental Health J.,* 19: 282–289.

Lyons-Ruth, K. (1999): The two person unconscious: Intersubjective dialogue, inactive relational representation, and the emergence of new forms of relational Organization. In: L. Aron & A. Harris (Hrsg.): *Relational psychoanalysis: Volume 2, innovation and expansion.* (S. 31–349). Hillsdale, NJ: The Analytic Press, 2005.

Markman, H. (2011): Metaphors we live by: Commentary on paper by Steven H. Knoblauch. *Psychoanalytic Dialogues,* 21: 437–445.

Marriott, D. (2018): *Whither Fanon? Studies in the blackness of being.* Stanford, CA: Stanford University Press.

McLauglin, J. T. (2005): *The healer's bent: Solitude and dialogue in the clinical encounter.* Hillsdale, NJ: The Analytic Press.

Merleau-Ponty, M. (1966 [1945]): *Phänomenologie der Wahrnehmung.* Übers. von R. Boehm. Berlin: de Gruyter.

Mitchell, S. (1977): *Influence & autonomy in psychoanalysis.* Hillsdale, NJ: The Analytic Press.

Nancy, J. L. (1986): *The inoperative community.* Minneapolis, Minn: University of Minnesota Press.

Nancy, J. L. (2000): *Being singular plural.* Stanford, CA: Stanford University Press.

Nebbiosi, G. & Federici-Nebbiosi, S. (2008): »We« got rhythm: Miming and polyphony of identity in psychoanalysis. In: F. S. Anderson (Hrsg.): *Bodies in treatment: The unspoken dimension.* (S. 213–233). New York: The Analytic Press.

Ogden, T. (1989): *The Primitive edge of experience.* Northvale, NJ: Jason Aronson Inc.
Ogden, T. (1994): *Subjects of analysis.* Northvale, NJ: Jason Aronson Inc.
Ogden, T. (1997): Reverie and metaphor. *Int. J. Psychoanalysis,* 78: 719–732.
Orange, D. (1995): *Emotional understanding: Studies in psychoanalytic epistemology.* New York, NY: Guilford Press. Dtsch.: Orange, D. M. (2004): *Emotionales Verständnis und Intersubjektivität. Beiträge zu einer psychoanalytischen Epistemologie.* Übers. v. W. F. Ross. Frankfurt a. M.:Brandes & Apsel.
Orbach, S. (1999): *The impossibility of sex.* London: Allen Lane, Karnac, 2004.
Orbach, S. (2003): The John Bowlby Memorial Lecture Part I: There is no such thing as a body. *Brit. J. Psychother.,* 20: 3–26.
Orbach, S. (2004): What can we learn from the therapist's body? Attachment and. *Hum. Dev.,* 6(2): 141–150.
Orbach, S. (2006): How can we have a body: Desire and corporeality. *Stud. Gender Sexuality,* 7(1): 89–110.
Phillips, A. (1997): Making it enough. Commentary on paper by Altman. *Psychoanalytic Dialogues,* 7: 741–752.
Phillips, A. (1999): Promises, promises. *Contemp. Psychoanalysis,* 35: 81–89.
Philipson, I. (2017): The last public psychoanalyst: Why Fromm matters in the 21st Century. *Psychoanalytic Perspect.,* 14: 52–74.
Piers, C. (2005): The mind's multiplicity and continuity. *Psychoanal. Dial.,* 15(2): 229–254.
Pizer, S. (1998): *Building bridges: The negotiation of paradox in psychoanalysis.* Hillsdale, NJ: The Analytic Press.
Poland, W. (2000): The analyst's witnessing and otherness. *J. Amer. Psychoanal. Assn.,* 48: 17–34.
Powell, D. R. (2018): African Americans and psychoanalysis: Collective silence in the therapeutic conversation. *J. Amer. Psychoanal. Assn.,* 66(6): 1021–1049.
Quinodoz, D. (2003): *Words that touch: A psychoanalyst learns to speak.* London, UK: Karnac.Dtsch.: Quinodoz, D. (2011): *Worte, die berühren. Eine Psychoanalytikerin lernt sprechen.* Übers. v. E. Wolff. Frankfurt a. M.:Brandes & Apsel. 3. Aufl.
Racker, H. (1968): *Übertragung und Gegenübertragung. Studien zur psychoanalytischen Technik.* München: E. Reinhard.
Reis, B. (2009): Performative and enactive features of psychoanalytic witnessing: The transference as the scene of address. *Int. J. Psychoanal.,* 90: 1359–1372.
Ringstrom, P. A. (2001): Cultivating the improvisational in psychoanalytic treatment. *Psychoanal. Dial.,* 11(5): 727–754.
Rozmarin, E. (2017): The Social is the unconscious of the unconscious of psychoanalysis. *Contemp. Psychoanalysis,* 53: 459–469.
Rozmarin, E. (2019): *Transidentification and the post-collective.* Paper presented at 17th Annual Conference of The International Association of Relational Psychoanalysis and Psychotherapy, Tel Aviv, Israel.
Saketopoulou, A. (2019): The draw to overwhelm: Consent, risk, and the retranslation of enigma. *J. Am. Psychoanalytic Assoc.,* 67(1): 133–167.

Samuels, A. (2004): Politics on the couch? Psychotherapy and society – Some possibilities and some limitations. *Psychoanal. Dial,* 14(6): 817–834.
Samuels, A. (2018): Sinking like a stone: Activism, analysis and re role of the academy. In: S. Farah & M. Carter (Hrsg.): *The Spectre of the Other: Jungian and post-Jungian perspectives—Proceedings of the 2017 Conference of the International Association for Jungian Studies.* London and New York: Routledge.
Scarry, E. (1985): *The body in pain.* New York: Oxford University Press.
Seligman, S. (1990): *What is structured in psychic structure?: Affects, internal representations and the relational self.* Chicago, IL: Invited presentation at Spring Meeting, Division of Psychoanalysis (39).
Seligman, S. (2005): Dynamic System theories as a metaframe for psychoanalysis. *Paychoanalytic Dialogues,* 15: 285–319.
Shapiro, S. (1996): The embodied analyst in the Victorian Consulting room. *Gender Psychoanal,* 1: 297–322.
Shapiro, S. A. (2009): A rush to action: Embodiment, the analyst's subjectivity, and the interpersonal experience. *Stud. Gender Sexuality,* 10: 93–103.
Sletvold, J. (2012): Training analysts to work with unconscious embodied expressions: Theoretical underpinnings and practical guidelines. *Psychoanal. Dial.,* 22(4): 41–429.
Sletvold. J. (2014): *The Embodied analyst: From Freud and Reich to relationality.* London: Routledge.
Sonntag, M. E. (2006): I have a lower class body. *Psychoanal Dial,* 16: 317–332.
Spezzano, C. (1993): *Affect in psychoanalysis: A clinical synthesis.* Hillsdale, NJ: The Analytic Press.
Stein, R. (1991): *Psychoanalytic theories of affect.* London: Kamac Books.
Stephens, M. (2018): Skin, stain and lamella, Fanon, Lacan and inter-racializing the gaze. *Psychoanalysis, Culture Soc.,* 23(2): 310–329.
Stern, D. B. (1997): Unformulated experience: Front dissociation to imagination in psychoanalysis. Hillsdale, NJ: The Analytic Press.
Stern, D. B. (2010a): *Partners in thought.* New York, NY: Routledge.
Stern, D. B. (2015): *Relational freedom.* New York, NY: Routledge.
Stern, D. B. (2019): *The Infinity of the unsaid.* New York, NY: Routledge.
Stern, D. N. (1971): A microanalysis of mother-infant interactions. *J. Amer. Academy Child Psychiatry,* 19: 501–517.
Stern, D. N. (1992 [1985]): *Die Lebenserfahrung des Säuglings.* Übers. von W. Krege, bearb. von E. Vorspohl. Stuttgart: Klett-Cotta.
Stern, D. N. (1994): One way to build a clinically relevant baby. *Infant Mental Health J,* 15: 9–25.
Stern, D. N. (2005 [2004]): *Der Gegenwartsmoment. Veränderungsprozesse in Psychoanalyse, Psychotherapie und Alltag.* Übers. von E. Vorspohl. Frankfurt a. M.: Brandes & Apsel.
Stern, D. N. (2011 [2010]): *Ausdrucksformen der Vitalität. Die Erforschung dynamischen Erlebens in Psychotherapie, Entwicklungspsychologie und den Künsten.* Übers. von E. Vorspohl. Frankfurt a. M.: Brandes & Apsel.

Stern, D. N., Beebe, B., Jaffe, J. & Bennett, S. (1977): The infant's Stimulus world during social interaction. In: H. R. Schaffer (Hrsg.): *Studies in Mother-infant Interaction.* New York, NY: Academic Press.

Stern, D. N. & Gibbon, J. (1979): Temporal expectancies of social behaviors in mother-infant play. In: E. Thomas (Hrsg.): *Origins of the infant's social responsiveness.* Hillsdale, NJ: Erlbaum.

Stolorow, R., Brandchaft, B. & Atwood, G. (1987): *Psychoanalytic treatment: An intersubjective approach.* Hillsdale, NJ: The Analytic Press.

Straker, G. (2004): Race for cover: Castrated whiteness, perverse consequences. *Psychoan. Dial.,* 14(4): 405–422.

Straker, G. (2018): Reaping the whirlwind: Reply to Garth Stevens, Gillian Eagle Margarita Kahn, and Donna Orange. *Psychoanal. Dial.,* 28: 292–301.

Suchet, M. (2007): Unraveling whiteness. *Psychoanal. Dial.,* 17(6): 867–886.

Swartz, S. (2018): Counter-recognition in decolonial struggle. *Psychoanal. Dial.,* 28: 520–527.

Swartz, S. (2019): A mingling of ghosts: A response to Daniel Butler's »racialized bodies and the violence of the setting«. *Stud. Gender Psychoanalysis,* 20(3): 165–170.

Thelen, E. (2005): Dynamic Systems theory and the complexity of change. *Psychoanal Dial,* 15(2): 255–283.

Trevarthen, C. (1993): The self born in intersubjectivity: The psychology of an infant communicating. In: U. Neisser (Hrsg.): *The perceived self: Ecological and interpersonal sources of self-knowledge.* (S. 121–173). New York, NY: Cambridge University Press.

Tronick, E. & Cohn, J. (1989): Infant-mother face-to-face interaction: Age and gender differences in coordination and the occurrence of miscoordination. *Child Dev.*, 60: 85–92.

Weinberg, M. & Tronick, E. (1994): Beyond the face: An empirical study of infant affective configurations of facial, vocal, gestural and regulatory behaviors. *Child Dev.,* 65: 1495–1507.

White, K. P. (2002): Surviving hating and being hated: Some personal thoughts about racism from a psychoanalytic perspective. *Contemp. Psychoanalysis,* 38(3): 401–422.

Winnicott, D. W. (1958a [1949]): Mind and its relation to psyche-soma. In: *Through pediatrics to psychoanalysis: Collected papers.* (S. 243–254). New York: Basic Books.

Winnicott, D. W. (1958b): The antisocial tendency. In: *Through pediatrics to psychoanalysis.* (S. 306–315). New York: Basic Books.

Winnicott, D. W. (1960): Ego distortion in terms of true and false self: In: *The maturational process and the facilitating environment.* (S. 140–152). Madison, CT: IUP, 1965.

Winnicott, D. W. (1971): Playing: A theoretical Statement. In: *Playing and reality.* (S. 38–52). London, UK: Routledge.

Winnicott, D. W. (1975 [1954]): Withdrawal and regression. In: *Collected papers, Through pediatrics to psychoanalysis.* (S. 255–261). New York, NY: Basic Books.

Dank

Dieses Projekt ist ein Gemeinschaftswerk. Ich bin zwar der Verfasser, doch an den Überlegungen, die ich formuliere, waren viele andere beteiligt. Ich danke zuallererst meiner Mutter Ruth und meinem Vater Leo, Kindern jüdischer Einwanderer, die sich in Pennsylvania »Deutsch Country« niedergelassen hatten. Sie strebten nach höherer Bildung und beruflichen Positionen im Dienst der Gemeinschaft und der Familie, und sie haben dafür gesorgt, dass auch ich, mein Bruder Ken und meine Schwester Patti Gelegenheiten zum Schaffen und Dienen suchten und fanden. Jeder von uns hat sich für die Psychologie entschieden, wenn auch für unterschiedliche Bereiche. Ich bin dankbar für den Reichtum an Ähnlichkeiten und Unterschieden.

Zweitens danke ich meiner Frau Ingrid, einer Kinderpsychologin, deren Einwanderungserfahrung meine Arbeit kontinuierlich beeinflusst hat, und meiner Tochter Giana, einer sensiblen Sonderpädagogin. Beide widmen ihre Begabungen der Arbeit mit Bevölkerungsgruppen, die häufig missverstanden und benachteiligt werden, obgleich sie oft über einzigartige Talente verfügen, die ihren Familien und den Gemeinschaften, in denen sie leben, zugutekommen.

Drittens danke ich den unzähligen Freundinnen und Freunden, Kolleginnen und Kollegen und natürlich meinen Patientinnen und Patienten, die so viele Abenteuer des Leidens wie auch des Triumphes, so viele Lern- und Entwicklungserfahrungen, mit mir geteilt haben. Es gibt keine Worte, die meiner Anerkennung des Ausmaßes, in dem dieses Projekt von ihren Beiträgen profitieren durfte, ausdrücken könnten. Wir haben gemeinsam gearbeitet und gespielt, gelacht und geweint und versucht, unsere Sehnsucht, einfach ganz menschlich zu leben, zu erfüllen. Ich spreche insbesondere all jenen meinen Dank aus, die zu den Überlegungen, die ich in diesen Kapiteln formuliere, beigetragen haben, indem sie Gespräche mit mir geführt und Texte gelesen und kritisch kommentiert haben. Zu denjenigen, die mein Denken am stärksten beeinflusst haben und denen ich hier öffentlich danken kann, zählen Neil Altman, Fran Anderson, Lew Aron, Galit Atlas, Beatrice Beebe, Jessica Benjamin, Kim Bernstein, Stephen Botticelli, Celia Brickman, Komal Choksi, Stephen Cooper, William Cornell, Jody Davies, Muriel Dimen, Katie Gentile, Adrienne Harris, Anton Hart, Stephen Hartman, Irwin Hoffman, Haezl Ipp, Annie Lee Jones, Lynne Layton, Steven Kuchuck, Stephen Mitchell, Gianni Nebbiosi und Susi Federici-Nebbiosi, Stephen Seligman, Sue Shapiro, Michelle Stephens, Daniel Stern, Donnel Stern, Melanie Suchet, Sally Swartz, John Edgar Wideman und Cleonie White.

Und schließlich danke ich meinem Herausgeber Donnel Stern und den Mitarbeitern von Taylor & Francis, insbesondere Kate Hawes, Alec Selwyn, Simon Barraclough und Sonnie Wills für ihre aufmerksame und umsichtige Unterstützung. Ihre Sachkenntnis und ihre Sensibilität sind für alle, die auf diesem Feld arbeiten, unschätzbar wertvoll.

Steven H. Knoblauch
13. September 2019

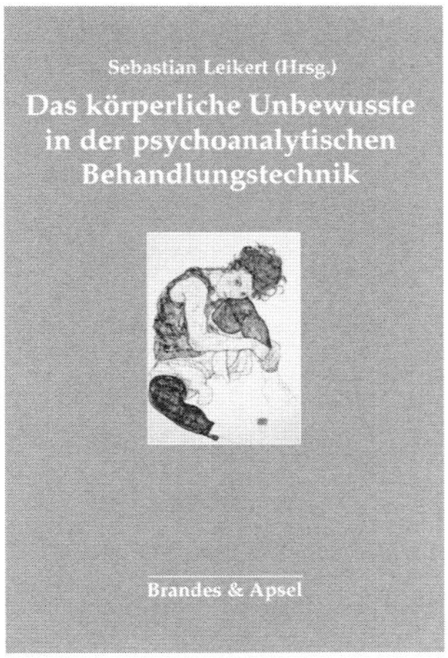

Sebastian Leikert (Hrsg.)

Das körperliche Unbewusste in der psychoanalytischen Behandlung

300 S., geb. Großoktav, 34,90 €
ISBN 978-3-95558-315-6

Dieser innovative Band markiert einen Aufbruch: An vielen Stellen wird ein vermehrtes Interesse an der Frage sichtbar, wie Körperlichkeit und Körpergedächtnis stärker in die psychoanalytische Arbeit einbezogen werden können. Das Buch versammelt hierzu aus dem nationalen und internationalen Bereich richtungweisende Arbeiten.

Mit Beiträgen von Christophe Dejours, Lutz Goetzmann, Ewa Kobylinska-Dehe, Sebastian Leikert, Riccardo Lombardi, Reinhard Plassmann, Jörg M. Scharff, Ulrich Schultz-Venrath, Timo Storck, Ursula Volz-Boers

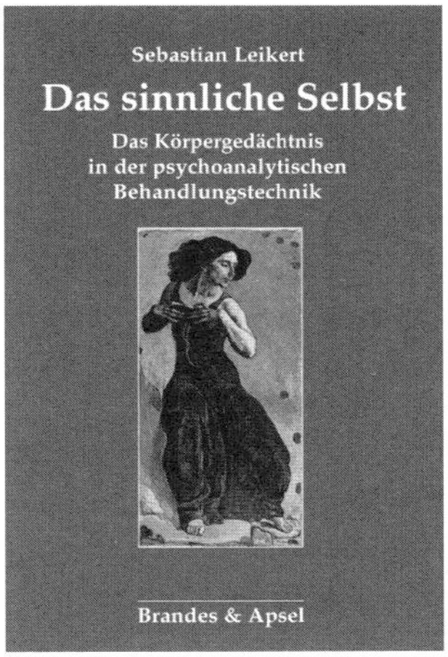

Sebastian Leikert

Das sinnliche Selbst

Das Körpergedächtnis in der psychoanalytischen Behandlungstechnik

308 S., geb. Großoktav, 34,90 €
ISBN 978-3-95558-216-6

»Leikert legt hier einen Text vor, der von der Breite des Nachspürens und -denkens zeugt, wie sie der Psychoanalyse eigen ist. Seine Verbindungen zur Musiktheorie, zur musikalischen Resonanz im Spüren und Fühlen, sind wunderbar zu lesen.«

(B. Kuck, Zeitschrift für Individualpsychologie)

»Leikerts neue Arbeit ist ein wertvoller Beitrag, die Psychoanalyse aus ihrer Einengung auf Bewusstes und Kognitives zu befreien und sie um die Dimensionen des Sinnlichen zu erweitern. Er unternimmt diese Fortentwicklung des Modells mit überzeugender klinischer Kompetenz und mit beeindruckender modelltheoretischer Sorgfalt. Leikert ist ein großartiger Kliniker und Theoretiker.«

(R. Plassmann, Tübingen)

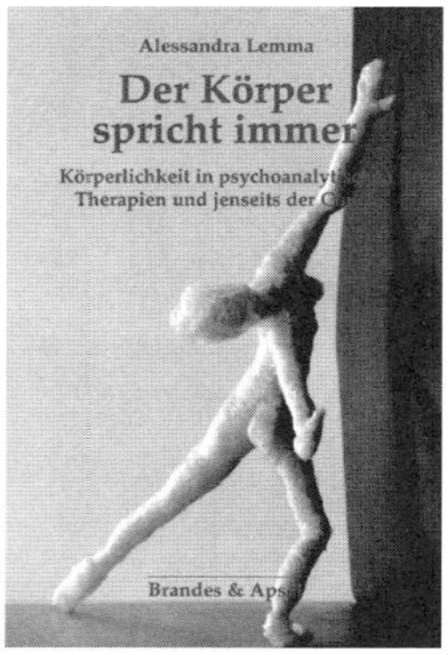

296 S., Pb. Großoktav, 29,90 €
ISBN 978-3-95558-213-5

Alessandra Lemma

Der Körper spricht immer

Körperlichkeit in psychoanalytischen Therapien und jenseits der Couch

»Im vorliegenden Buch gibt es sehr tiefgründige Überlegungen zu Transsexualität und geschlechtsangleichenden Operationen, über das Aufwachsen in einer virtuellen Welt und die Folgen für die Leiblichkeit der Adoleszenten.« (B. Kuck, Zeitschrift für Individualpsychologie)

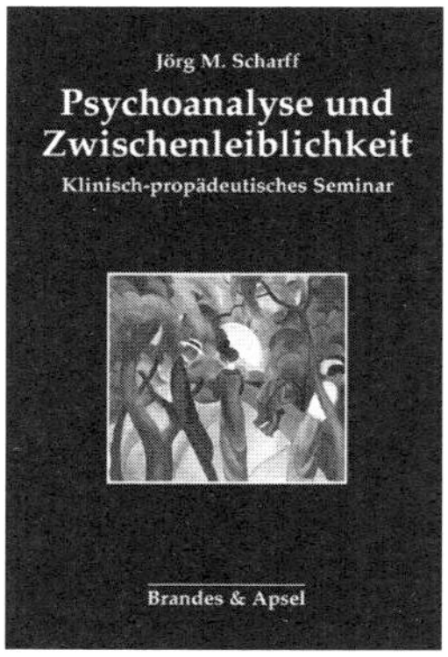

144 S., Pb. Großoktav, 19,90
ISBN 978-3-95558-287-6

Jörg M. Scharff

Psychoanalyse und Zwischenleiblichkeit

Klinisch-propädeutisches Seminar

»Scharffs immense Literaturkenntnis nimmt der Autor verdichtet auf und verarbeitet es in ein neues Lehrbuch einer sich ausdifferenzierenden Psychoanalyse. (...) Scharffs umfassender Blick auf den kollektiven Lernprozess macht ihn zu einem Pionier (...) und man staunt über die sich verbreiternden Möglichkeiten moderner Psychoanalyse.« (T. Moser, Dt. Ärzteblatt)

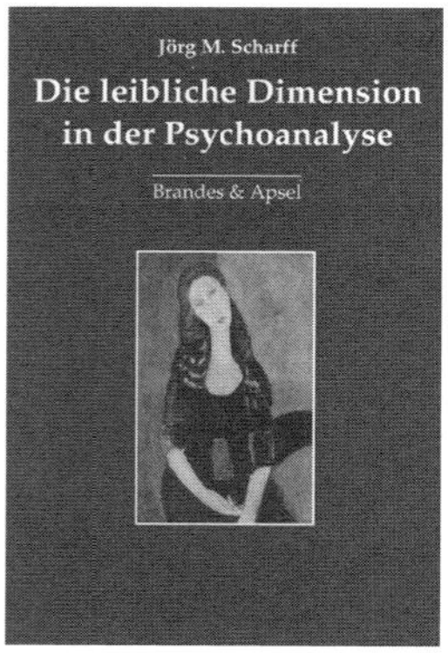

208 S., geb., 19,90 €
ISBN 978-3-86099-678-2

Jörg M. Scharff

Die leibliche Dimension in der Psychoanalyse

»Scharff ist Psychoanalytiker mit Leib und Seele, aber er ist einer derjenigen, die über den Tellerrand hinausschauen. (...) weit mehr als eine Sammlung von Aufsätzen (...) klare, aber zugleich gut verstehbare psychoanalytische Sprache (...) Scharffs Verständlichkeit ist beeindruckend, ja vorbildhaft und verweist auf ein feines Gespür, was man dem Leser zumuten kann.« (P. Geißler, Psychoanalyse & Körper)

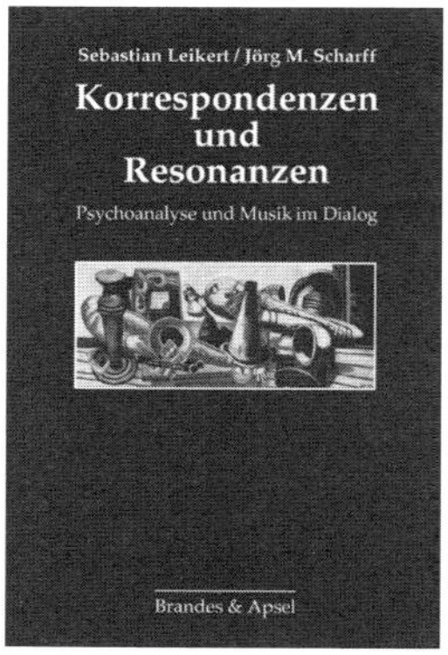

164 S., geb., 19,90 €
ISBN 978-3-95558-008-7

Sebastian Leikert / Jörg M. Scharff

Korrespondenzen und Resonanzen

Psychoanalyse und Musik im Dialog

»Das Buch bietet in vielerlei Hinsicht Denkanstöße. Die Exploration des musikalisch-ästhetischen Erlebens mittels der Theorie der kinästhetischen Semantik wird zum Brennglas für die Erforschung der leiblich-sinnlichen Ebene des psychoanalytischen Prozesses.« (M. Becker, Psyche)

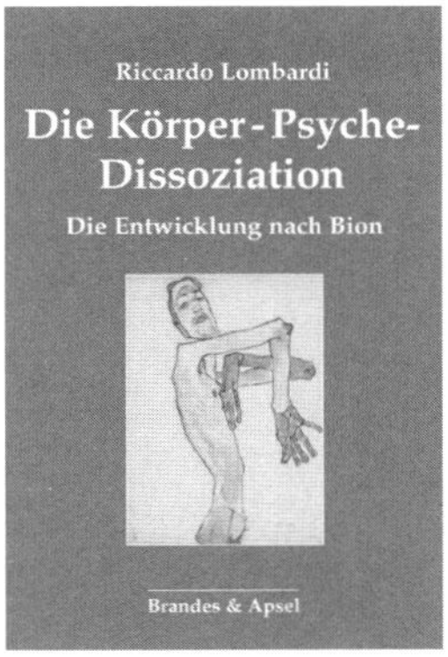

ca. 272 S., Pb. Großoktav, ca. 34,90 €
ISBN 978-3-95558-329-3

Riccardo Lombardi

Die Körper-Psyche-Dissoziation

Die Entwicklung nach Bion

Es gibt einige wenige Autoren, die unser psychoanalytisches Wissen vom Kopf auf die Füße zu stellen vermögen und Riccardo Lombardi gehört zu diesen, bei denen der Leser einen Quantensprung erlebt. Er öffnet die Tür zu bisher Nicht-Gedachtem, indem er die protosensorischen Ebenen der analytischen Beziehung auf einzigartige Weise exploriert.« (A. Ferro)

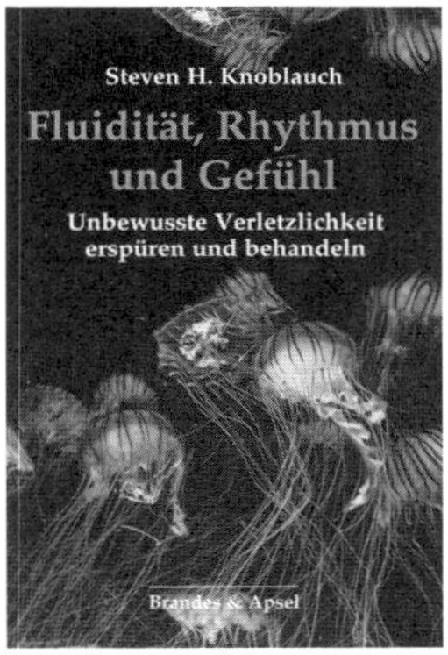

212 S., Pb. Großoktav, 29,90
ISBN 978-3-95558-336-1

Steven H. Knoblauch

Fluidität, Rhythmus und Gefühl

Unbewusste Verletzlichkeit erspüren und behandeln

»Heutzutage muss sich die Psychoanalyse – mit der wachsenden Aufmerksamkeit für kulturelle Verwobenheiten – damit befassen, wie diese Verwobenheiten in uns und in unserer individuellen Entwicklung verkörpert sind: eine zeitgemäße und faszinierende Botschaft.« (D. B. Stern)

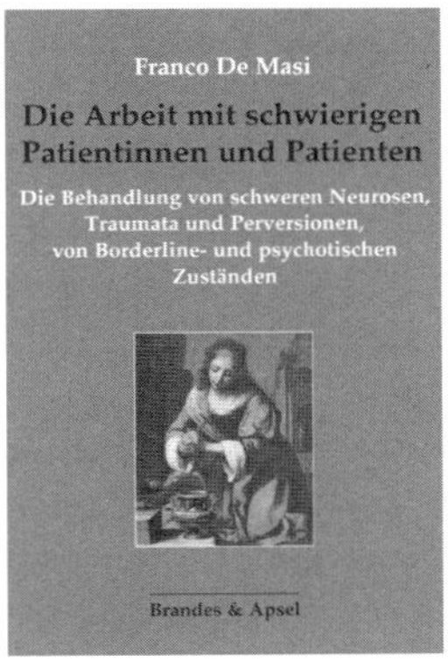

336 S., Pb. Großoktav, 39,90
ISBN 978-3-95558-309-5

Franco De Masi

Die Arbeit mit schwierigen Patientinnen und Patienten

Die Behandlung von schweren Neurosen, Traumata und Perversionen, von Borderline- und psychotischen Zuständen

Franco De Masi schreibt in seinem Buch: *»Ich hoffe, meine Worte sind für all diejenigen nützlich, die an der Entwicklung der Psychoanalyse und ihrer heilenden Kräfte interessiert sind, und besonders für jene Kollegen, die mit schwierigen Patienten arbeiten und danach streben, feinfühlige und geschärfte therapeutische Fähigkeiten zu erlangen.«*

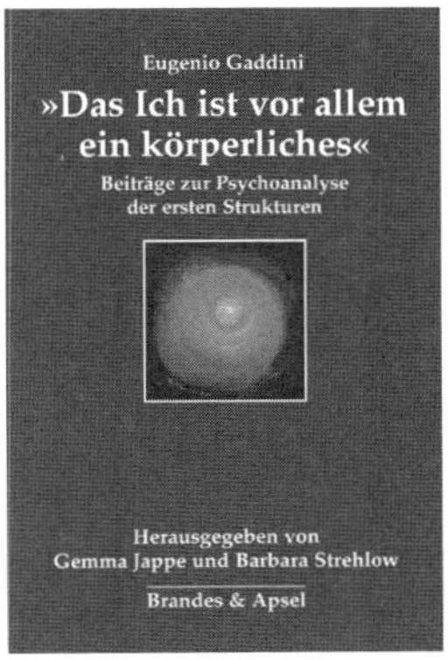

3. korr. Aufl., 364 S., Pb. Großoktav,
39,90 €, ISBN 978-3-95558-151-0

Eugenio Gaddini

»Das Ich ist vor allem ein körperliches«

Beiträge zur Psychoanalyse der ersten Strukturen
Gemma Jappe / Barbara Strehlow (Hrsg.)

»Die klinischen Beispiele, die Gaddini heranzieht, machen deutlich, dass es sich um grundlegende lebensnotwendige Bewältigungsmechanismen handelt, die ihren pathologischen Charakter erst durch entwicklungshemmende Fixierung und Extremisierung erlangen.« (Psyche)